骨科临床案例分析

主　审　赵　云

主　编　李新志　周　游　黄　卫

副主编　李　意　陈文瑶　韩庆斌　李　波　黄晓飞

编　委（按姓氏笔画排序）

丁　松	马　帅	王　涵	牛　伟	田志鹏	田青松
朱小康	朱天波	朱宏涛	刘　涛	刘本锁	刘占举
刘建军	许　涛	李　兵	李　波	李　猛	李　翔
李　意	李名广	李新志	李霏霏	谷成毅	汪　杰
张　爱	张　锟	张建华	张道鑫	陈文瑶	陈武同
邵炫明	范毅峰	罗青林	周　洋	周　游	周宏斌
孟　琳	胡兴泰	柳金浪	段志豪	侯昌均	施驰宇
聂　克	徐留海	黄　卫	黄　晶	黄晓飞	韩庆斌
曾　勇	谢　黎	阙祥勇	谭　畅		

秘　书　李　意

科学出版社

北　京

内 容 简 介

　　骨科学是一门实践性极强的临床学科，其临床亚专业特色鲜明，差异化比较明显，在学习过程中，对医学本科生、研究生及规培学员的临床技能、临床思维等要求比较高。本书分别从四肢创伤、脊柱疾病、手足显微外科、关节、足踝、运动医学、儿童骨折、骨肿瘤等方面结合临床实际病例分析，参阅最新医学文献，以问题为导向，以各种疾病的发生发展、诊断分型、治疗方案的选择、围手术期并发症的防范及预后评估的新理论、新技术、新进展为重点，将理论与临床充分结合，内容精练，图片清晰，知识点明确，旨在强化临床思维，规范临床诊治。

　　本书主要供高等医学院校临床医学专业、外科学专业的研究生、全科医学及规培学员使用，也可作为临床外科医师或高等医学院校从事本科、研究生教育的临床医学专业教师的重要参考书。

图书在版编目（CIP）数据

　　骨科临床案例分析/李新志，周游，黄卫主编. —北京：科学出版社，2022.11
　　ISBN 978-7-03-073800-4

　Ⅰ.①骨⋯　Ⅱ.①李⋯②周⋯③黄⋯　Ⅲ.①骨疾病–病案　Ⅳ.① R68

中国版本图书馆 CIP 数据核字（2022）第 220706 号

责任编辑：张天佐/责任校对：宁辉彩
责任印制：李　彤/封面设计：陈　敬

科 学 出 版 社 出版
北京东黄城根北街 16 号
邮政编码：100717
http://www.sciencep.com
北京建宏印刷有限公司 印刷
科学出版社发行　各地新华书店经销
*
2022 年 11 月第　一　版　　开本：787×1092　1/16
2023 年 1 月第二次印刷　　印张：12
字数：310 000
定价：159.00 元
（如有印装质量问题，我社负责调换）

序

  随着医学材料学科和影像技术的发展，作为实践性极强的骨科学也有了飞速的发展，新理论、新技术层出不穷。如何让医学专业本科生、研究生、住院规培学员及基层医师在骨科临床诊疗方面的能力得到快速提升，是每一位临床教师思考的问题，新生力量的发展成熟，也就意味着学科的发展壮大。

  本书作者有着三十年的临床实践及本科生、研究生的带教经历，其汇总团队的临床病例，通过查阅大量最新医学文献，结合青年医师学习的特点，编撰了《骨科临床案例分析》。全书通过六章 85 个案例为导向，系统阐述了临床上各种疾病的诊断分型和治疗方案的选择，以及围手术期并发症的预防及预后评估。在编写内容上以"够用"为度，文字内容精练；以"实用"为准，选择案例典型；以"好用"为杆，采用图片清晰；以"善用"为靶，分析要点透彻。

  本书是作者及其团队多年来的临床工作经验总结和带教育人的智慧结晶，其将对培养骨科专门人才的临床技能，尤其是强化临床思维能力、规范临床诊治方案方面有着非常重要的作用。同时以适应社会需求为目标，以培养骨科人才的临床技术能力为主线进行了编写，符合教育部及国家卫健委对临床案例库的建设需求和住院医师培养过程的要求，引导青年医师对临床病例进行分析，促进他们学习的兴趣和更新专业前沿知识，在学习中掌握分析和解决问题的能力。

  《骨科临床案例分析》是一本值得推荐的医用参考书籍，我希望这本书能有助于培养适应现代医学发展需要的、素质全面的骨科青年人才和基层专业人才。本书从形式到内容都堪称精品，必将成为本科生和研究生，以及临床骨科医师案头常用的参考书、工具书。

2022 年 3 月

前　　言

　　骨科学是一门实践性极强的临床学科，其临床亚专业特色鲜明，差异化比较明显，在学习过程中，对学生和临床医生的综合要求比较高。为进一步加强医学专业本科生及研究生、规培学员骨科专科临床技能，强化临床思维，规范临床诊治，本书分别从四肢创伤、脊柱疾病、手足显微外科、关节、足踝、运动医学、儿童骨折、骨肿瘤等方面结合临床实际病例分析，参阅最新医学文献，以问题为导向，以各种疾病的发生发展、诊断分型、治疗方案的选择、围手术期并发症的防范及预后评估的新理论、新技术、新进展为重点，将理论与临床充分结合，内容精练，图片清晰，知识点明确。

　　本书结合医学生岗位胜任力的要求来编写，旨在强化医学本科生、研究生及规培学员对临床骨科诊治思维的训练，加强临床治疗原则和技能方面的规范化培养，以案例分析的方式帮助学生培养相关能力，可作为医学生能力提升的教材和参考资料。本书主要供高等医学院校临床医学专业、外科学专业的研究生、全科医学及规培学员使用，也可作为临床外科医师或高等医学院校从事本科、研究生教育的临床医学专业教师的重要参考书。

　　本书所有的作者都是临床一线的骨干，日常工作较为繁忙，对本书的撰写付出的努力，在此表示感谢！

　　最后希望此书能够成为广大学生及医师喜爱和常参考的工具书。

李新志

2022 年 2 月

目　　录

第一章 四肢创伤

病例 1 肩锁关节脱位

【病史采集】

患者陈某，女性，54 岁。

主诉：右肩关节疼痛不适伴活动受限 2 小时。

现病史：患者主诉 2 小时前遭遇车祸，当即感右肩部疼痛不适，活动稍受限。

【影像学检查】

术前影像学检查如图 1-1 ～图 1-4 所示。

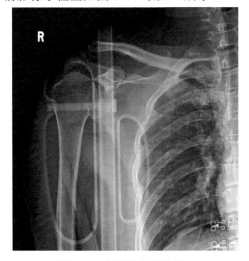 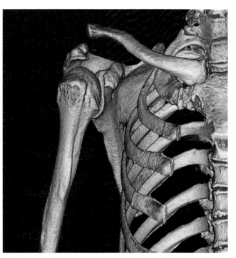

图 1-1 肩锁关节正位片　　　　　　　图 1-2 肩锁关节三维 CT

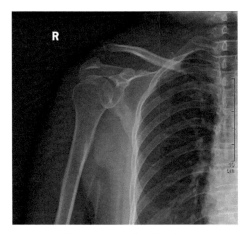 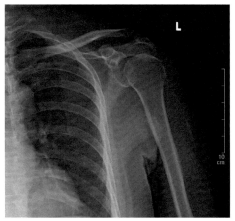

图 1-3 右肩部正位片　　　　　　　　图 1-4 左肩部正位片

本案例初步诊断：右肩锁关节脱位。图 1-3、图 1-4 为双肩关节负重对比片。

术后影像学检查如图 1-5、图 1-6 所示。

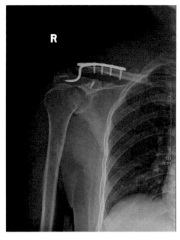 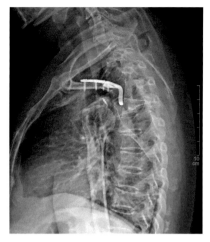

图 1-5　肩锁关节正位片　　　　　图 1-6　肩锁关节侧位片

【病例分析要点】

要点 1　肩锁关节损伤涉及肩锁关节韧带、关节囊、喙锁韧带、三角肌和斜方肌等结构，是复杂肩部损伤的一种。该病发生率占关节脱位的 4%～6%，占肩部损伤的 12%。

要点 2　肩锁关节损伤的影像学特点。X 线片和 CT 检查是诊断肩锁关节脱位的传统检查方法，其中 CT 可以精确地测量喙锁间隙及肩锁间隙，但由于体位及个体差异，应力位下行双肩对比 X 线片或 CT 检查对于诊断最有帮助。MRI 更有利于评估软组织损伤情况，必要时应结合 MRI 共同作出诊断及分型。

要点 3　肩锁关节损伤的洛克伍德（Rockwood）分型（图 1-7）。

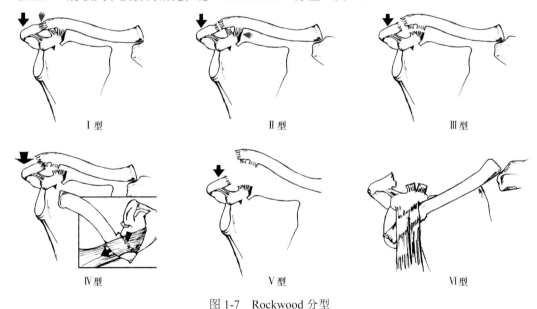

图 1-7　Rockwood 分型

Ⅰ 型：肩锁韧带扭伤，喙锁韧带完整，肩锁关节保持稳定，X 线检查显示关节无异常，MRI 检查可见肩锁关节扭伤迹象。

Ⅱ 型：肩锁韧带发生完全断裂，喙锁韧带损伤，肩锁关节半脱位，X 线检查显示喙锁间隙较正常增加小于 25%。

Ⅲ型：肩锁韧带及喙锁韧带均完全断裂，肩锁关节全脱位，X 线检查显示喙锁间隙较正常增加 25%～100%。

Ⅳ型：肩锁韧带及喙锁韧带均完全断裂，伴有锁骨远端后移，甚至穿入斜方肌，固定于斜方肌内。

Ⅴ型：肩锁韧带及喙锁韧带均完全断裂，X 线检查显示喙锁间隙较正常增加 100%～300%，锁骨位于皮下。

Ⅵ型：肩锁关节全脱位，肩锁韧带及喙锁韧带均完全断裂，锁骨远端移位至喙突下、联合腱后。

要点 4　肩锁关节损伤的治疗策略。肩锁关节损伤的诊断与分型并不简单，尤其困难的是选择正确的治疗方式。目前公认的观念是 Rockwood Ⅰ、Ⅱ型均采用保守治疗，Rockwood Ⅳ、Ⅴ、Ⅵ型需手术治疗，Rockwood Ⅲ型：年老、体弱的患者，建议保守治疗。但是对于运动水平要求较高或从事体力劳动的患者应根据损伤的类型行保守或手术治疗。

Rockwood Ⅲ型损伤进一步分为ⅢA（稳定）型与ⅢB（不稳定）型，对于稳定型患者，可行保守治疗，而对于不稳定型，则考虑行手术治疗。稳定及不稳定的鉴别方法是通过做交胸内收位片来区分，如果远端锁骨骑跨在肩峰上方，提示为不稳定型肩锁关节，需要考虑行手术治疗。

要点 5　非手术治疗方式，包括冰敷、固定、消肿、止痛等对症处理。目前国外常用的非手术方法是吊带固定术，认为最有效的非手术治疗方法是"Zero 位"固定法，即为患侧上臂外展与上举约 165°，肱骨干解剖轴与肩胛嵴排成一直线，肩胛骨肩峰端与锁骨远端受压靠拢，无相对活动，从而达到肩锁关节的复位与固定，使损伤的韧带、关节囊得到修复。

【手术治疗方法】

手术治疗方法多种多样，各有优缺点。

（1）肩锁关节间固定：包括经皮克氏针内固定术和锁骨钩钢板内固定术，为跨关节固定，并发症是关节炎、肩峰损伤、内固定移位，但固定相对牢靠。

（2）喙锁关节间固定：包括加压螺钉内固定术和绊内固定术，缺点是需经喙突固定，可能引起喙突骨折，另不能在水平面上取得稳定。

（3）韧带重建：包括韦弗-邓恩（Weaver-Dunn）式及改良 Weaver-Dunn 术式、带线锚钉技术、带袢钛板（Endobutton）固定等，并发症主要有锁骨及喙突骨折、复位丢失、喙锁韧带钙化、创伤性肩锁关节炎等。游离肌腱移植喙锁韧带及肩锁韧带重建术主要用于陈旧性损伤修复。

病例 2　肱骨髁间骨折

【病史采集】

患者熊某，男性，19 岁。

主诉：左上臂肿痛不适伴活动受限 1 小时。

现病史：患者主诉 1 小时前被汽车撞倒，左上臂着地，当即感左上臂疼痛不适，活动受限。

【影像学检查】

术前影像学检查如图 1-8、图 1-9 所示。

本案例初步诊断：左肱骨髁间骨折。

术后影像学检查如图 1-10、图 1-11 所示。

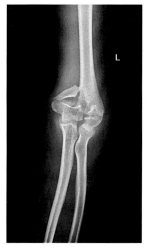 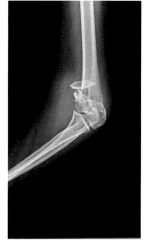

图 1-8　术前肘关节正位片　　图 1-9　术前肘关节侧位片

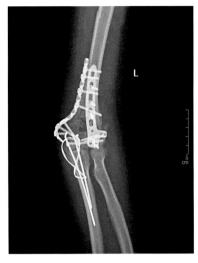
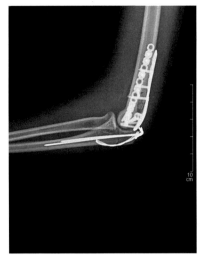

图 1-10　术后肘关节正位片　　　图 1-11　术后肘关节侧位片

取出内固定后：影像学检查如图 1-12、图 1-13 所示。

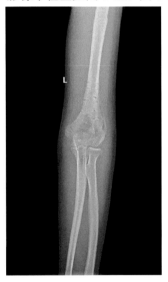
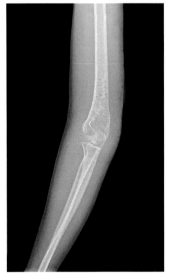

图 1-12　肘关节正位片　　　图 1-13　肘关节侧位片

【病例分析要点】

要点 1　肱骨远端骨折是指肱骨髁部前、后位 X 线片上，以肱骨两髁之间的距离为边的正方形区域内的骨折。

要点 2　肱骨远端骨折的发生率为 0.2‰ ～ 0.34‰。呈双峰分布：年龄 12 ～ 19 岁及 80 岁以上，年轻患者多为高能量损伤，如高速事故、坠落、运动等，老年骨折多为低能量损伤，如直立跌倒等，近年老年人骨折增加明显，必须考虑到心脑血管意外等因素引起的跌倒。就骨折特点而言，年轻患者骨折相对简单、骨折位置高，而老年患者髁间骨折多呈低位、粉碎，固定可利用骨质少，治疗相对困难。

要点 3　根据损伤位置，AO/OTA 分型是肱骨远端骨折的主要分型方式，关节外为 A 型骨折、部分关节内为 B 型骨折、完全关节内为 C 型骨折（图 1-14）。除常规的肘关节正侧位片外，CT 平扫是肱骨远端骨折必需的检查，有助于分型和确定治疗方案。

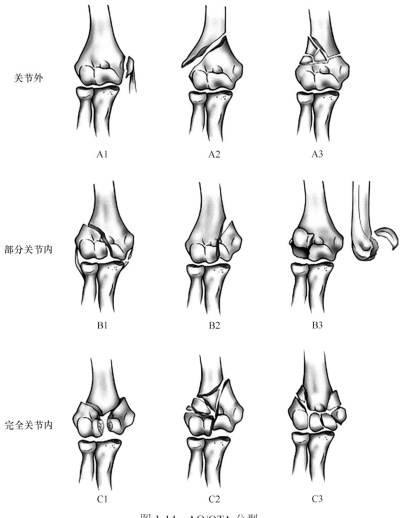

关节外

A1 A2 A3

部分关节内

B1 B2 B3

完全关节内

C1 C2 C3

图 1-14　AO/OTA 分型

要点 4　肱骨远端骨折的治疗，三周的石膏外固定即可能导致肘关节不可逆性强直僵硬，故肘关节不耐受外固定，故肱骨远端骨折提倡坚强内固定、早期功能锻炼，以防止关节强直。切开复位内固定术是目前的主流固定方式，考虑到肱骨远端结构，双钢板固定是目前常用的固定方式。对于老年骨质疏松骨折，复位固定困难，则可考虑行肘关节置换手术，以满足低功能要求。术后提倡早期功能锻炼，预防关节强直。

病例 3　桡骨远端骨折

【病史采集】

患者冷某，男性，48 岁。

主诉：左腕肿痛不适伴活动受限 2 小时。

现病史：患者主诉 2 小时前不慎从洒水车顶跌落，左手掌撑地，当即感左腕疼痛不适，左腕肿胀、不能活动。

【影像学检查】

术前影像学检查如图 1-15、图 1-16 所示。

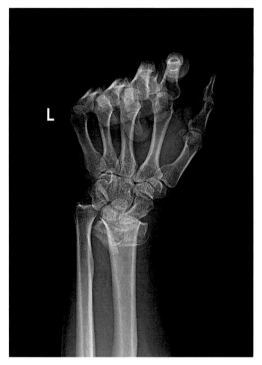

图 1-15　术前腕关节正位片

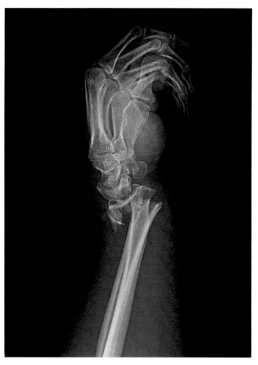

图 1-16　术前腕关节侧位片

本案例初步诊断：①左桡骨远端粉碎性骨折；②远端尺骨关节半脱位；③尺骨茎突骨折。
手法复位后：影像学检查如图 1-17、图 1-18 所示。

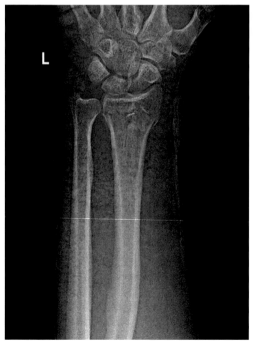

图 1-17　手法复位后腕关节正位片

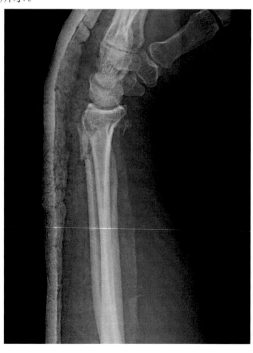

图 1-18　手法复位后腕关节侧位片

术后影像学检查如图 1-19、图 1-20 所示。

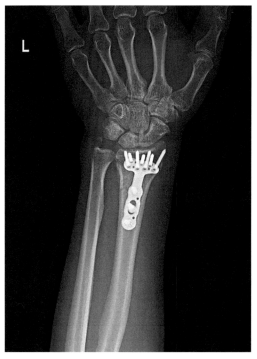
图 1-19 术后腕关节正位片

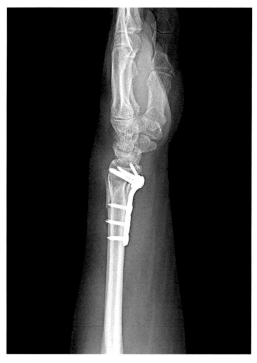
图 1-20 术后腕关节侧位片

【病例分析要点】

要点 1 桡骨远端骨折（distal fracture of radius）是指距桡骨远端关节面 3cm 以内的骨折。

要点 2 中心参考点（central reference point，CRP）是前后位像上，月骨切迹掌背侧角之间连线的中点。尺偏角是指自桡骨茎突至 CRP 的连线与桡骨长轴的垂线之间所成的夹角。正常腕关节尺偏角约为 24°。通常桡骨远端骨折患者，桡倾角 < 15° 具有相对手术适应证。掌倾角是指桡骨干中轴的垂线与侧位像中掌背侧缘连线所成的角度。正常腕关节掌倾角大约为 10°。掌侧移位的骨折通常显示为掌倾角的增加，这些骨折极度不稳定，需要一定程度的固定。

要点 3 桡骨远端骨折的分类方法很多，临床最常用的分类方法有以人名命名的方法［柯莱斯（Colles）骨折、史密斯（Smith）骨折、巴顿（Barton）骨折、司机（Chauffeur）骨折］和 AO 分类方法。本病例为 Colles 骨折，AO 分型 C2 型。损伤机制最多见于跌伤：手臂伸出，前臂旋前，腕背伸，以手掌着地。典型 X 线片表现特点：桡骨远端骨折块向背侧移位，向桡侧移位，骨折块旋后，骨折向掌侧成角，桡骨短缩。掌倾角成负角，尺偏角变小。

要点 4 对于简单、稳定的关节外骨折及部分关节内骨折，通常采用手法复位、石膏或夹板固定即可获得较为满意的疗效；Colles 骨折固定于掌屈 5° ～ 15° 及最大限度尺偏位；Smith 骨折固定于前臂旋后和腕关节背伸位，并用超过肘关节的石膏固定；Barton 骨折外固定不容易稳定，在不能采用内固定的情况下，背侧 Barton 骨折固定于腕关节背伸及前臂旋前位，掌侧 Barton 骨折固定于腕关节掌屈及前臂旋后位。

要点 5 不稳定骨折作为一个手术指征。①粉碎性骨折：背侧，超过 50% 的皮质粉碎；掌侧，超过 50% 的皮质粉碎。②骨折原始移位：背倾 ≥ 15°，横向移位 ≥ 10mm，桡骨短缩 ≥ 4mm。③关节内骨折：合并尺骨远端骨折、茎突基底骨折。④严重的骨质疏松：不能通过外固定维持复位。⑤合并下尺桡不稳定。

要点 6 桡骨远端骨折处理流程如图 1-21 所示。

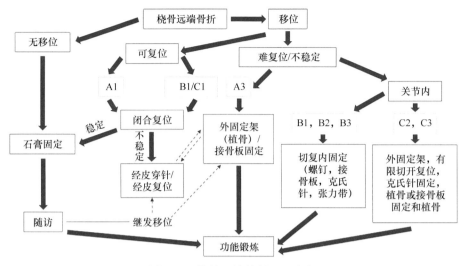

图 1-21　桡骨远端骨折处理流程

病例 4　髋 臼 骨 折

【病史采集】

患者王某，男性，74 岁。

主诉：左髋部疼痛不适伴活动受限 9 小时。

现病史：患者主诉 9 小时前骑车不慎摔倒，左臀着地，当即感左髋部疼痛不适、活动受限，无法站立。

【影像学检查】

初步诊断：髋臼骨折，图 1-22 ～图 1-24 为术前影像学检查，图 1-25 ～图 1-27 为术后影像学检查。

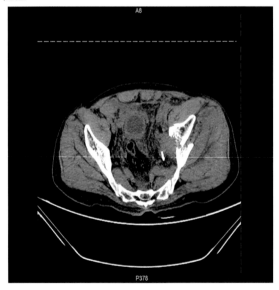

图 1-22　骨盆 CT

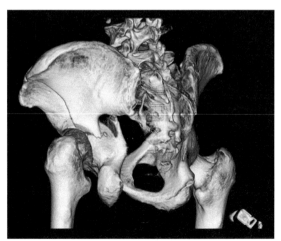

图 1-23　骨盆三维 CT 侧面

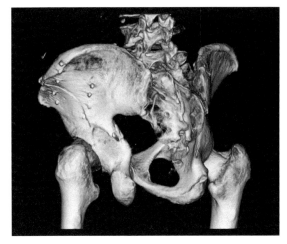

图1-24 骨盆三维CT

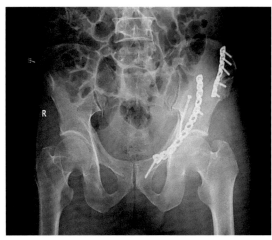

图1-25 骨盆正位片

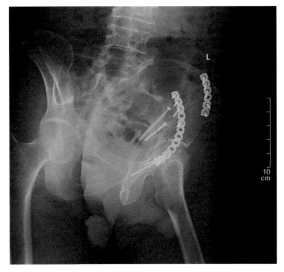

图1-26 骨盆斜位片

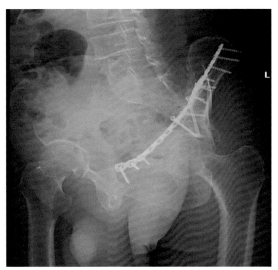

图1-27 骨盆侧位片

【病例分析要点】

要点 1 髋臼骨折是由股骨头与髋臼表面碰撞导致的髋臼结构的损伤，以高能量损伤为主，常常是多发伤的一部分。

要点 2 髋臼系统位于髋骨中下部的半球形深凹，向前、下、外倾斜，髋臼由髂骨、坐骨和耻骨的臼部组成，由于髋臼包容性好，骨性稳定是构成髋关节稳定性的主要结构。髋臼骨折是由强大的暴力作用于股骨头和髋臼之间造成的，由于体位、撞击角度的不同，引起不同类型的髋臼骨折。常见的受伤方式为屈膝位，暴力作用于膝关节前方经股骨头传递至髋臼，多引起髋臼后侧损伤，包括后脱位、后壁骨折脱位等；暴力经足、膝、股骨头传递至髋臼，侧方暴力经股骨大转子传递，多引起双柱或横行骨折。当股骨头和破碎的髋臼向内移位严重时，股骨头会穿破髋臼进入盆腔，造成髋关节中心脱位。

要点 3 莱图内尔-朱代（Letournel-Judet）分型是髋臼骨折最常见的分型（图1-28），将髋臼骨折分为10类，前5类指的是前壁、前柱、后壁、后柱、横行骨折，这些都是简单骨折，而后5类指的是前柱+后半横行骨折、后柱+后壁骨折、横行+后壁骨折、"T"形骨折、双柱骨折，这些都是比较复杂的骨折，其中复杂骨折占髋臼骨折中大多数。

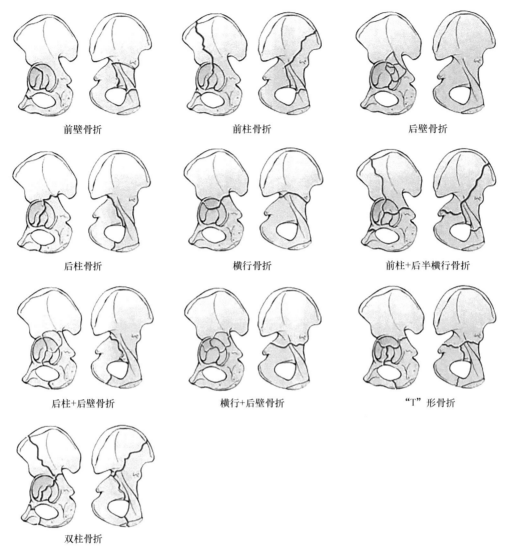

前壁骨折　　　　　　　前柱骨折　　　　　　　后壁骨折

后柱骨折　　　　　　　横行骨折　　　　　　前柱+后半横行骨折

后柱+后壁骨折　　　　横行+后壁骨折　　　　　　"T"形骨折

双柱骨折

图 1-28　Letournel-Judet 分型

　　要点 4　髋臼骨折的影像学检查中，X 线包括骨盆正位、闭孔斜位、髂骨斜位，正位片主要看前唇线、后唇线、臼顶线、髂耻线、髂坐线、泪点线。髂耻线若不连续则反映至少存在前柱骨折，髂坐线不连续反映至少存在后柱骨折，若髂骨骨折则至少髋臼两柱骨折，若闭孔骨折反映至少存在"T"形骨折。闭孔斜位看前柱、后壁。髂骨斜位看后柱、前壁。CT 可清楚显示常规 X 线片不能显示的骨折，有助于诊断；可清楚显示关节内游离碎骨折块；可清楚显示关节面的压缩；可准确显示骨折块移位程度；可定量显示髋臼后壁的缺损程度，是髋臼骨折诊断及术前评估的"金标准"。

　　要点 5　Letournel-Judet 于 1993 年提出髋臼的双柱概念及分型、X 线诊断之前，髋臼骨折的手术治疗基本为空白，在 Letournel-Judet 理论提出之后，髋臼骨折的手术治疗越来越规范。其手术目的是恢复头臼匹配、恢复关节面平整尤其是臼顶关节面的平整、恢复关节稳定性。手术指征包括不稳定的后壁骨折、髋臼顶骨折移位大于 1mm、头臼不配匹等。切开复位、坚强内固定仍是髋臼骨折的手术方式，由于髋臼深在、结构复杂，围绕股骨头血供、臀肌及股神经血管，发展出较多的手术入路，包括髂腹股沟入路、斯托帕（Stoppa）入路、腹直肌旁入路及后侧的科赫尔-朗根贝克（Kocher-Langenbeck）入路等，这些入路均需在一定的经验上开展。

病例 5 股骨颈骨折

【病史采集】

患者屈某，男性，29 岁。

主诉：左髋关节疼痛不适 3 小时。

现病史：患者主诉 3 小时前不慎从高处坠落，身体左侧着地，当即感左髋疼痛不适、活动受限，无法站立。

【影像学检查】

术前影像学检查如图 1-29、图 1-30 所示。

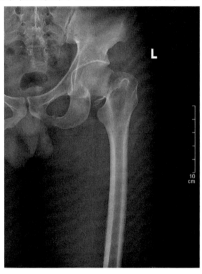
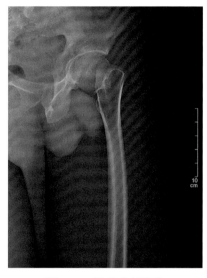

图 1-29　髋关节正位片　　　　　　　图 1-30　髋关节侧位片

本案例初步诊断：左股骨颈骨折。

术后影像学检查如图 1-31～图 1-33 所示。

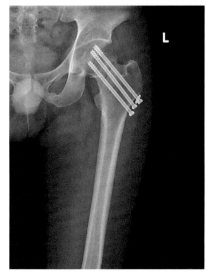
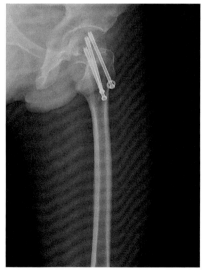

图 1-31　髋关节正位片　　　　　　　图 1-32　髋关节侧位片

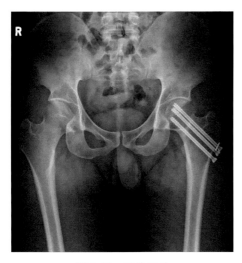

图 1-33　骨盆平片

【病例分析要点】

要点 1　股骨颈骨折通常指股骨近端关节囊内、股骨颈基底部以近、股骨头以远的骨折。

要点 2　类似于股骨转子间骨折，股骨颈骨折多数发生于老年人，主要与骨质疏松导致的骨量下降有关，在遭受轻微扭转暴力后则可发生骨折。骨折部位多位于股骨头下，少数为经颈型，以颈部压缩为主。青壮年患者股骨颈骨折的发病率较低，且仅占股骨颈骨折的 3%，且均为高能量损伤，损伤机制为剪切力，多数为经颈型骨折，损伤分型多数为帕维尔（Pauwel）Ⅲ型。在髋部骨折中，股骨颈骨折与股骨转子间骨折的发生率相当。

要点 3　股骨颈骨折的治疗涉及两个问题，一是生物学问题，即股骨头血供的特点问题，最近的研究表明成人股骨头血供的主要来源是旋股内侧动脉的升支，故股骨颈后侧支持带的损伤是引起股骨头坏死的主要原因；另一个是股骨颈固定的稳定性问题，即生物力学问题，骨折越垂直，稳定性越差。根据骨折线的分布，主要的分型有 Pauwel 分型（图 1-34），多用于青年股骨颈骨折的评估，Pauwel 分型反映了骨折的稳定程度；根据骨折后移位的程度，分型主要有戈登（Garden）分型（图 1-35），Garden 分型反映了股骨头血供的损伤程度，Garden 分型Ⅰ、Ⅱ型具有低的坏死率；而Ⅲ、Ⅳ坏死率较高，不同文献统计其死亡率可达 20% ～ 30%。

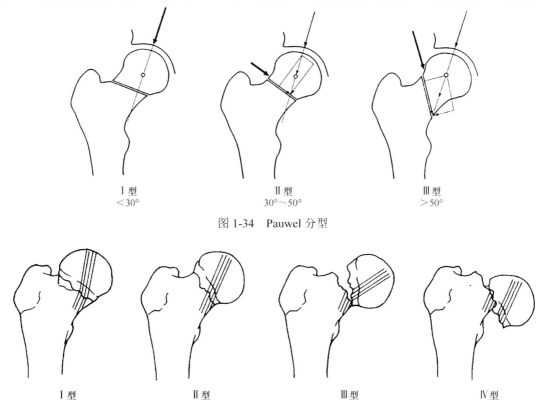

Ⅰ 型　　　　　　　　　　Ⅱ 型　　　　　　　　　　Ⅲ 型
<30°　　　　　　　　　30°～50°　　　　　　　　>50°

图 1-34　Pauwel 分型

Ⅰ 型　　　　　　Ⅱ 型　　　　　　Ⅲ 型　　　　　　Ⅳ 型

图 1-35　Garden 分型

要点 4　根据症状体征，X 线和 CT 是诊断股骨颈骨折的主要检查。但临床中股骨颈骨折是易漏诊的骨折之一，其漏诊主要表现为以下两类情况，一是老年低能量损伤，伤后患者疼痛不显著，骨折移位不显著，多为 Garden 分型Ⅰ和Ⅱ型骨折，常规平片对骨折线显露不清楚，漏诊后患者未制动，易形成移位型股骨颈骨折；另一类情况是股骨干骨折合并股骨颈骨折，多发生于高能量损伤，这种损伤机制下股骨颈骨折多移位不显著，且股骨干骨折症状掩盖了髋部疼痛症状，易发生漏诊，引起医疗纠纷。

要点 5　股骨颈骨折无论是否移位，均有手术指征。对于青壮年骨折，闭合或切开复位内固定是首选手术方案，解剖复位、平行空心螺钉内固定是目前的"金标准"，Pauwel Ⅲ型股骨颈骨折治疗争议较大，动力髋固定、内侧支撑钢板、加压螺钉固定方式也是可选用的固定方式。对于老年移位型股骨颈骨折，首选股骨头或全髋关节置换，而对于无移位的老年股骨颈骨折，可选择内固定或关节置换。

病例 6　股骨转子间骨折

【病史采集】

患者王某，女性，90 岁。

主诉：左髋肿痛不适伴活动受限 6 小时。

现病史：患者主诉 6 小时前行走时不慎跌倒，致左髋部疼痛、肿胀、活动受限。

【影像学检查】

术前影像学检查如图 1-36 ～图 1-39 所示。

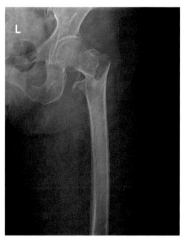

图 1-36　术前髋关节正位片

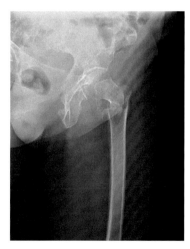

图 1-37　术前髋关节侧位片

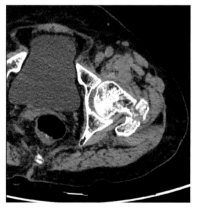

图 1-38　髋关节二维 CT

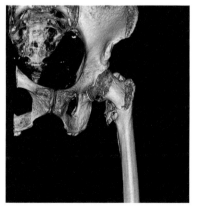

图 1-39　髋关节三维 CT

本案例初步诊断：左股骨转子间骨折。

术后影像学检查如图 1-40、图 1-41 所示。

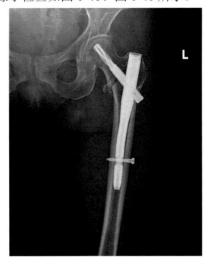 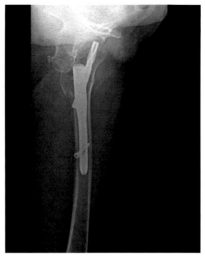

图 1-40　术后髋关节正位片　　　　　图 1-41　术后髋关节侧位片

【病例分析要点】

要点 **1**　股骨转子间骨折是指发生在关节囊外、股骨颈基底部及小转子至髓腔起始之间的骨折。

要点 **2**　损伤机制，股骨转子间骨折多为间接外力引起，如跌倒时，身体发生旋转，在过度外展或内收位着地时发生；也可为直接暴力引起。跌倒时，侧方着地，大转子受到直接撞击，发生转子间骨折。**90%** 的股骨转子间为低能量的老年性创伤，仅极少数年轻患者为高能量创伤引起，高能量创伤常合并有转子下骨折。由于老龄化的进程，转子间骨折的发生率近年显著提高，其独特的网状松质骨结构及复杂的肌群，造成了治疗上的诸多困难。

要点 **3**　股骨转子间骨折的分类。最常用的分类方法是 AO/OTA 分型及伊文思（Evans）分型系统，均是根据是否合并小转子、大转子及转子间是否粉碎为依据的，骨折涉及部位越多越不稳定。在 AO/OTA 分型中，股骨转子间骨折归类为 31-A 型（图 1-42）。这些骨折分三组，第一组是简单两部分骨折，大小转子均完整。第二组骨折是粉碎性骨折，存在后内侧骨块，通常小转子不完整，这类一般不稳定，小转子骨块越大稳定度越差。第三组涉及中间外侧骨皮质，横行或反向斜行即属这一类。一般认为 A1 型稳定，而 A3 最不稳定。

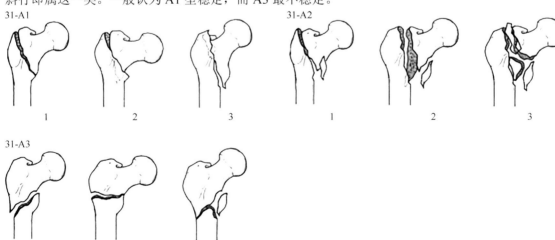

图 1-42　AO/OTA 分型（2008 版）

要点 4　包括股骨颈骨折在内的髋部骨折的治疗是目前医疗上的巨大挑战，此类患者通常年龄大、合并基础疾病多、手术风险及医疗花费较高。早期恢复活动能力是提高疗效的关键。目前的循证及实践表明，专为老年患者开通的绿色通道、多学科（骨科、内科、麻醉）协作、在 48 小时内进行手术是目前已经取得的成功经验。对于老年股骨转子间骨折，只要条件允许，均应行手术治疗。闭合或有限切开复位、滑动髋螺钉或髓内钉固定是目前主流的手术固定方式。

要点 5　老年髋部骨折的处理是一个系统工作，需要前期预防，包括抗骨质疏松处理、预防跌倒宣教、老年陪护等，院内则包括多学科协助处理，内科疾病的尽快调理、麻醉镇痛、骨科处理及血栓预防等，以达到尽快手术的目的，手术中提倡微创治疗，对于稳定型骨折，可考虑行滑动髋螺钉固定，不稳定型骨折则行髓内钉固定。术后早期下床活动，以利心肺功能恢复。

病例 7　股骨髁间骨折

【病史采集】

患者卞某，女性，60 岁。

主诉：右膝关节疼痛伴不适 3 小时。

现病史：患者主诉 6 小时前遭遇车祸，当即感右膝关节疼痛不适、活动受限，无法站立。

【影像学检查】

术前影像学检查如图 1-43 ～图 1-46 所示。

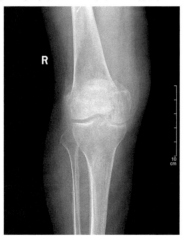
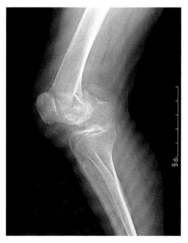

图 1-43　膝关节正位片　　　　图 1-44　膝关节侧位片

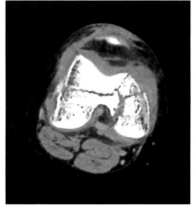
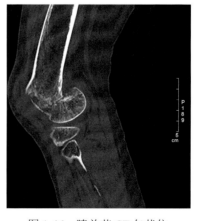

图 1-45　膝关节 CT 冠状位或横断面　　　　图 1-46　膝关节 CT 矢状位

本案例初步诊断：右股骨髁间骨折。

术后影像学检查如图 1-47、图 1-48 所示。

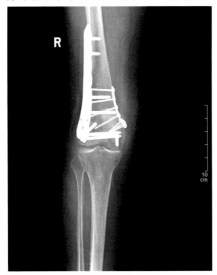
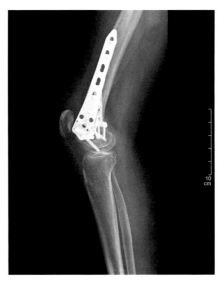

图 1-47　膝关节正位片　　　　　　图 1-48　膝关节侧位片

【病例分析要点】

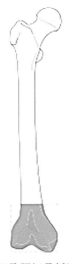

图 1-49　股骨髁间骨折区域示意图

要点 1　在国际学术界的定义中，类似于肱骨远端骨折，股骨远端骨折指股骨髁部前、后位 X 线片上，以股骨两髁之间的距离为边的正方形区域内的骨折（图 1-49）。

要点 2　股骨远端有类似于肱骨远端的结构，分为内、外髁及髁上部位，均可能发生骨折，股骨远端骨折占股骨骨折的 3%～6%，股骨远端骨折也呈双峰分布，年轻人发病率较低且多见于高能量损伤，而老年人则相对多见且常由跌倒所致。老年人股骨远端骨折后常出现多种并发症，包括卧床引起的心肺等并发症。与肱骨远端骨折不同的是，股骨远端骨折的低能量损伤多发生股骨髁上骨折，少有累及股骨髁间关节面的骨折，而高能量损伤侧易发生于髁间，涉及关节面，且易发生开放性骨折，为后续治疗带来不便，膝关节置换后股骨侧假体周围骨折近年来逐渐增多，多为股骨髁上骨折。

要点 3　股骨远端骨折的分类以 AO 分型为主，关节外为 A 型、部分关节内为 B 型、完全关节内为 C 型骨折（图 1-50）。关节内骨折需要切开后解剖复位，而关节外骨折需要恢复力线。

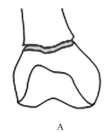
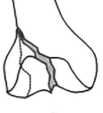

A　　　　　　　　　B　　　　　　　　　C

图 1-50　股骨远端骨折的 AO 分型

要点 4　膝关节长时间石膏外固定后易发生强直，故股骨远端骨折不提倡行石膏外固定或长时间牵引等保守治疗，有条件应尽可能早手术，切开或闭合复位、坚强内固定，以利早期功能锻炼，恢复关节活动，而对于老年患者，尽早下床，以利心、肺、脑等功能康复也是治疗目标之一。股骨髁间骨折切开复位、髁上骨折闭合复位、利斯（LISS）钢板经皮固定是目前股骨远端骨折的标准手术方式。骨干部位要求行闭合技术、恢复力线，尽可能保护股骨断端血供。部分髁上或髁间骨折也可以考虑行髓内钉固定。与肱骨远端骨折不同的是，股骨远端很少需行双钢板固定。

要点 5　股骨远端骨折存在较高的并发症发生率，最常见的是膝关节强直僵硬，术后 8 ~ 10 周仍无法恢复到屈膝 90° 则极易遗留后期无法接受的膝关节功能受限，需要高度关注；力线不良，尤其是内翻畸形也是股骨远端骨折常见的并发症之一，严重者可能引起后续膝关节关节炎，术中需要注意调整维持力线良好；另一个常见的并发症是骨不连，多数骨不连是由于不规范的手术操作引起，多发生于股骨髁上部位，由于术中剥离过多，尤其是内侧剥离或内侧骨皮质缺损等，易发生骨不连，引起钢板等内固定断裂，在近年来微创理念推广后，采用微创复位技术，骨不连的发生相对减少。

病例 8　髌骨骨折

【病史采集】

患者王某，女性，46 岁。

主诉：右膝关节疼痛不适伴活动受限 2 小时。

现病史：患者主诉 2 小时前不慎跌倒，右膝部着地，当即感右膝部疼痛不适，无法站立，膝关节活动困难。

【影像学检查】

术前影像学检查如图 1-51、图 1-52 所示。

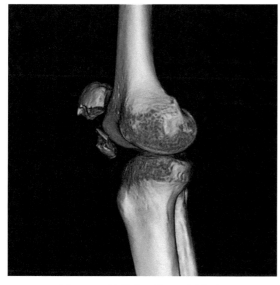
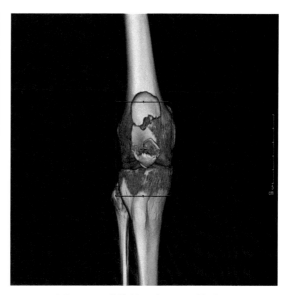

图 1-51　膝关节三维 CT 侧位片　　　　　图 1-52　膝关节三维 CT 正位片

本案例初步诊断：右髌骨骨折。

术后影像学检查如图 1-53、图 1-54 所示。

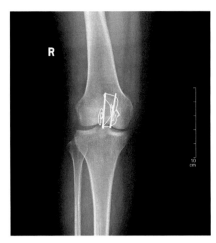
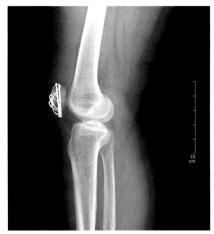

图 1-53　膝关节正位片　　　　　　图 1-54　膝关节侧位片

【病例分析要点】

要点 1　髌骨骨折（patellar fracture）是髌骨骨连续性的中断，包括与髌韧带撕脱相关髌骨下极骨折损伤。

要点 2　髌骨嵌于由股四头肌肌腱和髌韧带构成的伸膝装置中，前方有股四头肌腱膜覆盖，并向下延伸形成髌韧带，止于胫骨结节，两侧为髌旁腱膜，后面为关节软骨面，与股骨髁髌面形成髌骨关节。髌骨与其周围的韧带、腱膜共同形成的伸膝装置，是下肢活动中十分重要的结构。

要点 3　髌骨骨折可由直接暴力或间接暴力所引起。直接暴力多是由于髌骨直接受打击或跌倒时髌骨直接撞击地面所致膝关节屈曲、膝关节前方直接受力、髌骨受到直接压力从而造成骨折，这类骨折类型多为粉碎性骨折，呈现髌前软组织损伤严重、骨折粉碎压缩，但骨折移位不明显，内外侧支持带一般保持完整等特点。间接暴力多系患者跌倒时引起股四头肌强力收缩从而造成骨折，这类骨折类型多为横行骨折、骨折相对完整，但分离移位大，内外侧支持带多为横行撕裂。

要点 4　髌骨骨折的诊断相对简便，外伤史、局部症状及影像学检查多可确诊。髌骨骨折的分类是基于骨折类型、移位程度或损伤机制进行划分，但无论哪类损伤分类，没有证据将其分类与治疗结果联系起来，故髌骨骨折目前无权威的分类系统。其治疗原则包括以下两方面：恢复髌骨完整性从而恢复伸膝装置稳定、恢复关节面平整，故手术一般分离超过 3mm、关节面不平整超过 2mm 具有手术指征。对于无移位的髌骨骨折，行外固定或支具保护下康复多可获得较好的功能恢复，相对股骨远端骨折，较少发生膝关节僵硬。

要点 5　钢丝张力带技术是髌骨骨折切开复位内固定最常用的方法，尤其对于横行和一些较为简单类型的髌骨骨折，钢丝张力带技术是最为经典的弹性固定方式，能将膝关节弯曲时髌骨产生的张力转化为髌骨关节面的压力，从而使用钢丝张力实现对骨折部位加压固定。

另一种方法是环形钢丝固定，用钢丝沿髌骨周围软组织环扎可固定粉碎严重的骨折，但难以达到坚强的固定，膝关节活动只能延迟至术后 3 ～ 4 周。因此，该方法很少单独应用于髌骨骨折，通常与其他内固定如张力带相结合，以固定边缘性骨折和实现髌骨聚拢，实现骨折端的初步稳定。

需要关注的是髌骨下极骨折，由于骨折块较小，可能发生漏诊，患者如有外伤史、局部压痛，影像提示髌骨高位，需考虑髌骨下极骨折或髌韧带撕脱。对于髌骨下极骨块小，无论张力带还是钢丝环扎均无法稳定固定，需采用其他固定技术，如下极纵横钢丝捆扎技术、经胫骨结节减张技术或经髌韧带缝合减张技术等以实现稳定固定，达到腱骨愈合，恢复伸膝装置连续性的目的。

对于严重粉碎的髌骨骨折，无法重建，可考虑行髌骨全部或部分切除，并重建伸膝装置。髌骨切除后髌韧带更贴近膝的活动中心，使伸膝的力臂缩短，则股四头肌需要比正常多 30% 的肌力才能伸膝。

第二章 脊柱疾病

病例 1 寰椎骨折

【病史采集】

患者张某，男性，33 岁。

主诉：外伤致颈项部疼痛伴活动受限 2 小时余。

现病史：患者约于 2 小时前从工地摔下，颈部疼痛伴活动受限，不伴昏迷及恶心、呕吐，未经处理，急来医院急诊就诊。

临床表现：患者神志清楚，推入病房，颈部行颈托固定，压痛明显，双手握力Ⅳ级，屈肘及伸肘肌力Ⅳ级，皮肤感觉无明显异常，双手霍夫曼（Hoffmann）征（±），胸廓挤压试验（−），腹软，双下肢运动及感觉可，肌力Ⅳ级，双膝反射正常，病理反射未引出。

【影像学检查】

术前影像学检查如图 2-1 所示。

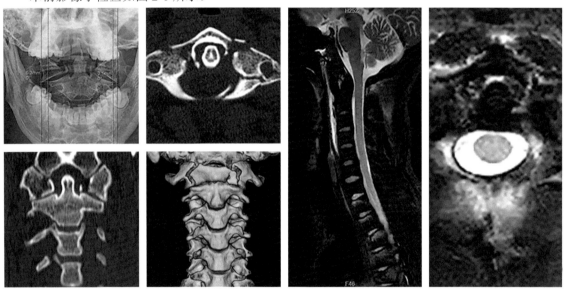

图 2-1 术前影像学

【诊断与治疗】

诊断：①寰椎爆裂性骨折；②头皮血肿。

治疗：暂定行颅骨牵引（图 2-2），完善术前准备，择期行后路寰枢椎钉棒内固定术（图 2-3）。

术后影像学检查如图 2-4 所示。

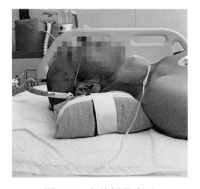

图 2-2 术前颅骨牵引

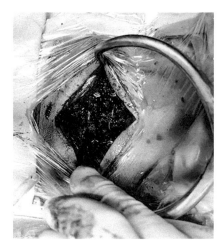
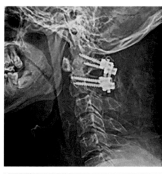
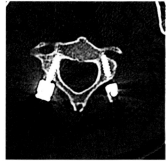
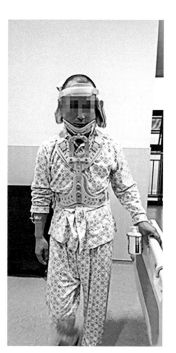

图 2-3　术中　　　　　　　　　　　　　图 2-4　术后复查及患者情况

【病例分析要点】

　　要点 1　急性寰椎骨折占脊柱骨折的 1% ～ 2%，占颈椎骨折的 2% ～ 13%。由交通伤或高处坠落伤所致者占 80% ～ 85%。

　　要点 2　寰椎骨折的稳定性主要取决于横韧带的完整性。只有不合并横韧带断裂的后弓骨折及前弓单处骨折可能是稳定性骨折。前弓两处骨折、前后弓同时骨折、侧块骨折、合并横韧带断裂的骨折属于不稳定骨折。

　　要点 3　合并横韧带断裂的骨折是不稳定的，横韧带断裂的依据如下：寰椎侧块相对于枢椎外移超过 6.9mm（张口位 X 线片或 CT 片）。寰齿前间距 > 5mm；CT 显示寰椎侧块内侧缘撕脱性骨折；MRI 直接显示横韧带断裂。

　　要点 4　寰椎骨折的治疗取决于其稳定性。稳定性骨折采用保守治疗，不稳定性骨折仍首选保守治疗，后期根据稳定性恢复情况考虑选择手术治疗。

　　要点 5　寰椎骨折手术固定的选择原则

　　（1）对于寰椎前弓加后弓骨折、侧块劈裂骨折可采用寰椎单椎节复位固定术。

　　（2）对于颈椎制动未愈合或不宜行寰椎单椎节复位固定的患者可行寰枢椎固定融合术。

　　（3）导致寰枕关节破坏或不宜行上述手术者建议行枕颈固定融合术。

　　（4）对于行寰枢椎固定融合术者，固定方式宜选用寰枢椎经关节螺钉技术或寰枢椎钉棒固定技术，入路可选择前路或后路。

　　要点 6　本患者张口正位 X 线片显示枢椎外移：5.3mm+3.1mm=8.4mm > 6.9mm，CT 横截面平扫显示寰椎侧块内侧缘撕脱性骨折，以及横截面上 MRI 平扫，均提示患者横韧带断裂，患者为不稳定性寰椎骨折，建议行手术治疗，根据医生的个人熟练程度选择寰枢椎后路钉棒内固定术。

病例 2 枢椎齿状突骨折（螺钉术式）

【病史采集】

患者廖某，男性，55 岁。

主诉：颈部疼痛不适 2 小时余。

现病史：患者于 2 小时前在家中不慎从 2m 高梯子上坠落，头部着地，当即有短暂昏迷，之后清醒，感到头部、颈项部疼痛不适，难以活动。

典型临床表现：患者神志清楚，头皮血肿，颈项部疼痛活动受限，四肢肌力感觉反射无明显异常，末梢血运及感觉良好。

【影像学检查】

术前影像学检查如图 2-5 所示。

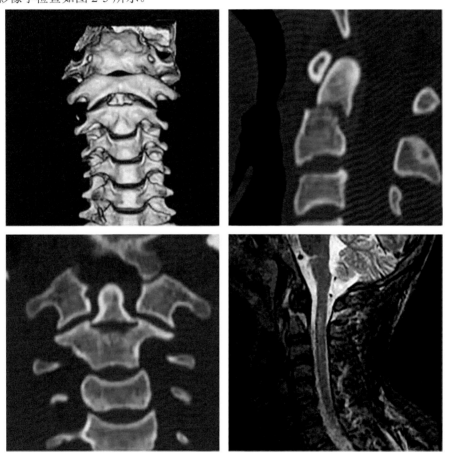

图 2-5 术前颈椎影像

【诊断与治疗】

诊断：①枢椎齿状突［安德森（Anderson）Ⅱ型］；②头皮血肿。

治疗：颈前路齿状突骨折空心螺钉内固定术。

术中体位及影像如图 2-6 所示。术后复查影像如图 2-7 所示。枢椎齿状突骨折 Anderson 分型如图 2-8 所示。

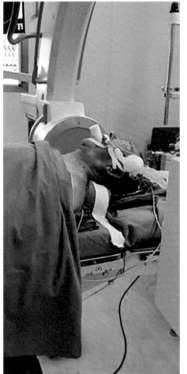
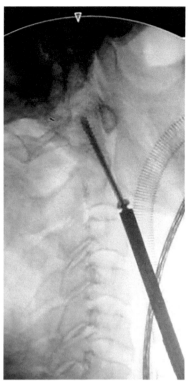

图 2-6　术中体位及影像

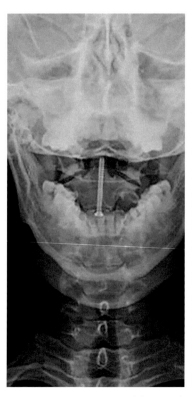
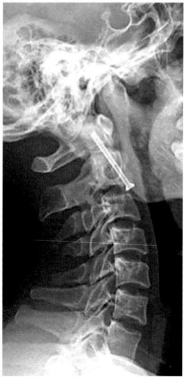

图 2-7　术后复查影像

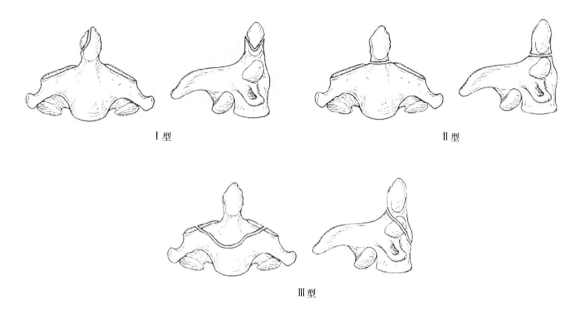

Ⅰ型　　　　　　　　　Ⅱ型

Ⅲ型

图 2-8　枢椎齿状突骨折 Anderson 分型

【病例分析要点】

要点 1　枢椎即第 2 颈椎，由椎体、齿突、前后弓及两侧的侧块构成，其中齿突与寰椎前弓后缘构成滑膜关节，上下关节突关节面分别与寰椎下关节面及第 3 颈椎上关节面相关节。

要点 2　不同性质的创伤暴力作用于颈椎，使枢椎发生不同类型的骨折，主要包括齿状突骨折、枢椎椎弓骨折（Hangman 骨折）和枢椎椎体骨折 3 种。

要点 3　齿状突骨折占所有上颈椎骨折的 15%，占所有枢椎骨折的 60%，是上颈椎骨折中最为常见的一种类型。Anderson 根据齿状突骨折骨折线的位置将其分为 3 种类型。Ⅰ型：发生在齿状突尖端 1/3 特别是接近横韧带、"十"字韧带处的斜行骨折。Ⅱ型：齿状突骨折中最常见的一种，是齿状突与枢椎椎体交界处的骨折。Ⅲ型：发生在枢椎椎体，骨折线延伸至一侧或双侧上关节突的骨折。

要点 4　无移位的 Anderson Ⅰ型、Ⅱ型、Ⅲ型。颈部外固定，Anderson Ⅱ型、Ⅲ型齿突骨折合并明显移位、齿突粉碎性骨折、外固定复位不良、无法耐受外固定者考虑行手术固定。Anderson Ⅱ型骨折外固定的成功率与年龄相关：＞ 50 岁的老年患者易出现骨折不愈合，若身体耐受推荐行手术固定。

要点 5　目前手术方式主要包括：前路齿状突螺钉内固定术、后路寰枢椎经关节螺钉内固定术［马盖尔（Magerl）技术］、前路经枢椎体寰椎侧块螺钉内固定术、后路寰枢椎椎弓根螺钉内固定术。本病例为 Anderson Ⅱ型齿状突骨折，骨折端存在移位，且患者年龄＞ 50 岁，骨折线由前上斜向后下，保守治疗易出现骨折不愈合。因此，理当选取颈前路齿状突螺钉内固定术，既可对骨折端起到固定加压的作用，又可保留寰椎关节之间的活动度。

病例 3　枢椎齿状突骨折（钉棒术式）

【病史采集】

患者许某，女性，56 岁，外伤致颈部疼痛不适一天入院。患者约于 1 天前摔伤致颈部疼痛伴活动受限，不伴昏迷及恶心、呕吐，未经处理，至当地医院就诊，并行头颈部 CT 检查，结果示：

颈椎骨折，给予颈托固定，为求进一步治疗而就诊，收入科室，患者发病前睡眠可，饮食可，大小便正常。

【影像学检查】

颈椎正侧位；颈椎张口位示：①枢椎齿状突基底部骨折，寰枢关节半脱位。②颈椎退行性变、骨质疏松（图 2-9）。

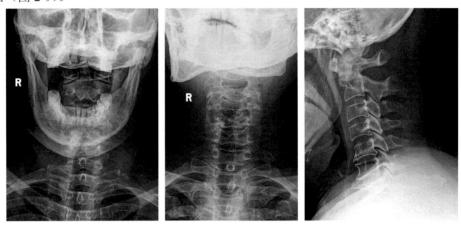

图 2-9　颈椎张口位片、颈椎正位片、颈椎侧位片

颈椎 CT 三维成像示：①枢椎椎体（齿状突基底部明显）骨折，并寰枢关节半脱位，周围软组织损伤。请结合临床。②颈椎退行性变、骨质疏松。颈椎 MRI 平扫示：①枢椎骨折、骨质水肿，周围软组织水肿；第 1、第 3 ～ 5 颈髓稍高信号，考虑损伤可能。②颈椎退行性变，第 5 ～ 6 颈椎椎间盘突出（图 2-10）。

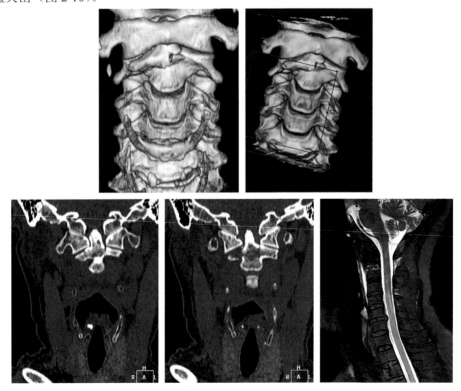

图 2-10　颈椎 CT 及 MRI

手术方式：后入路颈椎骨折切开复位钉棒内固定术。

术后效果见图2-11。

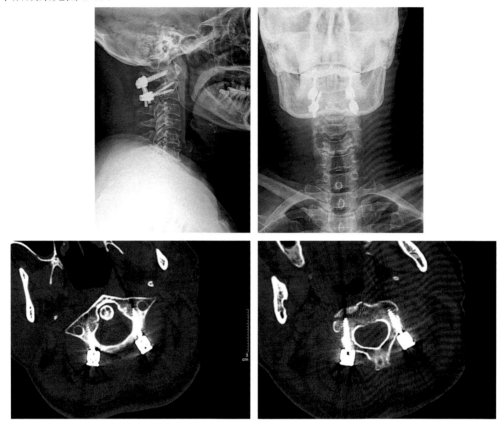

图 2-11　术后效果（术后影像学检查）

【病例分析要点】

要点 1　齿突是枢椎椎体上一个向上的齿突起，与寰椎构成寰齿关节，是寰枢椎稳定和运动功能最重要的骨性中轴结构。一旦齿突骨折，将累及寰枢椎的稳定性，常引起继发性损伤。

要点 2　齿突骨折常因暴力所致，在损伤瞬间颈髓可遭到严重损伤，有相当多的患者因呼吸衰竭而死亡。而存活者多为齿突骨折合并轻度寰椎移位或无移位，临床症状轻微，不易引起患者注意，又因该部位骨性结构重叠，影像学图像显示不清，这是导致早期误诊的重要原因。

要点 3　选择哪种治疗方式取决于多种因素，目前常用的保守治疗手段主要采取枕颌带牵引、头颈胸石膏、哈罗氏（Halo-vest）支架外固定等。

要点 4　手术治疗。

后路手术：①后路钢丝固定术。②椎板夹固定法［哈利法克斯（Halifax）与埃珀菲克斯（Apofix）椎板夹］。③经关节螺丝钉寰枢椎固定术（Magerl 技术）。④寰枢椎椎弓根钉固定术。⑤枕颈融合术。

前路手术：①经口咽寰枢椎钢板固定术。②前路经枢椎椎体寰椎侧块螺钉固定技术。③前路齿状突螺钉固定术。

要点 5　齿状突骨折的治疗是以最大限度地恢复颈椎的生理功能为基础。齿突骨折需根据骨折类型和移位程度及影响骨折愈合因素进行综合考虑，应根据各种治疗方法的适应证及禁忌证采取相应的术式，以取得满意的疗效。

病例 4　神经根型颈椎病（Zero-P 术式）

【病史采集】

患者李某，男性，56 岁。

主诉：颈项部、左肩部疼痛麻木 10 个月加重 15 天。

现病史：患者自诉于 10 个月前无明显诱因出现左侧颈肩部疼痛不适，无恶心、呕吐，无"脚踩棉花感"。曾在医院行保守治疗后好转出院，近 15 天无明显诱因再发颈项部及左肩部疼痛麻木不适，行敷贴理疗后无缓解，今患者为求进一步治疗，遂来就诊。

典型临床表现：颈项部生理曲度变直，局部压痛，项韧带钙化，双上肢肌力尚可，左肩部及上臂外侧局部针刺感稍减退，左侧臂丛牵拉试验（+），椎间孔挤压试验（−），双侧 Hoffmann 征（−），双侧生理反射未引出，末梢血运及感觉尚可。

【影像学检查】

术前影像见图 2-12。

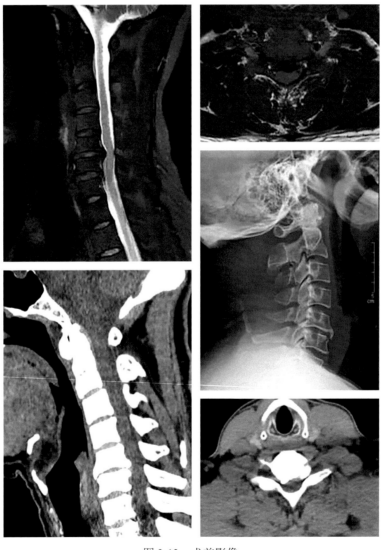

图 2-12　术前影像

【诊断与治疗】

诊断：颈椎病（神经根型）第 5 ～ 6 颈椎椎间盘突出症。

治疗：颈前路第 5 ～ 6 颈椎椎间盘切除植骨融合 Zero-P 钢板内固定术。

术中体位及影像见图 2-13。

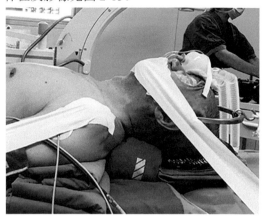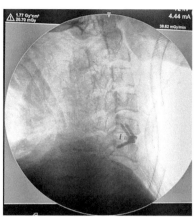

图 2-13　术中体位及影像

术后复查影像见图 2-14。

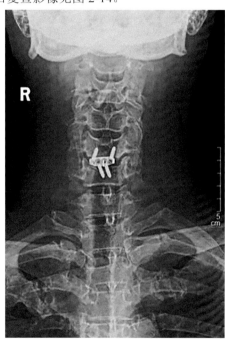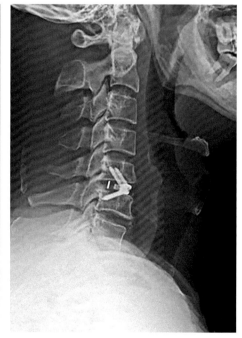

图 2-14　术后复查影像

【病例分析要点】

　　要点 1　颈椎病是指颈椎椎间盘退行性改变及其继发的相邻结构病理改变累及周围组织结构（神经、血管等）并出现与影像学改变相应临床表现的疾病。

　　要点 2　颈椎功能单位由 5 个部分构成。两个关节突关节、两个钩突关节、一个椎间盘。颈椎椎管内神经组织（脊髓和脊神经）占椎管容积的较大比例，加上颈椎节段的屈伸、侧屈、旋转活动度较大，使微小的退行性变即可产生明显的临床症状。

要点 3   根据不同组织结构受累而出现的不同临床表现，可将颈椎病分为颈型、神经根型、脊髓型、椎动脉型、交感神经型和其他型。神经根型：以上肢感觉及运动障碍为主，具有较典型的神经根症状（手臂麻木、疼痛），其范围与颈脊神经所支配的区域一致，体检示压颈试验或臂丛牵拉试验阳性。

要点 4   治疗。

非手术治疗：休息，颈围固定，抗炎、肌松药物治疗，保持良好姿势，伸肌增强锻炼，物理治疗。

手术治疗：①颈椎前路手术：前路颈椎间盘切除椎间植骨融合 Zero-P 钢板内固定术。②颈椎后路手术：脊柱内镜下颈后路开窗减压髓核摘除术（Key-hole）。前路颈椎间盘切除椎间植骨融合内固定术是治疗神经根型颈椎病的"金标准"，Zero-P 钢板可以减少邻近节段退变及术后吞咽困难的发生率。本例患者从症状体征及影像学检查结果，可明确诊断为第 5 ～ 6 颈椎间盘突出，归类为神经根型颈椎病，Zero-P 钢板内固定术既可从前方直接切除椎间盘行彻底减压，同时减少了传统钛合金钢板术后吞咽困难及邻近节段退变等并发症的发生率，是目前神经根型颈椎病相对合适的治疗手段。

病例 5   神经根型颈椎病（ACDR 术式）

【病史采集】

患者黄某，男性，41 岁。

主诉：左肩背部及左上肢疼痛伴左手麻木 1 月余。

现病史：患者 1 月余前无明显诱因出现左肩背部疼痛不适，逐渐向左上肢放射，以左上臂及前臂上 1/3 外侧疼痛为主，夜间及晨起时疼痛明显，伴左手指麻木不适，无头痛、眩晕，无行走不稳。

典型临床表现：左侧肩背部疼痛，疼痛向左上肢放射，伴有左手手指麻木感。颈椎间盘 CT：颈椎退行性变，第 3 ～ 4、第 4 ～ 5、第 5 ～ 6、第 6 ～ 7 颈椎椎间盘突出；第 5 ～ 6 颈椎层面椎管狭窄。

【影像学检查】

术前影像见图 2-15。

【诊断与治疗】

诊断：神经根型颈椎病。

治疗：第 5 ～ 6 颈椎人工椎间盘置换术。

术后影像见图 2-16。

【病例分析要点】

要点 1   颈椎病：因颈椎间盘退变及其继发性改变，刺激或压迫相邻脊髓、神经、血管和食管等组织，并引起相应的症状和体征。颈椎间盘突出是指突出的髓核和相应破裂的纤维环突向椎管内，不伴有或轻度伴有该节段椎体软骨下骨增生，骨赘形成，但不导致临床发病，一旦椎间盘的纤维环破裂、变性的髓核脱出引起脊髓或脊髓神经根受压而发病。作为致压物是单纯的椎间盘组织，才能称为颈椎间盘突出症。

要点 2   颈椎病以神经根型最为多见。

要点 3   颈椎间盘置换的适应证：①年龄在 21 ～ 60 岁；②突出的椎间盘或增生的骨赘导致肩部和上肢疼痛，其神经分布与影像学诊断一致，脊髓神经根病是由脊髓神经根受压所致；③经

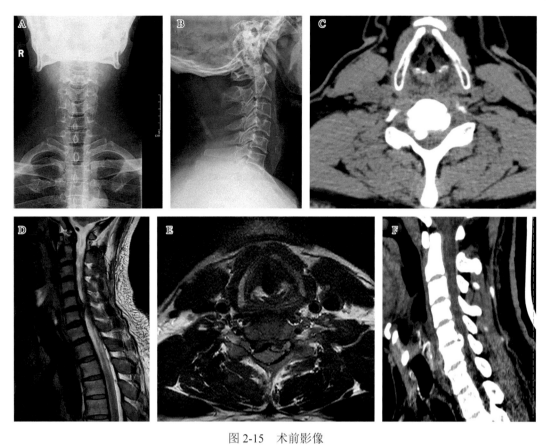

图 2-15 术前影像

A. 颈椎正位片图；B. 颈椎侧位片图；C. 第 5～6 颈椎椎间盘 CT（横断面）；D. 第 5～6 颈椎椎间盘 CT（矢状面）；
E. 第 5～6 颈椎椎间盘 MRI（横断面）；F. 第 5～6 颈椎椎间盘 MRI（矢状面）

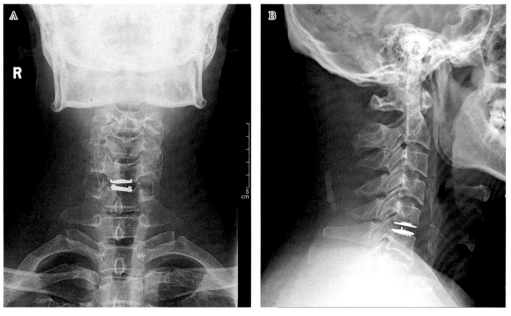

图 2-16 术后影像

A. 颈椎正位片；B. 颈椎侧位片

保守治疗 6 周以上无效或正在进行保守治疗而脊髓或神经根症状进行性加重；④术前病变间隙活动度＞ 6°；⑤正常全部或节段生理前突。颈椎间盘置换的禁忌证：①病变椎间隙融合伴有桥接骨赘及椎间高度丢失大于 75%；②在侧位、过屈及过伸位 X 线片显示椎间不稳；③病变间隙椎体小关节面严重的病理改变；④病变节段存在感染或创伤；⑤骨质疏松症；⑥颈部"轴性痛"是唯一症状。

要点 4　前路颈椎间盘置换术（anterior cervical disc replacement，ACDR）和前路颈椎间盘切除融合术均为单节段颈椎病安全有效的术式。ACDR 在保留颈椎活动度，减少临近节段退变有一定的优势。对相关的并发症，如异位骨化、置换节段后凸、假体下沉、假体移位，在术前如何预防，术后如何处理，以及未来潜在的风险，都需要进一步研究及制定相应的对策。当今市场上的颈椎间盘假体主要参考国外人群解剖特点进行设计，不同的人群，其相关解剖特点、体质差异亦可能不同，其远期并发症较多亦可能与此有关，应研制出更多基于国人解剖参数的人工颈椎间盘。颈椎间盘置换术能否降低相邻节段退变发生，以及是否能够在长期性上与前路颈椎间盘切除融合术相比仍有着显著性的优势，缺乏大量长期随访（＞ 10 年）数据的支持。

病例 6　多节段脊髓型颈椎病（后路单开门术式）

【病史采集】

患者向某，男性，45 岁。

主诉：四肢麻木无力伴走路不稳 2 月余。

现病史：患者自诉于 2 个月前开始出现四肢麻木无力，持物不稳，行走后双下肢麻木感增强。同时出现走路不稳，有"踩棉花感"。患者在外院行检查治疗，效果不佳。今为求治疗，来就诊。

典型临床表现：颈项部局部无明显压痛，双侧臂丛神经牵拉试验（－），椎间孔挤压试验（－），双上肢肌力可，双手指针刺感减退，双侧 Hoffmann 征（＋），双侧肱二头肌、肱三头肌、桡骨膜腱反射正常，双下肢肌力可，针刺感减退，双侧膝反射、踝反射亢进，左侧髌阵挛（＋），双侧踝阵挛（＋），巴氏征（－），末梢血运尚可。

【影像学检查】

术前影像见图 2-17。

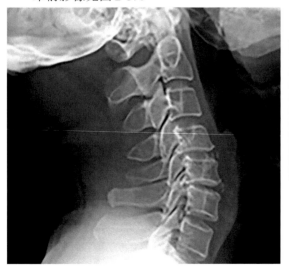
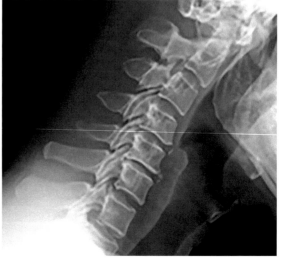

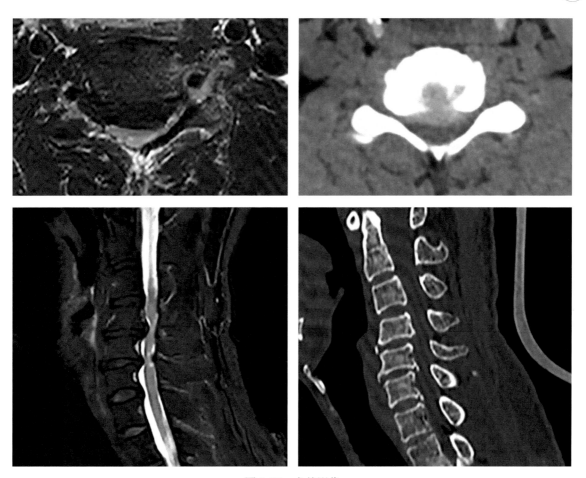

图 2-17 术前影像

【诊断与治疗】

诊断：多节段脊髓型颈椎病，颈椎椎管狭窄症。

治疗：颈后路单开门椎管成形+Centerpiece 钛板内固定术。

术区及术中影像见图 2-18。

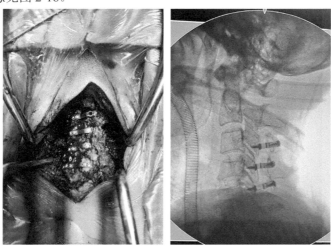

图 2-18 术区及术中影像

术后复查影像见图2-19。

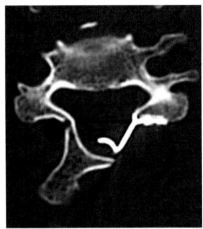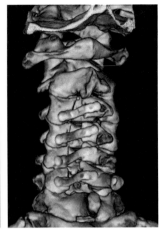

图2-19　术后复查影像

【病例分析要点】

要点 1　多节段脊髓型颈椎病（multilevel cervial spondylotic myelopathy，MCSM）是一种常见的老年退变性疾病，其主要表现为影像学上≥3个节段发生病理性变化（椎间盘退变，椎间隙变窄、椎体后缘骨质增生、生理曲度改变等），引发脊髓或硬膜囊等多个平面受压，进而产生一系列临床症状。

要点 2　颈椎功能单位由5个部分构成：两个关节突关节、两个钩突关节、椎间盘。颈椎椎管内神经组织（脊髓和脊神经）占椎管容积的较大比例，加上颈椎节段的屈伸、侧屈、旋转活动度较大，使微小的退行性变即可产生明显的临床症状。

脊髓型颈椎病：临床上出现典型的颈脊髓损害的表现，以四肢运动障碍、感觉及反射异常为主。主要表现为双手持物不稳，行走时有"踩棉花感"。影像学检查所见有明确的脊髓受压征象，并与临床症状相应。

要点 3　脊髓型颈椎病一旦确诊，需要尽早行手术治疗，且术后恢复效果较神经根型颈椎病相对较差。手术治疗：①颈椎前路手术：前路颈椎椎间盘切除融合术、前路颈椎椎体次全切除融合术、前路颈椎椎间盘混合切除融合术、零切迹椎间融合器（Zero-P）、人工椎间盘置换术（artificial disc replacement，ADR）、颈椎前路椎体骨化物复合体前移融合术。②颈椎后路手术：椎板切除+椎弓根/侧块螺钉内固定术、椎管扩大椎板成形术、改良式单开门椎管扩大椎板成形术结合钉棒或微型钛板固定术。

要点 4　本例患者从症状体征及影像学检查结果可明确诊断为多节段脊髓型颈椎病，由于病变节段大于3个，考虑颈手术风险相对较高，故选择颈后路单开门椎管成形+Centerpiece钛板内固定术。但是本手术仍存在术后颈椎稳定性较差，颈部轴性症状、门轴侧不愈合、开门侧"再关门"、第5颈神经根麻痹等并发症。

病例 7　颈髓中央管损伤

【病史采集】

患者兰某，男性，56岁。

主诉：高处坠落伤致颈项部、双上肢疼痛不适2小时余。

现病史：患者自诉于2小时前不慎从2m高的梯子坠落，当即感到颜面部、颈项部疼痛，双上肢放射性疼痛无力，活动困难。

典型临床表现：患者神志清楚，对答如流，颈项部局部压痛，肌肉痉挛，左上肢肌力Ⅲ～Ⅳ级，右上肢肌力Ⅳ～Ⅴ级。双肘部以下痛觉过敏，左侧较明显，双手2～4指尖自感麻木，余无异常，腹壁反射存在，下肢肌力感觉反射无明显异常。

【影像学检查】

术前影像见图2-20。

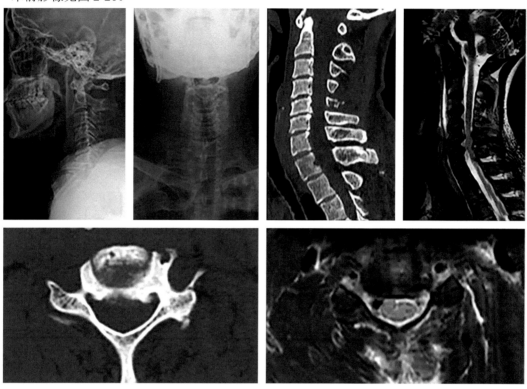

图2-20　术前影像

【诊断与治疗】

诊断：①脊髓中央损伤综合征；②多节段脊髓型颈椎病；③颈椎椎管狭窄症。

治疗：颈后路单开门椎管减压成形+Centerpiece钛板内固定术。

术区及术中影像见图2-21。

术后复查影像见图2-22。

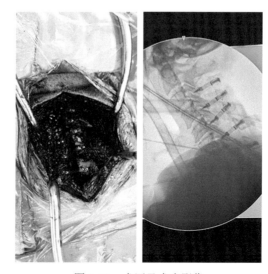

图2-21　术区及术中影像

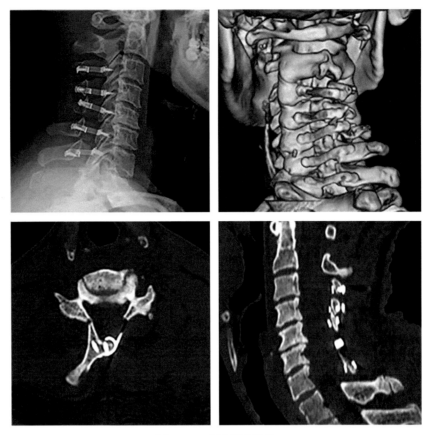

图 2-22　术后复查影像

【病例分析要点】

要点 1　脊髓中央损伤综合征常为颈椎过伸性损伤，在老年患者常原先有颈椎病，表现为上肢功能丧失重于下肢功能，脊髓远端运动功能优于脊髓近端运动功能，或脊髓近远端功能丧失表现一致，肛门周围感觉存在。

要点 2　脊髓中央损伤综合征的脊髓损伤主要是因为脊髓血管损伤导致脊髓出血坏死，颈部外伤导致前方椎动脉、脊髓前动脉、沟动脉及分支发生短暂闭塞和痉挛，引起缺血及前方大部分灰质及皮质脊髓束内侧出血坏死，更多地影响手和上肢运动功能。

要点 3　颈椎损伤后，脊髓中央损伤综合征患者的复发性神经功能恶化可能与两个因素有关：①持续的颈椎不稳定导致椎间盘退变和椎间盘突出越来越多，导致脊柱压迫；②由颈椎不稳引起的继发性炎性反应和后纵韧带的骨化加剧了脊柱压迫的程度。尽管采用保守治疗可以改善神经功能，但仍然存在严重缺陷。因此，手术更有利于神经功能的恢复。

要点 4　治疗基本原则：彻底减压/精准减压，恢复椎间高度及颈椎生理曲度，保留颈椎活动度，可靠的植骨，即刻稳定的固定，微创理念（出血少，时间短）。

要点 5　针对有 MCSM 基础疾病的脊髓中央损伤综合征手术方式有很多种，主要包括：前路、后路及前后联合入路。目前对于 ≤ 2 个节段的脊髓型颈椎病大多采用前路手术，对于 ≥ 3 个节段的脊髓型颈椎病来说，何种入路、何种术式最优仍没有最终定论。前方压迫轻、骨化较少或伴有颈椎后凸畸形，尽量经椎间隙减压，首选 Zero-P 术式，确定责任节段至关重要。前方压迫重、椎体后缘骨化较多选择前路颈椎椎间盘混合切除融合术，其中椎间隙明显狭窄、椎体后缘巨大骨赘的节段实施前路颈椎椎体次全切除融合术，相对较轻的节段行前路颈椎椎间盘切除融合术。不推荐多节段前路颈椎椎体次全切除融合术。伴有严重颈椎后纵韧带骨化者考虑行颈椎前路椎体骨化物复合体前移融合术。前方压迫较重、椎管侵占率高、后凸畸形不严重、存在后方压迫者优先考虑颈后路单开门椎管扩大成形+Centerpiece 钛板内固定术。前、后方均有压迫伴严重椎管狭窄、严重后凸畸形、严重骨质疏松症或多节段受累影响稳定性的脊髓型颈椎病考虑行前后联合入路减压内固定融合术。本例患者颈髓前方压迫重，椎管侵占率高，且≥3个节段的脊髓受压，颈椎后凸不明显，所有优先考虑颈后路单开门椎管扩大成形+Centerpiece 钛板内固定术。但是要注意防止脑脊液漏、术后轴性症状、第 5 颈神经根麻痹等并发症。

病例 8 胸椎骨折伴脊髓损伤

【病史采集】

患者邵某，女性，52 岁。

主诉：胸背部外伤致截瘫 7 小时。

现病史：患者约 7 小时前不慎从 2m 高处跌落，致双下肢感觉运动功能丧失、大小便功能障碍，否认昏迷史，无明显恶心呕吐、胸闷气短、头晕头痛等不适，当即送往我院急诊就诊。影像学检查提示：胸椎多发骨折、双侧多发肋骨骨折、肺挫伤。

体格检查：双侧乳头平面以下感觉消失、肛门括约肌松弛、双下肢感觉消失、肌张力 0 级，双下肢腱反射消失、病理征（−）、双下肢足背动脉搏动可触及，末梢循环可。

【影像学检查】

术前影像见图 2-23。

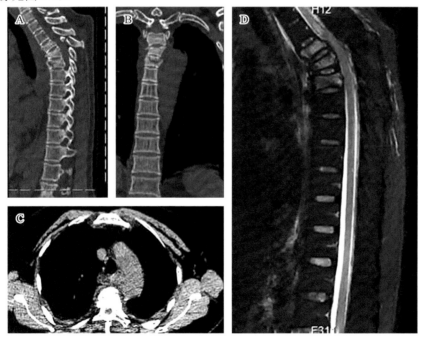

图 2-23 术前影像

A. CT 矢状位图像；B. CT 冠状位图像；C. CT 水平面图像；D. 磁共振矢状位图像

【诊断与治疗】

诊断：①胸椎多发骨折并截瘫；②双侧多发肋骨骨折；③肺挫伤。

治疗：胸椎骨折并截瘫切开复位内固定术+胸椎椎管减压探查术。

手术治疗后影像学检查见图2-24、图2-25。

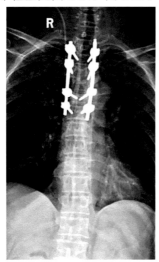 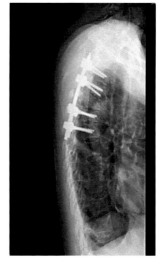

图 2-24　术后正位 X 线片　　图 2-25　术后右侧位 X 线片

【病例分析要点】

要点 1　脊柱骨折（fracture of the spine）包括颈椎、胸椎、胸腰段及腰椎、骶尾骨的骨折，占全身骨折的 3%～5%，其中胸腰段骨折最多见。胸椎骨折可以并发脊髓或马尾神经损伤，严重者可以导致瘫痪。

要点 2　分型　胸腰椎骨折的分型较复杂，也经历了许多修订与变迁。1994 年，Magerl 等基于两柱理论提出经典胸腰椎骨折的 AO 分型。瓦长罗（Vaccaro）教授主导的美国脊柱损伤研究小组于 2005 年制定了一套胸腰椎损伤严重度评分系统（thoracolumbar injury classification and severity score，TLICS）。经典 AO 分型在 2012 年得到了修订与简化。2013 年，Vaccaro 联合 AO Spine 提出了新的 TLICS 分类系统。该分类系统整合了马盖尔（Magerl）分类系统和 TLICS 分类系统的优势，综合考虑了骨折形态、神经功能、患者既往疾病状况等对手术决策的影响可能性，为指导临床实践、规范临床诊疗等提供参考。

要点 3　治疗方法选择与并发症　治疗目的是解除脊髓神经压迫，纠正畸形并恢复脊柱稳定性。适用于不稳定型脊柱骨折。方法有后路椎弓固定技术、前路经胸手术、脊髓神经减压手术、胸腔镜下微创手术等。2016 年，Vaccaro 教授等提出 AO Spine 胸腰椎损伤评分（TL AOSIS），用于指导手术或保守治疗（表 2-1），并详细介绍了胸椎骨折后路手术的相关并发症（表 2-2）。

表 2-1　新 TLICS 分型和 TL AOSIS 评分

分型	得分	分型	得分
A 型	压缩骨折	B2	6
A0	0	B7	7
A1	1	C 型	脱位或移位
A2	2	C	8
A3	3	N	神经功能障碍分级
A4	5	N0	0
B 型	张力带破坏	N1	1
B1	5	N2	2

分型	得分	分型	得分
N3	4	M	临床修正参数
N4	4	M1	0
NX	3	M2	1

注：总分≤3分，保守治疗；总分>5分，手术治疗；总分为4分或5分，手术或保守治疗。

表 2-2　胸椎骨折后路手术并发症

主要	发生率（%）	次要	发生率（%）
伤口感染	1～10	尿路感染	34
肺炎	5	需要输血的贫血	27
肾衰竭	5	意识错乱	27
心肌梗死	3	肠梗阻	22
呼吸窘迫	2	心律失常	7
神经功能损伤	2	一过性缺氧	7
充血性心力衰竭	2	伤口血肿	5
脑血管意外	1	下肢感觉异常	2

病例 9　胸椎结核

【病史采集】

患者喻某，女性，41岁。

主诉：胸背部疼痛不适伴双侧肋壁疼痛4个月。

现病史：患者自诉4个月前感到胸背部疼痛不适伴双侧肋壁疼痛。在外院行胸椎MRI平扫示：第5～8胸椎体及椎旁病变：考虑感染性、结核伴冷脓肿形成的可能。今患者为求进一步治疗，随即来本院。

典型临床表现：神志清楚，心肺未闻及明显异常，腹软，下肢无水肿。患者神清，对答如流，胸背部局部后凸畸形，局部压痛明显，叩击痛（+），双下肢肌力感觉反射无明显异常，末梢血运及感觉良好。血常规+CRP检测：白细胞 $5.54×10^9$/L，血红蛋白124.00g/L，血小板 $272.00×10^9$/L，C反应蛋白10.15mg/L↑。肝功能检测：谷丙转氨酶33.37U/L，谷草转氨酶103.17U/L↑，白蛋白37.50g/L↓，肌酐48.20μmol/L，尿酸478.96μmol/L↑。

【影像学检查】

术前影像见图 2-26。

【诊断与治疗】

本案例初步诊断：①第5～8胸椎椎体结核并椎旁脓肿形成；②第7胸椎椎体楔形变。

治疗：抗结核治疗+手术（肋横突入路胸椎结核病灶清除+胸椎后凸畸形截骨矫形+取肋骨植骨融合内固定术）。

术中操作及术中透视见图 2-27、图 2-28。

术后复查及病检报告见图 2-29、图 2-30。

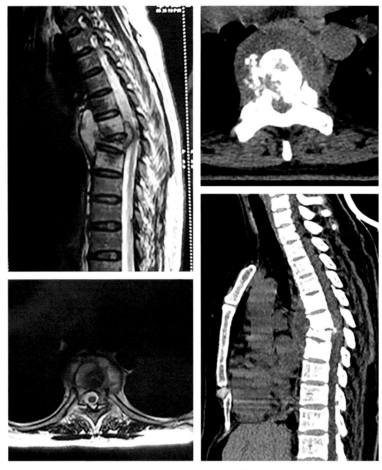

图 2-26 胸椎术前影像

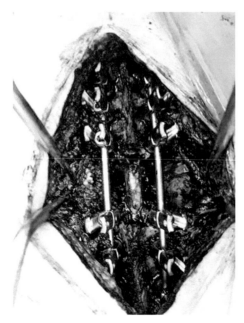

图 2-27 术中病灶清除+植骨内固定

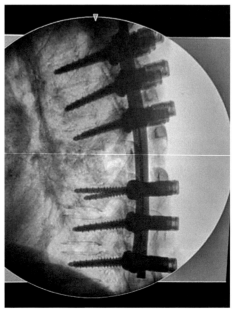

图 2-28 术中透视

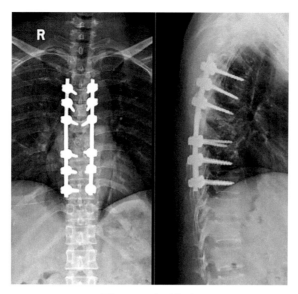

图 2-29 术后复查

三峡大学附属仁和医院病理科
病理检查报告书

病理号：200994

姓名：	性别：女	年龄：41 岁	住院号：202028827
送检单位：本院	科别：骨外科	床号：（二）48	门诊号：
接收日期：2020-04-22	报告日期：2020-04-29		送检医生：

送检材料： 胸6/7椎间盘髓核及椎体
临床诊断： 胸椎结核并脓肿形成

肉眼所见：
灰白碎组织，4cm×3cm×3cm一堆，大部分为骨组织，其间见少许软骨组织，脱钙。

镜下所见（附图）：

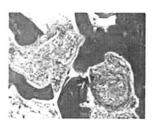

镜下见骨髓腔内有较多肉芽肿形成，可见多核巨细胞。

病理诊断：
（胸6/7椎间盘髓核及椎体）结核，其间见少量纤维软骨组织。

图 2-30 术后病检报告

术中标本抗酸染色检测：抗酸染色、镜检，抗酸杆菌（＋）。

【病例分析要点】

要点 1 脊柱结核是肺外结核的最常见形式，约占骨关节结核的 50%。腰椎是脊柱结核中最常发生的部位，其次是胸椎，骶尾部受累最少。

　　要点 2　　脊柱结核 80% 以上为肺部病灶通过血行播散感染。经血行播散的结核杆菌，最易累及血运丰富的骨松质，如椎体及长骨干骺端。因椎体血液循环关系，脊柱结核多于椎体的前中部、终板受累，其典型的影像改变是相邻椎体骨质破坏、椎间隙变窄、椎间盘受累破坏及椎旁脓肿形成。脊柱结核作为一种慢性表现的传染病。只有 20% ～ 30% 的脊柱结核患者有临床表现。它有三个主要的临床特征：①冷脓肿；②神经功能缺损；③长期脊柱后凸畸形。

　　要点 3　　脊柱结核具有早期病情隐匿、中晚期致残率高的特点，及早发现脊椎结核病变、明确病变部位是提高脊椎结核预后的重要途径。CT、MRI 是诊断脊柱结核的常用方法。组织学诊断是脊柱结核诊断的"金标准"。建议通过 CT 引导下穿刺活检或手术活检获得组织，并送细菌培养、组织病理及聚合酶链式反应（PCR）。同时，结合患者临床表现、红细胞沉降率、结核菌素试验、结核抗体等检查，能较高地提高脊柱结核的诊断率。

　　要点 4　　按始发部位可脊柱结核分为中心型（椎体型）、边缘型（椎间型）、韧带下型（椎旁型）、附件型。

　　要点 5　　胸椎是脊柱结核好发部位，椎体破坏后易引起后凸畸形与脊髓压迫。对合并明显节段性后凸的活动期胸椎结核，需在抗结核治疗的基础上，通过手术清除病灶、矫正后凸畸形、预防或解除脊髓压迫。

　　要点 6　　脊柱结核的手术入路，可分为前入路病灶清除植骨融合内固定术、后入路病灶清除植骨融合内固定术、前后联合入路（后路椎弓根系统内固定联合前路病灶清除植骨融合术）等术式。单纯前方入路的手术指征：椎骨受损部分位于脊柱前方，少于 3 个病损椎体；腰骶部巨大椎旁及腰大肌脓肿；轻度后凸畸形［科布（Cobb）角＜ 30°］；驼背畸形进行了椎板切除术，无法进行后方植骨融合；需要恢复椎间隙高度轻中度塌陷的椎体结核。单纯经后入路手术的适应证：病变少于 2 个功能节段；脓肿较小且局限在椎体周围；轻中度后凸畸形（Cobb 角＜ 50°）；病变局限于后柱，清创后不需要大段骨恢复中柱高度；患者一般情况较差，不能耐受复杂手术以及有前路手术史的患者。前后联合入路手术适应证：严重椎体损伤或塌陷，多于 3 个椎体受累；多节段连续或跳跃性脊柱结核；伴有大量椎旁脓肿，腰大肌脓肿或迁移性脓肿；严重后凸畸形（Cobb 角＞ 60°），难以用单纯前路或后路矫正；单纯前路或者后路手术失败需要翻修者。本患者胸椎结核累计第 7 胸椎椎体塌陷，局部椎旁脓肿较小且局限在椎体周围，没有腰大肌脓肿，采用单纯经肋横突入路，清创+植骨+内固定可有效矫正后凸畸形并重建前柱，是治疗单节段胸椎结核的最佳方法。

病例 10　　胸椎骨髓瘤

【病史采集】

患者董某，男性，71 岁。

主诉：胸腰背部疼痛伴活动受限 3 天，加重一天。

现病史：患者 3 天前出现不明原因胸腰背部疼痛，活动后加重，平卧休息后可缓解，不伴四肢疼痛、麻木症状，无头痛头晕、恶心呕吐感，不伴心慌胸闷、呼吸困难不适，无发热，无大小便功能障碍。1 天前，患者上述症状加重，不能直立行走。

体征：弯腰活动受限，胸背部叩痛明显。

【影像学检查】

术前影像见图 2-31。

【诊断与治疗】

诊断：①胸椎骨髓瘤；②第 12 胸椎压缩性骨折。

治疗：第 12 胸椎切除病灶清除植骨融合内固定术。

术后影像见图 2-32。

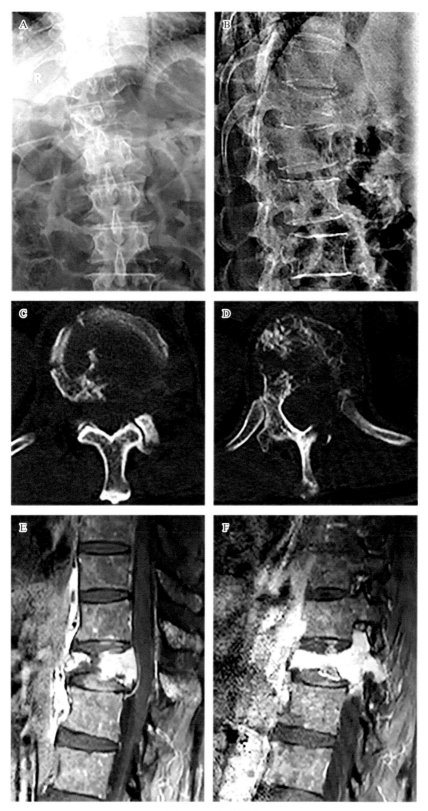

图 2-31 术前影像

A.腰椎正位片；B.腰椎侧位片；C、D.胸椎椎体 CT；E、F.胸椎增强 MRI

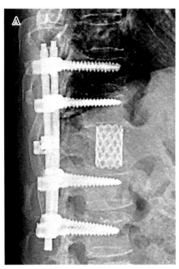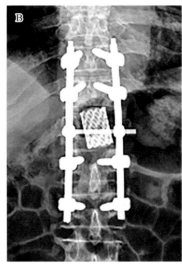

图 2-32　术后影像

A. 腰椎侧位片；B. 腰椎正位片

【病例分析要点】

要点 1　多发性骨髓瘤（multiple myeloma，MM）是血液系统恶性肿瘤性疾病，其病理特点是以浆细胞异常单克隆增生，因其成溶骨性病变，出现受累部位疼痛及病理性骨折。骨髓瘤常累及脊柱，是脊柱常见的原发恶性肿瘤，导致疼痛、站立及行走等活动障碍，严重甚至导致截瘫。

要点 2　临床表现：MM 常见的症状包括骨髓瘤相关器官功能损伤的表现，即"CRAB"症状［血钙增高（blood calcium elevation），肾功能不全（renal insufficiency），贫血（anemia），骨病（bone disease）］以及继发淀粉样变性等相关表现。

要点 3　诊断及分型：参考 WHO、美国国立综合癌症网络（national comprehensive cancer network，NCCN）、国际骨髓瘤工作组和英国血液学标准化委员会/英国骨髓瘤协会指南工作组的指南，诊断有症状骨髓瘤（活动性骨髓瘤）和无症状骨髓瘤（冒烟性骨髓瘤）。依照 M 蛋白类型分为：IgG 型、IgA 型、IgD 型、IgM 型、IgE 型、轻链型、双克隆型及不分泌型。进一步可根据 M 蛋白的轻链型别分为 κ 型和 λ 型。

要点 4　保守治疗：除病理性骨折和急性截瘫患者外，其他患者在接受外科治疗前建议接受一个疗程以上血液科医师主导的全身化疗，之后再次评估手术的必要性。规范的化疗、靶向治疗和自体干细胞移植是治疗 MM 的基础和最重要的组成部分。蛋白酶体抑制剂在抑制溶骨破坏方面的作用显著。所有肌酐清除率 ≥ 30ml/min 的 MM 患者，在接受全身抗骨髓瘤治疗的同时，还应当给予患者静脉注射唑来膦酸。唑来膦酸应持续给药，一般建议用药 2 年，但应注意预防下颌骨坏死等严重并发症。放疗可用于孤立性浆细胞瘤、早期脊髓压迫症、药物无法缓解的严重骨痛，并用于预防病理性骨折。

要点 5　脊柱 MM 手术治疗：①当椎体高度压缩大于 1/3，或 SINS 评分（表 2-3）介于 7 ～ 12 分时，可采用椎体成形术（PVP 和 PKP）治疗，PVP 和 PKP 主要用于治疗椎体压缩性骨折导致的剧烈疼痛，约 80% 对镇痛药无效的严重疼痛患者可得到不同程度的缓解，但当椎体后壁不完整时应慎重选择 PVP 或 PKP。②脊柱压缩性骨折和（或）脊柱不稳定，MM 患者脊柱病变 SINS 评分 ≥ 13 分时，简单的微创手术无法恢复脊柱稳定性，患者需要接受开放手术重建脊柱稳定性，脊柱不稳合并局部肿瘤进展造成脊髓和神经根卡压症状时，应同时进行减压手术。快速进展的脊髓功能受损、椎管内游离骨折块造成的脊髓压迫应尽早手术治疗。根据病灶的部位、大小和手术目的等选择不同的手术方式。手术操作包括在保证安全的前提下尽可能切除肿瘤、椎管减压、脊柱重建和内固定（后路椎弓根钉内固定系统、人工椎体、钛网、骨水泥）。③脊柱多发病灶的 MM 患者，当未达到 R0 边界时需辅以放疗。除了单纯脊柱开放手术外，也可将开放外科手术与微创手术联合应用，可以最大限度地发挥二者的优势，减少术中出血量及合并症的发生。手术必须要考虑患者的全身情况和预后情况，以重建脊柱的稳定性和解除压迫症状为主要目的。④脊柱孤立性浆细胞瘤如果伴有脊髓神经根压迫或存在严重脊柱不稳时可选择全椎体切除术。

表 2-3 脊柱稳定性的 SINS 评分表

评分项目	分数
部位	
结合部位（枕骨～C_2，C_7～T_2，T_{11}～L_1，L_5～S_1）	3
移动椎（C_3～C_6，L_2～L_4）	2
半固定椎（T_3～T_{10}）	1
固定椎（S_2～S_5）	0
疼痛	
有	3
偶尔有，但不是活动痛	1
无	0
骨病变性质	
溶骨型	2
混合型	1
成骨型	0
脊柱力线的放射学	
半脱位	4
脊柱后凸，侧弯	2
正常	0
椎体压缩骨折程度	
≥ 50%	3
< 50%	2
无塌陷但椎体侵犯 > 50%	1
无	0
脊柱后柱受累情况	
双侧	3
单侧	1
无	0

病例 11 胸椎间盘突出行椎间孔镜治疗

【病史采集】

患者李某，男性，15 岁。

主诉：胸背部疼痛半年，加重伴左下肢麻木、乏力 4 天。

现病史：患者约半年前无明显诱因出现胸背部疼痛，经休息后可以稍微缓解，症状反反复复，近 4 天来患者再次无明显诱因出现症状加重，并出现左下肢麻木、乏力，特来医院门诊就诊。门诊医师予以患者影像学检查后考虑为第 11 ～ 12 胸椎椎间盘脱出，遂将患者收入科室住院治疗。

体格检查：脊柱外观无明显畸形。胸背部疼痛、左侧为甚，翻身活动受限，双下肢直腿抬高试验（－）、双下肢股神经牵拉试验（－）、双侧托马斯（Thomas）征（－）、左下肢广泛麻木存在，双下肢末梢循环尚可，左下肢肌力Ⅲ级。

辅助检查：门诊磁共振提示第 10 ～ 11 胸椎椎间盘脱出；胸椎部分椎体施莫尔结节形成。

【影像学检查】

术前影像学检查如图 2-33 所示。

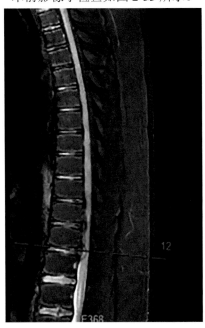 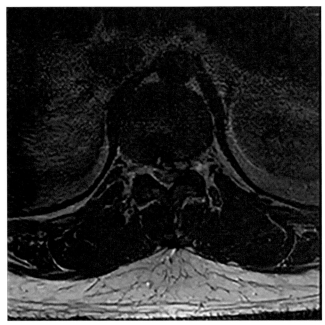

图 2-33　病例 11 术前影像学检查

【诊断与治疗】

诊断：①第 11 ～ 12 胸椎椎间盘突出；②肥胖症。

治疗：椎间孔镜下第 11 ～ 12 胸椎椎间盘髓核摘除术。

术中镜下显示如图 2-34 所示。

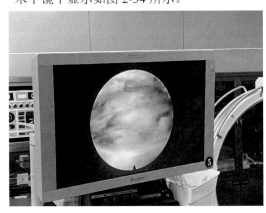 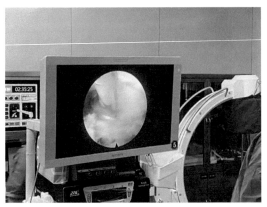

图 2-34　病例 11 术中镜下显示

术后影像学检查如图 2-35 所示。

【病例分析要点】

要点 1 胸椎间盘极少出现病变。自从 20 世纪 60 年代有许多研究描述并证实了胸椎间盘病变的临床治疗情况，显然后路椎板切除术对此没有效果。其他的后路手术如肋骨横突切除术有良好的手术适应证。

有症状的胸椎间盘突出的病例极少，估计其每年的发生率为 1/100 万，占所有有症状椎间盘突出病例的 0.25% ～ 0.75%。最常见的起病年龄在 40 ～ 60 岁。与脊柱其他部位一样，无症状的椎间盘突出的发生率很高。37% 明显的胸椎间盘突出是无症状的。胸椎间盘突出的手术治疗只适用于少数有急性椎间盘突出伴脊髓损伤的患者，尤其是有逐渐进展的神经系统症状的患者。

要点 2 临床诊断。

体格检查：胸椎间盘突出症患者的临床症状较为多样，如单侧背部至胸部区域出现麻木感、异常感觉或放射样紧束

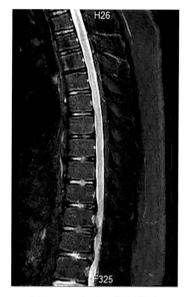

图 2-35 术后影像学检查

感，大小便功能障碍，下肢无力。极少数患者会出现与其他系统疾病，如心脏系统疾病相似的症状。

影像学检查：X 线检查对了解创伤情况有一定的帮助，并可用于确认是否存在潜在的骨性结构改变，这些骨性结构有助于定位，尤其是在术中需要透视定位时。MRI 是明确胸椎间盘突出诊断最重要和有用的影像学方法。除了椎间盘突出，MRI 还可显示肿瘤或感染性病变。如果存在硬膜下的病变，包括椎间盘脱出，通常也可通过 MRI 显示出来。脊髓的信号可以提示是否有炎性改变或脊髓软化灶。尽管 MRI 有如此多的优势，但还可能低估了胸椎间盘的突出程度，因为胸椎间盘的突出常出现钙化，在 T_1 和 T_2 加权影像上均呈现低信号。脊髓造影后再进行 CT 检查对于判断骨性解剖结构也有帮助，同时还能更准确地显示突出的胸椎间盘钙化部分的情况。不管用何种影像学检查方法，必须仔细考虑是否存在胸椎间盘突出，并将患者主诉和体格检查与影像学结果结合起来一起考虑。

要点 3 分类方法。

（1）膨隆型：纤维环部分裂开，表面完整，有隆起。

（2）突出型：纤维环完全裂开，髓核突向椎管。

（3）脱垂游离型：破裂的椎间盘组织游离在椎管内。

（4）施莫尔结节及经骨突出型：髓核经上、下软骨板裂隙突入椎体骨松质内，或沿椎体间血管通道突向前纵韧带，游离于椎体前缘。

要点 4 治疗方法选择后路椎板切除术，常被用于胸椎间盘突出症的减压治疗中，但术后并发症发生率较高。后外侧入路、外侧入路及前侧入路手术渐渐取代了椎板入路手术，但是开放手术创伤大，存在较大的感染风险，手术过程可能会造成压缩骨折、胸膜撕裂等问题。目前经皮椎间孔镜手术治疗胸椎间盘突出症切除已在临床开展，相对于传统开放手术，该术式体现出微创优势。

该患者年龄较小，选择术后恢复快，对脊柱结构改变小的孔镜手术。孔镜手术的技术优势如下。

（1）微创：皮肤切口仅 7mm，出血极少，手术时间短。

（2）精准：可视下操作，直达病变组织，直接对压迫脊髓的椎间盘进行处理，同时椎旁肌肉和韧带也很少破坏，对脊柱稳定性无明显影响。

（3）安全性高：局部麻醉，术中能与患者互动，不伤及神经及血管。出血少，手术视野清晰，有效避免操作的风险，并且对于高龄及不能耐受全麻手术的患者，局麻微创手术为其提供了有效的治疗方案。

（4）康复快：手术时间短，术后即可下床活动，住院时间短。

适应证：胸椎间盘突出症，尤其是高龄及不能耐受全麻手术的患者。

要点 5　手术指征：假如神经功能障碍加重，或出现脊髓病变症状，或疼痛仍无法忍受，那么应建议患者进行手术治疗。

要点 6　处理流程：保守治疗通常有效，短期休息、镇痛、抗炎药物的使用和在指导下逐渐恢复活动是最常用的治疗原则。如果可能，这些治疗措施通常应持续 6 ～ 12 周。假如神经功能障碍加重，或出现脊髓病变症状，或疼痛仍无法忍受，那么应建议患者进行手术治疗。

病例 12　胸腰椎骨折（Wiltse 入路术式）

【病史采集】

患者邱某，女性，58 岁。

主诉：腰背部疼痛 2 小时余。

现病史：患者于 2 小时前不慎摔倒，臀部先着地，当即感腰背部疼痛不适，伴活动受限。

典型临床表现：腰背部压痛、叩击痛明显，会阴区感觉良好，双下肢肌力感觉反射无明显异常。

【影像学检查】

术前影像学检查如图 2-36 所示。

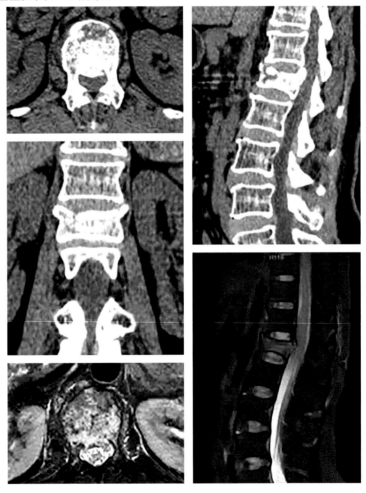

图 2-36　病例 12 术前影像学检查

【诊断与治疗】

诊断：第 1 腰椎椎体爆裂性骨折；腰椎椎管狭窄。

治疗：经 Wiltse 入路第 1 腰椎椎体骨折切开复位椎弓根螺钉内固定+植骨术。

术中 Wiltse 入路及术中透视如图 2-37、图 2-38 所示。

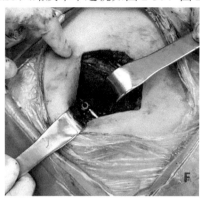 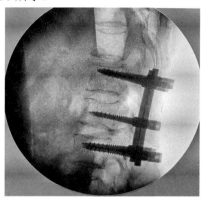

图 2-37　术中 Wiltse 入路　　　　　　图 2-38　术中透视

术后影像学检查如图 2-39 所示。

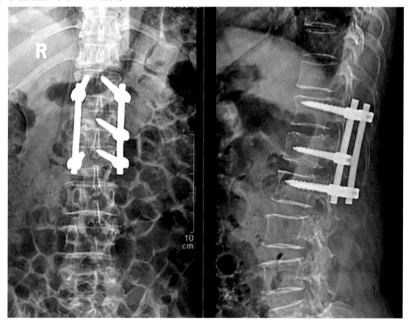

图 2-39　术后复查

【病例分析要点】

　　要点 1　胸腰椎骨折在临床上较为常见，胸腰段（$T_{11} \sim L_2$）因解剖学特点而被认为是脊柱最薄弱的区域，约 90% 的脊柱骨折发生于胸腰段，其中约 18% 为爆裂性骨折。

　　要点 2　胸腰椎骨折主要治疗方式包括保守治疗与手术治疗。与保守治疗相比，手术治疗具有矫正畸形、恢复与维持脊柱稳定性、促进神经功能恢复、术后恢复快等优势。

　　要点 3　临床上常将丹尼斯（Denis）分类、AO 分型、载荷分享评分系统（load sharing classification，LSC）及胸腰椎损伤严重度评分系统（TLICS）作为指导术式选择的依据。TLICS

是基于脊柱损伤机制、后部韧带复合体完整性及神经功能状态评估的评分系统，其有效性和可重复性已得到验证，对于综合评分≤3分者建议保守治疗，对于综合评分为4分者可选择手术治疗或保守治疗，对于综合评分≥5分者应考虑手术治疗。新型AO分型系统是目前胸腰椎骨折最新的分型系统，它根据骨折形态、神经功能及患者个体差异3个方面进行分类及计算分值。A型：压缩性骨折，压力致前方结构破坏，张力带完整；B型：后方张力带或前方张力带破坏；C型：整体结构破坏致旋转或移位（图2-40）。

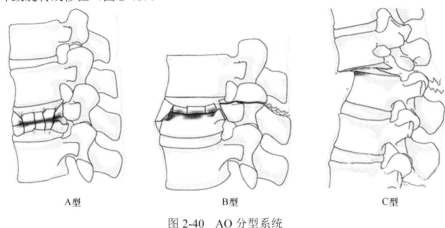

A型　　　　　　　　　B型　　　　　　　　　C型

图2-40　AO分型系统

　　要点4　胸腰段脊柱骨折经后路短节段固定是目前最常用的手术方法。手术入路包括传统的后正中入路手术、威尔茨（Wiltse）肌间隙入路及经皮入路。

　　要点5　本患者为第1腰椎椎体爆裂性骨折，TLICS=4分，属于B型，需要行手术治疗，经Wiltse肌间隙入路结合伤椎置钉治疗胸腰段脊柱骨折创伤小，操作简便，复位固定效果好，符合微创理念，不需要特殊器械，便于推广。

病例13　老年骨质疏松性胸腰椎骨折（PVP术式）

【病史采集】

患者杜某，女性，83岁。

主诉：因胸腰背部疼痛不适4天入院。

现病史：患者于4天前突感胸腰背部疼痛不适，翻身起床时疼痛加重，今为求治疗，随即来就诊。

典型临床表现：患者神志清楚，胸腰背部局部压痛明显，叩击痛（+），骨盆挤压分离试验（－），双下肢肌力感觉反射无明显异常，末梢血运及感觉良好。

【影像学检查】

术前影像学检查如图2-41、图2-42所示。

【诊断与治疗】

诊断：重度骨质疏松症，第12胸椎椎体新鲜性压缩性骨折，左侧人工全髋关节置换术后，第1腰椎椎体陈旧性压缩性骨折，腰椎间盘突出症。

治疗：第12胸椎椎体压缩性骨折经皮穿刺椎体成形术。

术中影像学检查如图2-43所示。

术后影像学检查如图2-44所示。

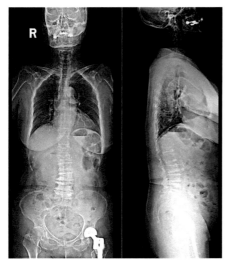
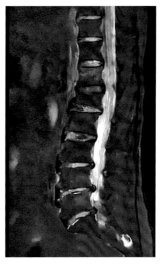

图 2-41 脊柱全长正侧位 X 线片　　　　图 2-42 腰椎 MRI 平扫

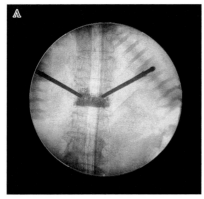
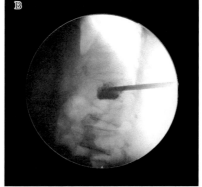

图 2-43 病例 13 术中影像学检查

A. 术中脊柱正位片；B. 术中脊柱侧位片

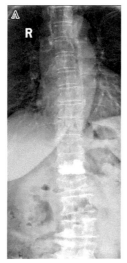
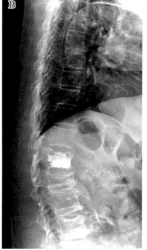

图 2-44 术后复查脊柱正侧位 X 线片

A. 正位片；B. 侧位片

【病例分析要点】

要点1　骨质疏松性脊柱骨折是老年人常见疾病，其发生率随着年龄增加而递增。骨质疏松性脊柱骨折的病理生理基础为生理性原因导致进行性骨量减少、骨脆性增加、骨组织微结构破坏，在无创伤或者轻微外伤的情况下，脊柱骨小梁微骨折，引起椎体形状及生物力学改变，同时骨折造成的骨髓水肿刺激椎体内感觉神经末梢引起腰背部疼痛。超过50岁老年人多见，以绝经后妇女居多。好发于胸腰段，第1腰椎骨折最多。

要点2　症状体征。主要症状：胸、腰背部疼痛；症状多样化：腹部、肋间疼痛等。常见体征：棘突压痛、叩击痛；身高降低；脊柱后凸畸形，矢状面失衡。

要点3　辅助检查。X线片：骨折大体形态；CT：骨折程度及四壁完整性；MRI：神经压迫情况；区分新鲜、陈旧性骨折；骨密度测定："金标准"（骨质疏松的诊断）为双能X线骨密度测量法（DXA）：测量腰椎、髋部和腕部的骨密度。

要点4　治疗。

（1）保守治疗。适应证：脊柱稳定性良好、无神经系统损伤、无法耐受手术。方法：复位，过伸位；固定，佩戴支具；功能锻炼，伤后6周，在支具的支持下逐步功能锻炼。

（2）开放手术治疗——椎弓根钉-棒系统内固定。适应证：能耐受手术，骨折不稳定或需要矫形，脊髓压迫或椎管狭窄。注意事项：延长固定节段；把持力-置钉贴近上终板；特制螺钉（皮质骨螺钉、骨水泥钉等）；骨水泥加强。

（3）微创手术治疗：经皮穿刺椎体成形术（percutaneous vertebroplasty，PVP）、经皮椎体后凸成形术（percutaneous kyphoplasty，PKP）。优点：快速缓解疼痛，即刻固定，早期活动。缺点："畸形"固定，骨水泥渗漏率高达30%～67%。适应证：各种原因引起椎体压缩性骨折；椎体转移瘤导致疼痛者；椎体侵袭性血管瘤疼痛明显者。

（4）药物治疗：抗骨质疏松药物。基本药物：钙剂、维生素D。阿仑膦酸盐（福善美）、唑来膦酸盐、鲑鱼降钙素等。

病例14　腰椎骨折（PVP术式）

【病史采集】

患者刘某，女性，63岁。

主诉：腰背部疼痛不适1周。

现病史：患者于1周前无明显诱因出现腰背部疼痛不适，经休息后感症状缓解不明显，于门诊就诊。门诊X线片示：腰椎压缩性骨折。

【影像学检查】

术前影像学检查如图2-45所示。

【诊断与治疗】

第1腰椎椎体压缩性骨折。

术后影像学检查如图2-46所示。

手术方式：经皮穿刺椎体成形术。

【病例分析要点】

要点1　骨质疏松症与年龄、运动、性别等多种因素相关，随着我国人口老龄化，骨质疏松症发病率逐渐上升，老年人因骨量减少、骨脆性增高等易发生骨质疏松性骨折，骨折部位多见于脊柱、肱骨近端、腕部等，伴随腰背部疼痛，严重影响患者生活质量。

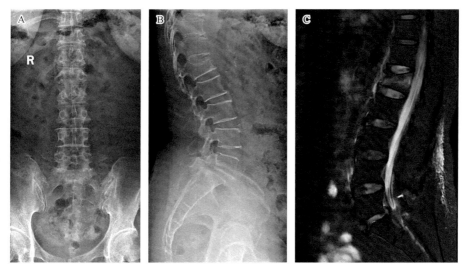

图 2-45　病例 14 术前影像学检查

A. 正位 X 线片；B. 右侧位 X 线片；C. MRI 平扫片

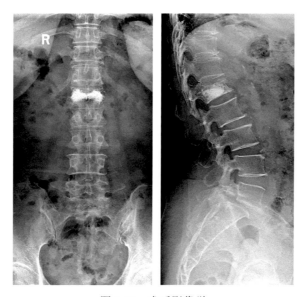

图 2-46　术后影像学

要点 2　老年性骨质疏松症因骨结构紊乱、骨质脱钙常导致脊柱骨折等并发症，伴有腰背部疼痛，严重影响患者生活质量。由于患者为高龄人群，机体免疫、代偿功能下降，导致骨折愈合周期较长，且患者长期卧床并发症发生率较高。因此，采取有效治疗方案对老年骨质疏松脊柱骨折患者至关重要，保守治疗方法包括药物治疗、支架器具等辅助性治疗，无法彻底缓解症状，且患者需长期卧床，活动量减少，导致骨质疏松加重，骨量流失加速，易出现并发症。

要点 3　经皮穿刺椎体成形术（PVP）治疗采用微创技术，在影像引导下行经皮穿刺经椎弓根、椎弓外至病变椎体，注入骨水泥，以增强椎体稳定度，恢复椎体高度，具有切口小、疼痛少、并发症少等优势。

要点 4　PVP 治疗利用微创技术，经皮肤、椎弓根至病变椎体注入骨水泥，病变处可快速凝固，有效阻抗因钙缺失、溶骨性破坏所致椎体支撑力下降，同时可固定微小骨折，避免活动过程中摩擦、挤压刺激神经末梢，骨水泥聚合时产生热能，可破坏组织神经末梢，缓解痛。单侧经皮穿刺椎体成形术治疗老年胸腰椎压缩性骨折效果确切，创伤小，可有效改善患者腰椎功能。PVP治疗老年骨质疏松脊柱骨折，可减轻患者疼痛，恢复椎体高度，减少畸形。PVP治疗手术创伤小，卧床时间短，术后短期即可行负重行走、腰背肌功能锻炼，能减少功能障碍等

要点5　PVP利用骨水泥注射进行复位固定，可增强椎体耐压力和骨折稳定性，恢复椎体高度，调整脊柱畸形，实现脊柱生理功能，提高疾病的治疗效果。此外，行PVP过程中应注意：①术中配备良好的监测设备，把控注射速度，骨水泥灌注剂配制时应无菌，灌注剂呈牙膏状，术中发现渗漏现象应立即停止注射；②穿刺时穿刺针尖避开椎体内静脉，若见椎旁、椎管内静脉丛迅速充盈，穿刺针尖应继续向前穿刺，切忌盲目追求填充量；③需严格把控手术适应证，主要以无神经损害、椎体后缘完整的脊柱胸腰段单纯压缩性骨折为主，无论新鲜、陈旧、多节段或单节段，椎体压缩性骨折并伴后凸畸形所致腰背疼痛均可实施PVP，但对于影像学显示存在严重硬膜外压迫、伴神经根压迫症状者，不宜实施PVP，老年骨质疏松脊柱骨折患者多伴有内分泌、心肺功能不佳，难以耐受长期卧床，需最大程度完善术前准备工作，以确保患者可耐受手术治疗。综上可知，PVP治疗老年骨质疏松脊柱骨折效果显著，可减轻患者疼痛，恢复椎体高度，减少畸形。

病例 15　腰椎间盘突出症（侧路孔镜术式）

【病史采集】

患者常某，女性，38岁。

主诉：腰痛8年，加重伴左下肢疼痛不适半个月。

现病史：患者于8年前无明显诱因渐起腰痛不适，呈阵发性酸胀痛，病情反复，长年迁延不愈，保守治疗效果不佳。半个月前患者腰痛再发并加重，伴左下肢放射痛。

典型临床表现：腰背部棘间、棘旁压痛存在，叩击痛（+），左下肢沿坐骨神经出口处压痛明显，直腿抬高试验35°（+），加强试验（+），左脚背麻木感。

【影像学检查】

术前影像学检查如图2-47所示。

【诊断与治疗】

诊断：腰椎间盘突出症（脱出型）。

治疗：本病例为腰椎间盘突出症（脱出型），第4～5腰椎椎间隙脱出髓核压迫左侧脊神经根，有左下肢神经压迫症状。经过保守治疗效果不佳，故选择手术治疗。患者为中年女性，腰椎未见明显椎体滑脱，首选微创手术治疗。脱出的髓核位于第4～5腰椎椎间隙中央偏左，首选局麻下后外侧入路椎间孔下腰椎间盘切除术（第4～5腰椎）。

术中影像学检查及术中所见如图2-48所示。

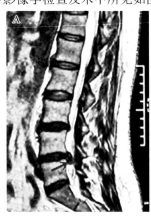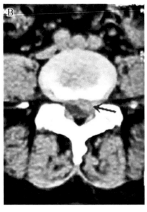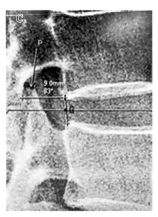

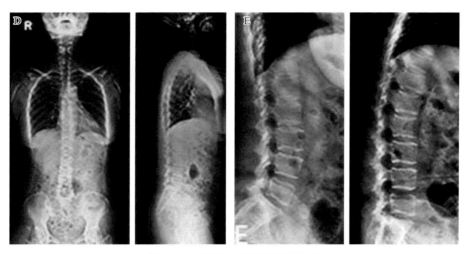

图 2-47　病例 15 术前影像学检查

A. 腰椎核磁共振矢状位示第 4～5 腰椎椎间盘向后突出，相应硬膜囊受压；B. 腰椎核磁共振第 4～5 腰椎椎间隙冠状位示中央偏左侧髓核脱出；C. 腰椎侧位片示第 5 腰椎上关节突肥大；D. 全脊柱正侧位片示脊柱无明显侧弯畸形；E. 腰椎动力位摄片示诸椎体后缘尚在同一弧线，未见明显椎体滑脱征象

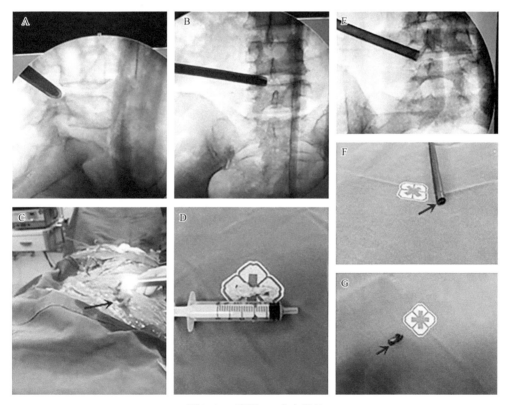

图 2-48　病例 15 术中所见

A. 术中透视下工作套管置入，腰椎侧位像上见工作套管位于第 4～5 腰椎椎间隙后缘；B. 腰椎正位像上见工作套管位于第 4～5 腰椎椎间隙椎弓根连线内缘；C. 红色箭头示用髓核钳钳夹出脱出的髓核组织；D. 术中取出的髓核组织；E. 术中透视见镜下环踞达第 5 腰椎上关节突尖端；F. 环踞中的第 5 腰椎上关节突；G. 取出的部分第 5 腰椎上关节突

【病例分析要点】

参见本章病例 16 "病例分析要点"。

病例 16 腰椎间盘突出症（后外侧椎间孔镜术式）

【病史采集】

患者常某，男性，16 岁。

主诉：腰痛 2 年，加重伴间歇性跛行 2 天。

现病史：患者于 2 年前无明显诱因开始出现腰痛不适，呈阵发性酸胀痛，无下肢放射痛，此后未行系统诊治，病情反复，长年迁延不愈。近 2 天来患者腰痛再发并加重，伴有左下肢放射痛，间歇性跛行。

【影像学检查】

术前影像学检查如图 2-49 所示。

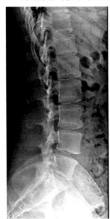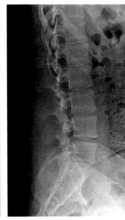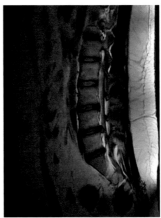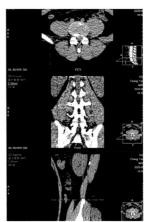

图 2-49 病例 16 术前影像学检查

第 4 ～ 5 腰椎椎间盘向后突出，相应硬膜囊受压，以第 4 ～ 5 腰椎椎间盘明显，双侧侧隐窝变窄。腰椎动力位摄片示诸椎体后缘尚在同一弧线，未见明显椎体滑脱征象。

术中所见如图 2-50 所示。

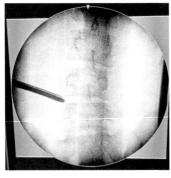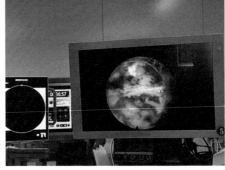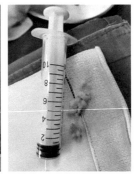

图 2-50 病例 16 术中所见

手术方式：后外侧椎间孔镜下腰椎间盘切除术（第 4 ～ 5 腰椎）。

【病例分析要点】

要点 1 腰椎间盘突出症（lumbar disc herniation，LDH）：椎间盘由纤维环和髓核构成，20 岁以后，纤维环和髓核里面所含水分逐渐减少，发生退行性变，在过度劳累或外力作用下，纤维环可能发生破裂，由纤维环包含的髓核从裂口突出或脱出，刺激或压迫后方由脊髓发出的神经根，就会引起腰痛、腿痛或腿麻等症状。

要点 2 经皮椎间孔镜下腰椎间盘切除术（percutaneous endoscopic lumbar discectomy，PELD）是将经皮穿刺技术与脊柱内镜技术结合形成的微创手术方式，相比于传统的开放性手术，具有手术伤口小、卧床时间短、对邻近椎体稳定性影响小等优点。近年来越来越多的脊柱外科医师选择此微创手术治疗 LDH。

要点 3 PELD 经椎间孔入路治疗腰椎间盘突出症可取得较高的优良率，也就是后外侧椎间孔镜手术，其并发症及复发率较低。此入路从安全三角建立工作通道，具有诸多优点：对周围组织结构影响小、对脊柱稳定性影响小、于局麻下操作可降低术中损伤神经根的风险等，尤其对于开放术后复发翻修的患者，经椎间孔入路是最佳的选择。但是学习该技术的曲线陡峭，技术要求高，镜下的解剖环境熟悉需要一定的时间，尤其对于直接接触 PELD 而没有做过开放性手术的医师，开展该技术需要较长时间的学习。

要点 4 经椎间孔 PELD 一般在局部麻醉下进行。经椎间孔入路的两个最重要原则是尽可能接近突出的椎间盘，同时避免刺激出口神经根。正确的入路角度和深度对手术成功至关重要。它们可以根据患者的体型、椎间盘突出节段和椎间盘突出区域进行调整。导针经后外侧穿刺皮肤插入后，从较小的扩张器到最后的工作套管进行柔和的连续扩张。工作套管到达的理想位置是于硬膜外间隙和椎间盘间隙之间同时靠近突出的椎间盘，有时为达到理想位置需对椎间孔进行扩大成形。然后，置入内镜系统，应用各类型髓核钳及双极射频为神经根减压。最后，通过神经组织的充分暴露和神经根的完全活动或搏动来确定结束手术的时间。

要点 5 脊柱微创或内镜手术失败的最常见原因是减压不完全或术中并发症。事实上，大多数手术失败病例可以通过术前临床症状和术前影像学研究来评估。例如，无痛性肌无力通常是脊柱内镜手术的禁忌证。相反，开放式常规椎间盘切除加彻底减压更适合这种情况。脊柱外科医生不仅可以了解椎间盘突出的类型，还可以通过包括 X 线、CT 扫描和 MRI 在内的影像学研究，了解内镜方法的可行性。应评估椎间盘突出的程度、移位的程度、粘连的严重程度、硬膜撕裂的风险、椎间盘突出的柔软性和可能并发的椎管狭窄。例如，如果在术前 CT 扫描和 MRI 中发现任何神经根异常，如连体神经根等，则应避免经皮入路，因为入路过程中可能出现严重的神经损伤。脊柱外科医师应认识到，选择合适的患者是手术成功的基础。

病例 17 腰椎间盘突出症（后入路椎间孔镜术式）

【病史采集】

患者易某，男性，42 岁。

主诉：腰痛 10 年，加重伴间歇性跛行 1 周。

现病史：患者于 10 年前无明显诱因开始出现腰痛不适，呈阵发性酸胀痛，无下肢放射痛，此后未行系统诊治，病情反复，长年迁延不愈。近 1 周来患者腰痛再发并加重，伴有右下肢放射痛，间歇性跛行。

【影像学检查】

术前影像学检查如图 2-51 所示。

【诊断与治疗】

全脊柱退行性变；第 4 ~ 5 腰椎、第 5 腰椎 ~ 第 1 骶骨椎间隙变窄。腰椎动力位片未见明显椎体滑脱。

椎间盘变性；第 4 ~ 5 腰椎、第 5 腰椎 ~ 第 1 骶骨椎间盘膨出；第 5 腰椎 ~ 第 1 骶骨椎间隙后方脱出髓核。

术中所见如图 2-52 所示。

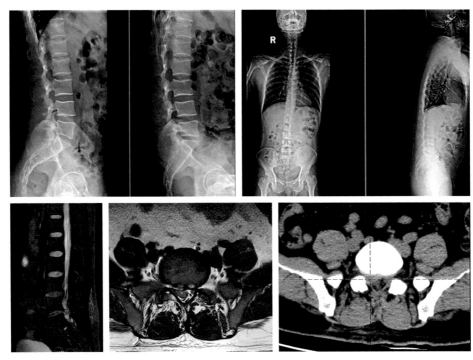

图 2-51　病例 17 术前影像学检查

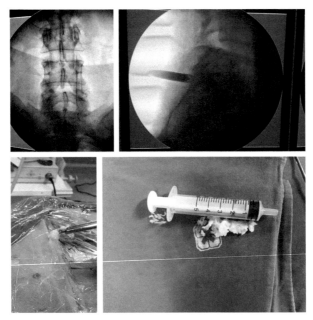

图 2-52　病例 17 术中所见

手术方式：后路椎间孔镜下腰椎间盘切除术（$L_5 \sim S_1$）。

【病例分析要点】

要点 1　当面对髂嵴较高、横突肥大的腰椎间盘突出患者，经椎间孔入路常导致建立工作通道失败，或者通道建立的不够精确，导致术后达不到理想的效果。在对一些高髂嵴、椎板间隙比较宽、横突肥大的下位腰椎间盘突出症采用经椎板间隙入路可取得较高的优良率，复发率低。与椎间孔入路（后外侧入路）相比，经椎板间隙入路（后方入路）还具有如下优点：经椎板间隙入路内镜下的解剖显露与开放手术接近，术者学习起来比较容易；能更直接地进入椎间盘，易于取出游离和钙化椎间盘；可大量冲洗致痛化学物质，有助术后症状改善。

要点 2　PELD 在国外开展得比较早，因其创伤小，卧床时间短，对临近节段影响小等明显的优点，近年来在国内引起了脊柱外科医师的广泛关注，继而发展迅猛。但该微创技术学习曲线十分陡峭，尤其是年轻医师，在不是特别熟悉镜下解剖结构的时候，必须严格掌握适应证，选择合适的入路以及手术方式，避免并发症的发生。

病例 18　腰椎椎管狭窄（MIS-TLIF 术式）

【病史采集】

患者傅某，男性，52 岁。

主诉：腰痛伴双下肢胀痛麻木不适 3 年，加重伴间歇性跛行 5 天。

现病史：患者自诉 3 年前不明原因出现腰痛伴双下肢胀痛麻木不适，右下肢症状明显，2017年 5 月患者自行在某卫生院住院行"臭氧治疗"，症状略缓解，患者于 5 天前腰痛伴双下肢胀痛麻木症状加重，行走困难，双小腿后侧胀痛，双大腿后侧及足底麻木不适，右侧较左侧明显。

典型临床表现：患者神志清楚，对答如流。腰背部压痛（＋），叩击痛（＋），双下肢直腿抬高试验（＋），加强试验（＋），股神经牵拉试验（－），双下肢坐骨神经出口区及走行区压痛不明显，双下肢后侧及足底针刺感减退，双下肢肌力可，双下肢膝反射正常，踝反射未引出，末梢血运良好。

【影像学检查】

术前影像学检查如图 2-53 所示。

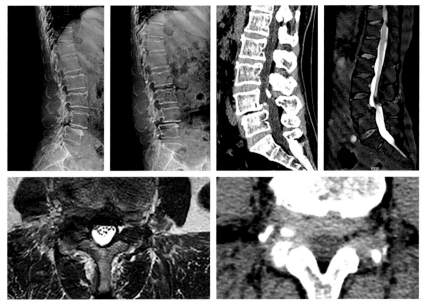

图 2-53　病例 18 术前影像学检查

【诊断与治疗】

本案例初步诊断：①腰椎椎管狭窄症；②腰椎间盘突出症。

手术方式：Quadrant 通道下经椎间孔入路第 4 ～ 5 腰椎、第 5 腰椎～第 1 骶骨节段双侧椎管减压植骨融合内固定术。

术中影像学检查如图 2-54 所示。

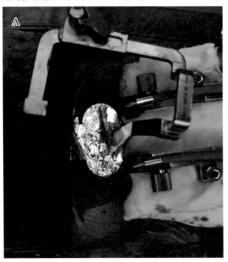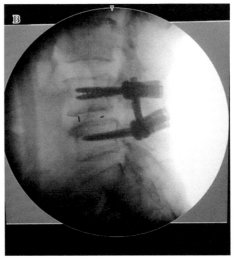

图 2-54 病例 18 术中可见及影像学检查
A. 术区；B. 术中透视

术后影像学检查如图 2-55 所示。

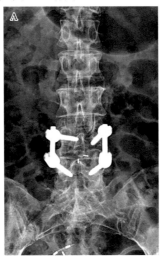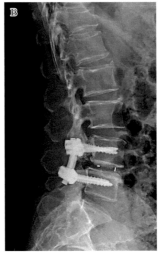

图 2-55 病例 18 术后影像学检查
A. 正位 X 线；B. 侧位 X 线

【病例分析要点】

要点 1 腰椎管狭窄症（lumbar spinal stenosis，LSS）是指各种原因引起的腰椎骨与软组织（关节突关节、椎板、黄韧带、椎间盘等）发生形态与组织结构的变化，导致中央椎管、神经根管、椎间孔处狭窄，使神经根和（或）马尾神经受到压迫，引起一系列临床症状的疾病。

要点 2 常见病因包括退变性、先天性、峡部裂滑脱、外伤性、医源性、代谢及内分泌疾病等。临床上以退变性腰椎管狭窄为主，多见于老年人。

要点 3 发病机制：退变多始于椎间盘，椎间盘退变、突出，椎间盘退变导致椎间隙塌陷，使侧隐窝、椎间孔狭窄，椎间高度下降导致椎间不稳、小关节负荷增大，使小关节增生肥大，同时黄韧带可有褶皱、肥厚，这些因素导致中央椎管和侧隐窝狭窄，引起一系列临床症状。

要点 4　解剖学分型：中央椎管狭窄、神经根管狭窄、侧隐窝狭窄。

要点 5　症状：①间歇性跛行；②腰部后伸受限及疼痛；③神经根性症状：当神经根管和椎间孔狭窄时，可出现下肢神经症状，表现为放射性下肢痛、麻木、发凉或肌肉萎缩无力。

要点 6　非手术治疗：物理治疗、药物治疗、侵入性非手术治疗。手术治疗：手术是治疗退行性腰椎管狭窄症的终极方法。手术治疗包括：减压、植骨融合和内固定、非融合弹性固定、棘突间撑开器、椎间孔镜等。本患者为多节段退行性腰椎椎管狭窄，病程较长，症状重，长期行保守治疗无效，可采用 MIS-TLIF 手术达到彻底减压的目的，同时采用微创通道行固定融合，效果好，并发症少。

病例 19　痛风性腰椎椎管狭窄

【病史采集】

患者黄某，男性，66 岁。

主诉：腰部及臀部疼痛 10 年并加重 1 个月。

现病史：患者于 10 年前无明显诱因感腰部及臀部疼痛不适，疼痛偶向双下肢放射，偶有双下肢及双足麻木感，行走时症状加重，休息时缓解，翻身困难，无间歇性跛行，无大、小便失禁。患者既往有痛风病史多年。

典型临床表现：腰部及臀部疼痛，疼痛向双下肢放射，双足麻木。CRP 28.7mg/L，ESR 18mm/h，腰椎椎间盘 CT 显示，腰椎退行性变；腰椎序列不稳；第 1～2、2～3、3～4、4～5 腰椎和第 5 腰椎～第 1 骶骨椎间盘膨出，并部分相应层面椎管狭窄。第 3～4 腰椎棘突周围多发斑片状高密度影，考虑钙化表现，可能是炎症所致。

【影像学检查】

术前影像学检查如图 2-56 所示。

【诊断与治疗】

诊断：①痛风性腰椎椎管狭窄；②腰椎不稳定；③腰椎间盘突出。

治疗：微创通道下第 3～4 腰椎、第 4～5 腰椎椎间盘切除，腰椎椎管减压植骨融合内固定术+第 2～3 腰椎椎管减压术。

术后影像学检查如图 2-57 所示。

【病例分析要点】

要点 1　痛风是长期嘌呤代谢紊乱和（或）尿酸排泄减少所引起的一组异质性、代谢性疾病。

要点 2　尿酸盐常沉着于血运较差的组织中，如软骨、韧带、滑膜囊及皮下组织，从而引起急性关节炎的反复发作，最终造成骨关节损害。由于下肢尤其是拇趾承受的压力最大，容易损伤，且局部温度低，故为痛风的好发部位。累及脊柱非常罕见，该病的发病机制可能是既往有痛风病史多年，脊柱承受压力大，活动度大容易损伤，加上脊柱本身的退变导致局部血运减少或障碍。尿酸盐在关节突关节以及黄韧带处直接沉积，是慢性炎症长期迁延不愈的表现。因尿酸盐结晶对关节突关节的破坏，使得关节突关节增生退变又进一步加重，同时黄韧带等因尿酸盐结晶的沉着钙化，由此腰椎椎管逐步发生狭窄，病变累积到一定程度时便出现腰椎椎管狭窄的典型症状和体征。

要点 3　腰椎椎管狭窄症是一种临床综合征，系由于椎管先天不良或后天各种因素造成腰椎椎管、神经根管、椎间孔容积小于正常值，导致脊神经根或马尾神经遭受刺激或压迫，出现一系列临床症状及体征者。

要点 4　腰椎椎管狭窄症 CT 扫描诊断要点：①椎管中央前后径：颈椎管＜10mm，腰椎管＜12mm（相对狭窄）或 10mm（绝对狭窄）；②腰椎椎弓根间径≤16mm，腰椎椎管横断面积≤

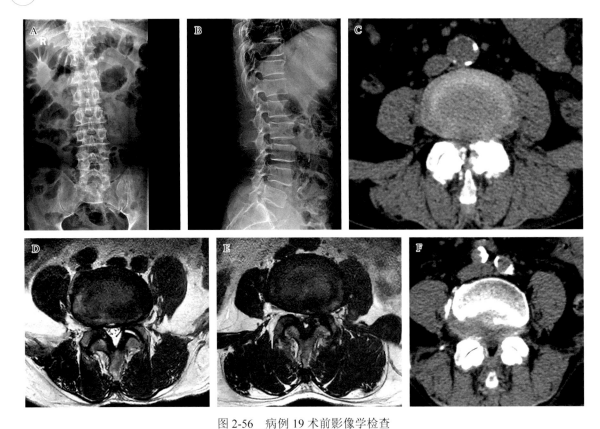

图 2-56 病例 19 术前影像学检查

A. 腰椎正位片；B. 腰椎侧位片；C. 第 3～4 腰椎椎间盘 CT；D. 第 4～5 腰椎椎间盘 CT；E. 第 3～4 腰椎椎间盘 MRI；
F. 第 4～5 腰椎椎间盘 MRI

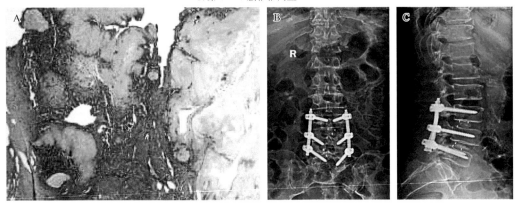

图 2-57 病例 19 术后影像学检查

A. 病理诊断：①纤维软骨组织呈退行性变；②黄韧带及关节突痛风；B. 腰椎正位片；C. 腰椎侧位片

$1.45cm^2$；③侧隐窝前后径 ≤ 2mm。

要点 5　在积极治疗痛风原发病的同时，对无神经症状的患者早期可考虑行抗炎、降尿酸、止痛等治疗，对存在神经根压迫或者椎管狭窄保守治疗无效的患者可考虑积极手术治疗。本例患者在严格保守治疗无效的情况下，采用后路 Quadrant 通道下椎板减压椎间植骨融合椎弓根内固定术。对早期尚无神经根性症状的腰椎痛风患者，应加强宣教，使其加强对饮食的控制，同时行适度的功能锻炼，预防脊柱小关节的粘连僵硬，并对高尿酸血症的患者降低血尿酸。

病例 20 腰椎滑脱（MIS-TLIF 术式）

【病史采集】

患者罗某，男性，73 岁。

主诉：腰背部疼痛伴双下肢疼痛不适半年。

现病史：患者自诉半年前不明原因出现腰背部疼痛不适，伴双下肢疼痛，臀部疼痛明显，行走困难，行保守治疗，效果不佳。

典型临床表现：腰椎生理曲度变直，第 4 腰椎、第 5 腰椎棘间压痛明显，叩击痛（+），棘旁压痛、叩击痛不明显，局部可触及"台阶感"，双下肢直腿抬高试验 50°（+），加强试验（+），双大腿、小腿后外侧针刺感减退，右侧更加明显，坐骨神经出口处压痛明显，双下肢坐骨神经走行区明显压痛，双下肢肌力感觉可，双下肢膝反射、踝反射均未引出，末梢血供良好。

【影像学检查】

术前影像学检查如图 2-58 所示。

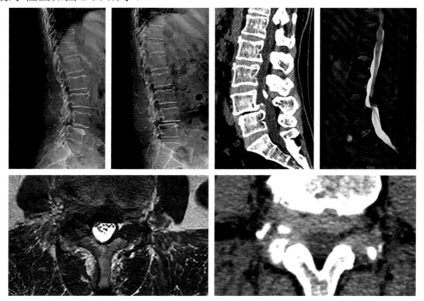

图 2-58 病例 20 术前影像学检查

本案例初步诊断：①第 4 腰椎椎体Ⅱ度滑脱；②腰椎椎管狭窄症；③腰椎间盘突出；④第 4 腰椎椎弓峡部断裂。

手术方式：Quadrant 通道下经椎间孔入路第 4～5 腰椎节段双侧椎管减压植骨融合内固定术。

术中手术及透视如图 2-59 所示。

术后影像学检查如图 2-60 所示。

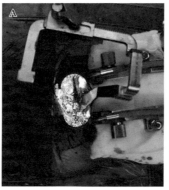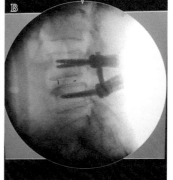

图 2-59 病例 20 术中手术及透视
A. 术中手术；B. 术中透视

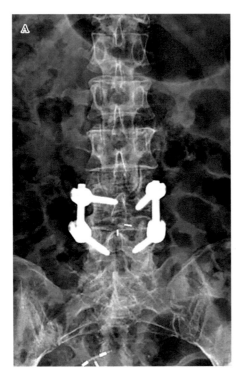
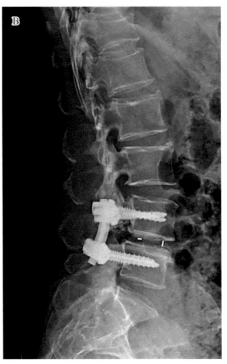

图 2-60　病例 20 术后影像学检查

A. 正位片；B. 右侧位片

【病例分析要点】

要点 1　腰椎滑脱是上下椎体由于某些原因发生相对位移，多发于第 4～5 腰椎及第 5 腰椎～第 1 骶骨处。腰椎滑脱分为真性滑脱和假性滑脱两大类，退行性腰椎滑脱属于假性滑脱，是临床中常见的发病类型。

要点 2　本病病因及发病机制较为复杂，目前分型标准主要依据病因、影像学参数及临床症状联合影像学参数。迈耶丁（Meyerding）分型目前较常用，该分型依据主要为 X 线片负重位下滑脱椎体相对于下位椎体前移的程度，将下位椎体 4 等分，是目前最简单的分型方法。具体为：0 度表示上下椎体无移位；Ⅰ度表示上位椎体相对移位是下位椎体的 0%～25%；Ⅱ、Ⅲ、Ⅳ度的相对滑移程度分别为 26%～50%、51%～75% 及 76%～100%，当滑脱超过 100% 时为Ⅴ度。其中Ⅰ～Ⅱ度属于轻度滑脱，Ⅲ度及以上表示重度滑脱。

要点 3　退变性腰椎滑脱的治疗分为保守治疗和手术治疗，起始应以保守治疗为主，当临床症状较重，经保守治疗无效时应采取手术治疗。手术适应证可参考赫克维茨（Herkowitz）等的理念：①持续性或反复性的腰痛或放射性下肢神经根性症状，神经源性间歇性跛行，上述症状持续存在且经保守治疗 3 个月无效；②进行性加重的神经损害；③伴有马尾神经受压等症状。

要点 4　退变性腰椎滑脱手术治疗的总体原则是复位、固定、骨性融合和松解受压的脊髓、神经根。在手术治疗中，术式较多，可分为单纯减压、非融合固定与融合固定等，后者包括后外侧融合、后路腰椎间融合、经椎间孔腰椎间融合、前路腰椎间融合、前后路联合融合（360° 融合）等，临床上多推荐微创通道下经椎间孔腰椎间融合术（MIS-TLIF），其能维持脊柱的稳定性，矫正脊柱畸形，且手术创伤小，对椎管内硬膜及神经根干扰小，术后并发症少。

要点 5　本患者为第 4 腰椎Ⅱ度滑脱并椎弓峡部裂，属于真性滑脱，且出现神经症状，需要行椎管减压植骨融合内固定术，根据微创理念，选择了微创通道下经椎间孔腰椎间融合术（MIS-TLIF），手术效果良好，并发症少。

病例 21　腰椎滑脱

【病史采集】

患者严某，男性，66 岁。

主诉：腰痛 40 年，加重伴间歇性跛行 3 个月。

现病史：患者于 40 年前无明显诱因渐起腰痛不适，呈阵发性酸胀痛，无下肢放射痛，此后未行系统诊治，病情反复，长年迁延不愈。患者于 3 个月前感腰痛再发并加重，偶伴有双下肢放射痛，伴有间歇性跛行，行走距离小于 50m，偶感双足趾麻木。

【影像学检查】

术前影像学检查如图 2-61 所示。

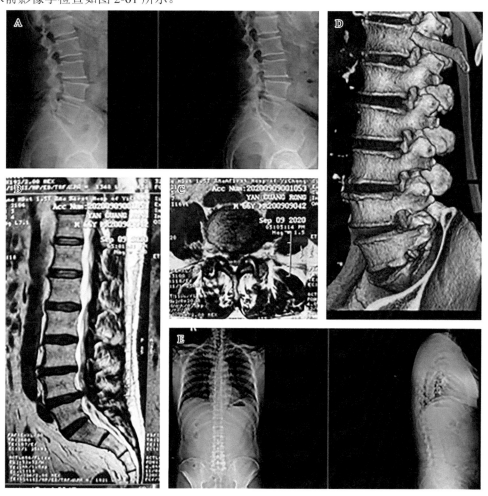

图 2-61　病例 21 术前影像学检查

A. 腰椎动力位片示 L_4 椎体滑脱；B、C. 腰椎核磁共振矢状面及冠状面示 $L_4 \sim L_5$ 腰椎椎管狭窄；D. 腰椎 CT 三维重建示 L_4 椎体 I 度滑脱；E. 全脊柱正侧位片示无明显侧弯畸形

术中透视如图 2-62 表示。

手术方式：Quadrant 通道下经椎间孔入路椎管减压椎间植骨融合内固定术。

术后影像学检查如图 2-63 所示。

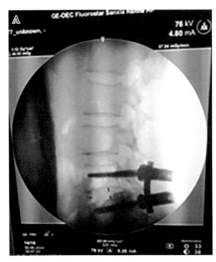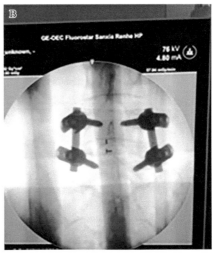

图 2-62　病例 21 术中透视

A. 侧位片；B. 正位片

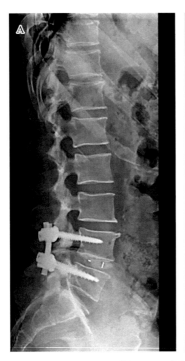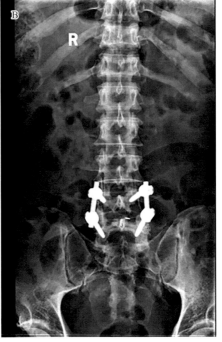

图 2-63　病例 21 术后影像学检查

A. 侧位片；B. 正位片

【病例分析要点】

要点 1　腰椎滑脱（lumbar spondylolisthesis）是由于先天性发育不良、创伤、劳损等原因造成相邻椎体骨性连接异常而发生的上位椎体与下位椎体部分或全部滑移。

要点 2　临床症状。

（1）腰骶部疼痛：多表现为钝痛，极少数患者可发生严重的尾骨疼痛。疼痛可在劳累后出现，或于一次扭伤之后持续存在。站立、弯腰时加重，卧床休息后减轻或消失。

（2）坐骨神经受累：表现为下肢放射痛和麻木，这是由于峡部断裂处的纤维结缔组织或增生骨痂可压迫神经根，滑脱时神经根受牵拉；直腿抬高试验多为阳性。

（3）间歇性跛行：若神经受压或合并腰椎管狭窄则常出现间歇性跛行症状。

（4）马尾神经受牵拉或受压迫症状：滑脱严重时，马尾神经受累可出现下肢乏力、鞍区麻木及大小便功能障碍等症状。

（5）腰椎前凸增加，臀部后凸。滑脱较重的患者可能会出现腰部凹陷、腹部前凸，甚至躯干缩短、走路时出现摇摆。

（6）触诊：滑脱上一个棘突前移，腰后部有台阶感，棘突压痛。

要点 3　发病原因：先天性发育不全；创伤，急性外伤、后伸性外伤产生急性骨折可导致腰椎滑脱；疲劳骨折或慢性劳损，人体处于站立时，下腰椎负重较大，导致前移的分力作用于骨质相对薄弱的峡部，长期反复作用可导致疲劳性骨折及慢性劳损损伤；退变性因素；病理性骨折，多由于全身或局部肿瘤或炎症病变，累及椎弓、峡部、关节突，使椎体后结构稳定性丧失，发生病理性滑脱。

要点 4　辅助检查：正位 X 线片，不易显示峡部病变。通过仔细观察，可能发现在椎弓根阴影下有一密度减低的斜行或水平裂隙，多为双侧。明显滑脱的患者，滑脱的椎体倾斜，下缘模糊不清；侧位 X 线片，能清楚显示椎弓崩裂形态。裂隙于椎弓根后下方，在上关节突与下关节突之间，边缘常有硬化征象。侧位片可显示腰椎滑脱征象，并能测量滑脱分度。

斜位 X 线片，可清晰显示峡部病变。在椎弓崩裂时，峡部可出现一带状裂隙，称为苏格兰（Scotty）狗颈断裂征或长颈犬（greyhound）征；动力位 X 线片，可判断滑移的活动性，对判断有无腰椎不稳价值较高。腰椎不稳的 X 线诊断标准有过伸、过屈位片上向前或向后位移 > 3mm 或终板角度变化 > 15°；腰椎 CT，可以明确椎间孔变化及滑脱程度；腰椎磁共振，核磁共振检查（MRI）可观察腰椎神经根受压情况及各椎间盘退变程度，有助于确定减压和融合范围。

要点 5　Meyerding 分型目前较常用，该分型依据主要为 X 线片负重位下滑脱椎体相对于下位椎体前移的程度，将下位椎体 4 等分，是目前最简单的分型方法。具体为：0 度表示上下椎体无移位；Ⅰ度表示上位椎体相对移位是下位椎体的 0% ～ 25%；Ⅱ、Ⅲ、Ⅳ度的相对滑移程度分别为 26% ～ 50%、51% ～ 75% 及 76% ～ 100%，当滑脱超过 100% 时为Ⅴ度。其中Ⅰ～Ⅱ度属于轻度滑脱，Ⅲ度及以上表示重度滑脱。

要点 6　治疗方式：Ⅰ度以下的腰椎滑脱，可以采取保守治疗，包括卧床休息、腰背肌锻炼、戴腰围或支具；可进行适当有氧运动以减轻体重；禁止进行增加腰部负重的活动，如提重物、弯腰等；此外还可结合物理治疗如红外、热疗；如有疼痛等症状可口服非甾体抗炎药物对症治疗。对于保守治疗无效的低度退行性腰椎滑脱和伴有症状的腰椎椎管狭窄，可考虑手术治疗。手术治疗有传统手术和目前发展迅猛的微创手术。目前最常应用、发展最快的是微创经椎间孔入路腰椎椎间融合术和径外侧路腰椎椎间融合术。

病例 22　腰椎峡部裂

【病史采集】

患者付某，男性，33 岁。

主诉：腰背部疼痛不适伴活动受限 5 天。

现病史：患者于 5 天前从高处跌落致腰背部疼痛不适，无明显头晕头痛、恶心呕吐、胸闷气短等不适，弯腰时疼痛加重，无四肢麻木、疼痛，双下肢可自主活动，伤后来我院急诊科就诊，急诊拍 X 线片示：第 4 腰椎椎体及附件骨折。

【影像学检查】

术前影像学检查如图 2-64 所示。

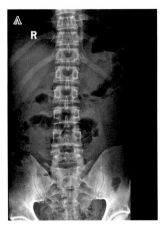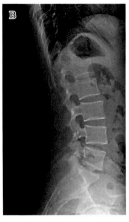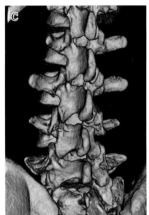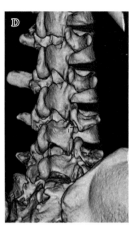

图 2-64　病例 22 术前影像学检查

【诊断与治疗】

初步诊断：腰椎峡部裂。

术中手术及透视如图 2-65 所示。

手术方式：经微创通道下椎弓根钉-椎板钩系统治疗腰椎峡部裂。

术后影像学检查如图 2-66 所示。

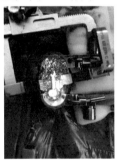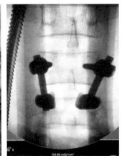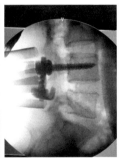

图 2-65　病例 22 术中手术及透视

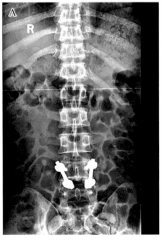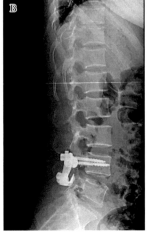

图 2-66　病例 22 术后影像学检查

A. 正位片；B. 侧位片

【病例分析要点】

要点 1　腰椎峡部裂（lumbar spondylolysis）是指腰椎上下关节突之间峡部的骨质不连续或缺损，又称为峡部不连或者椎弓崩裂。

要点 2　腰椎峡部裂大多发生于儿童及青少年时期，是引起儿童及青少年腰痛症状的常见原因。Sakai 等的研究显示大部分的腰椎峡部缺损发生于 6 岁以前，6 岁之前儿童的腰椎峡部裂发病率为 4.4%，占整个人群发病率的 2/3；其余 1/3 的腰椎峡部裂发生于成年之前。虽然腰椎峡部裂发病率如此之高，占总人群的 6%，但发病机制尚未完全清楚。

要点 3　腰椎峡部裂不是先天性缺陷，因为在新生儿中从未发现腰椎峡部裂。腰椎峡部裂在特定的种族及具有峡部裂家族史的人群中的高发病率提示腰椎峡部裂的发生具有遗传性；腰椎峡部裂在从事特定体育运动（体操、举重、摔跤、游泳等）人群中的高发病率提示腰椎峡部裂的发生与腰椎反复的屈伸及旋转运动是密切相关的；目前，公认的一种说法为腰椎峡部裂是腰椎反复的屈伸及旋转运动作用于存在先天发育缺陷、薄弱的腰椎峡部引起的一种疲劳性骨折。

要点 4　并不是所有腰椎峡部裂患者都有临床症状，恰恰相反，大部分的腰椎峡部裂患者都是没有临床症状的，多在拍摄腰椎 X 线片时被偶然发现。具有临床症状的腰椎峡部裂患者主要表现为腰部疼痛，偶尔向臀部及大腿后侧放射，但很少过膝涉及小腿。腰椎峡部裂的确诊主要依赖于影像学检查，包括腰椎正侧位、双斜位 X 线片，腰椎 CT 及腰椎 MRI 等，腰椎 MRI 主要用于评估病变节段腰椎间盘情况。目前在临床上对腰椎峡部裂患者采取保守治疗还是手术治疗，以及手术方式的选择等，还存在争议。

要点 5　保守治疗主要包括支具、限制活动、非甾体抗炎药物对症镇痛、理疗等方式。对于单纯腰椎峡部裂，尤其是年轻患者，可以首选保守治疗，对保守治疗超过 6 个月仍无明显缓解甚至进行性进展的患者，建议采取包括手术在内的积极治疗方法。

要点 6　单纯腰椎峡部裂的手术治疗方式包括节段间融合和节段内峡部裂修复。前者指将病椎与下位椎体进行植骨融合，以恢复椎体间的稳定性，防止椎体滑脱的发生、进展；后者指在峡部裂隙内植骨，并在节段内进行固定使峡部断端骨性融合，以达到直接修复的目的。综上所述，治疗腰椎峡部裂的方法主要包括保守治疗与手术治疗，手术治疗主要包括峡部修复+节段内固定术与腰椎融合术。大部分患者尤其是年轻的单纯腰椎峡部裂患者可采用保守治疗治愈。长时间保守治疗无效或伴有神经症状的患者建议手术治疗，手术治疗方式多种多样，目前使用较多的节段内固定技术包括 Buck 峡部螺钉固定法与椎弓根钉-椎板钩固定法，椎弓根钉-U 棒固定法有待于进一步的临床检验，使用腰椎融合术时需严格把握好手术适应证。

病例 23　退行性脊柱侧弯

【病史采集】

患者杜某，女性，66 岁。

主诉：腰背部疼痛不适 10 余年并加重 1 年余。

现病史：患者自诉 10 年前出现腰背部疼痛不适，久坐或活动后加重，卧床休息后缓解。期间行保守理疗，效果欠佳。1 年前上述症状明显加重，严重影响生活。

典型临床表现：患者神志清楚，对答如流。腰背部生理曲度变直，局部侧凸畸形。腰背部局部压痛明显，叩击痛（+），双下肢肌力感觉反射无明显异常，双下肢 Lasegue 征（−），加强试验（−），股神经牵拉试验（−），末梢血运及感觉良好。

【影像学检查】

术前影像学检查及患者体态如图 2-67、图 2-68 所示。

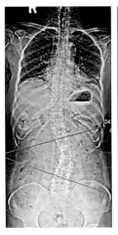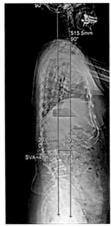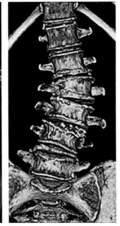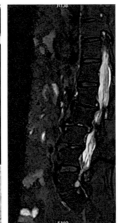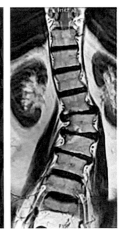

图 2-67　术前影像学检查

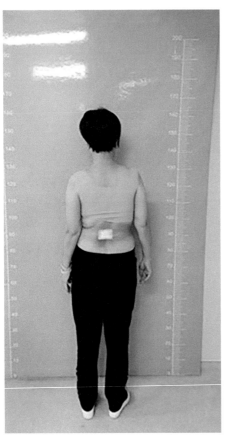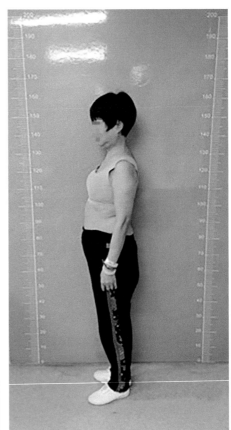

图 2-68　术前患者体态

【诊断与治疗】

诊断：退行性腰椎侧弯，骨质疏松症。

治疗：OLIF 联合后路 Wiltse 入路矫形椎弓根螺钉内固定术。

术中体位及透视如图 2-69 所示。

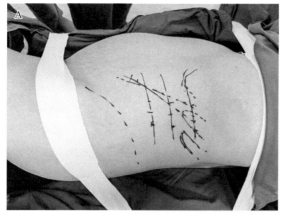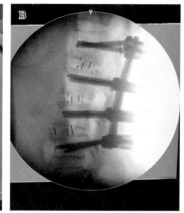

图 2-69 病例 23 术中体位及透视
A. 术中体位；B. 术中透视

术后影像学检查如图 2-70 所示。

【病例分析要点】

要点 1 退行性腰椎侧凸属于成年人侧凸，是指骨骼发育成熟后由于退行性病变引起的侧凸畸形，其 Cobb 角在 10°～40°，又称老年性腰椎侧凸。其特点是随着年龄的增长引起节段性失稳和进行性畸形、疼痛。

要点 2 成人退行性脊柱侧凸分型包括 SRS 分型及 Aebi 分型，SRS 分型临床应用较广。

要点 3 临床表现：腰痛，最常见，卧床平躺时不明显，长期站立行走或腰背部背伸时加重。神经根性症状或间歇性跛行，相对少见。体征一般不明显，局部侧凸畸形相对少见。影像学检查：侧凸范围常在第 11 胸椎～第 1 骶骨之间，侧方滑移及椎体旋转为特征性表现。其主要观察指标为：腰椎侧凸 Cobb 角，侧凸顶椎及上、下端椎位置，顶椎偏移度，顶椎倾斜角，椎体旋转度，全脊柱的冠状位、矢状位平衡，腰椎前凸角，骨盆入射角，骶骨倾斜角、骨盆倾斜角。

要点 4 治疗 保守治疗：适用于临床症状较轻的患

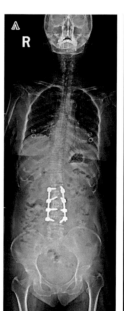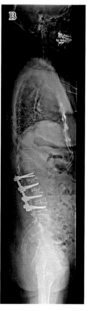

图 2-70 病例 23 术后影像学检查
A. 正位 X 线片；B. 侧位 X 线片

者，表现为可耐受的腰痛、无神经症状及间歇性跛行、矢状面和冠状面基本保持平衡，治疗方法包括腰背肌功能锻炼、非甾体抗炎药物、肌松药物、理疗、选择性神经根封闭、抗骨质疏松药物等。手术治疗：进行性加重的腰背痛、侧凸伴失稳，冠状面及矢状面失平衡，双下肢进行性加重的神经根性症状，间歇性跛行症状等。手术方式包括单纯减压术、减压加短节段固定融合、减压加长节段固定融合。

要点 5 本患者为老年女性，病程较长，症状重，冠状面及矢状面失平衡，既往行保守治疗效果欠佳，需要行手术重建脊柱的稳定性，阻止畸形的进展，重建脊柱的平衡，改善患者的症状。本患者选择 OLIF 联合后路 Wiltse 入路矫形椎弓根螺钉内固定术，手术出血少，并发症少，手术时间短，术后疼痛轻，植骨融合率高，手术效果良好，是一种比较好的手术方式，值得推广。

第三章　手足显微外科

病例 1　多指离断（七指离断）

【病史采集】

患者刘某，男性，32 岁。患者于 1 小时前在家被钢板压伤双手，即感疼痛，出血，无昏迷、恶心、呕吐、心慌、胸闷等不适，未经特殊处理急来就诊，门诊以"多指完全离断伤"收入院。患者自发病以来，精神睡眠尚可，饮食佳，大小便正常，体力体重无明显改变。

【影像学检查】

术前照片及影像学检查如图 3-1 所示。

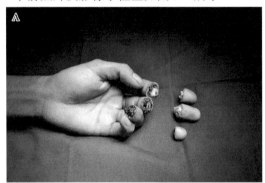
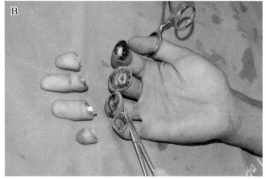
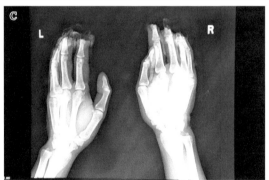

图 3-1　术前照片及影像学检查
A、B. 术前照片；C. X 线片

手术方式：采用顺行法对血管、神经、肌腱、骨进行精准修复。

术后效果如图 3-2 所示。

【病例分析要点】

多指离断是指超过 2 根以上的手指离断，主要分为刀具锐器切割损伤、机械损伤、重力挤压损伤和外力损伤。多指离断再植手术时间长，手术难度大，需要医者具有娴熟的显微外科技术，能完成高质量的血管吻合，并在术后指导患者进行系统的功能锻炼，才能较好地恢复离断手指的外形、感觉及功能。

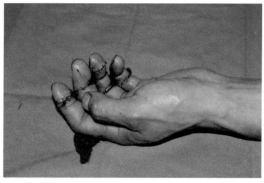
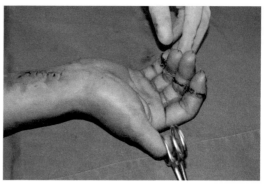

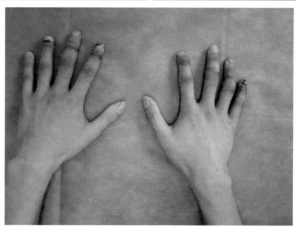

图 3-2　术后效果

术后伤口拆线，指体全部成活

　　1986 年 1 月，空军军医大学西京医院报道 1 例双手 10 指离断再植全部成活，为世界首例，标志着我国断指再植进入一个新的发展阶段。近年来，随着显微外科的进展和显微外科技术的日益成熟，多指离断再植成活的病例时有报道，其成活率保持在 95% 以上，而且更加注重其功能恢复。根据笔者的成功病例，结合相关文献分析如下。

　　要点 1　多指离断的病例特点

　　多指离断伤者，创伤比较重，尤其是下级医院经过长途转至笔者医院的，双手多指同时离断，出血量比较多，加之患者心理焦虑、恐惧，同时，要考虑患者多根手指离断的损伤程度、缺血时间及患者的年龄和全身症状等，这些因素都在不同程度上加大了手术的难度，影响再植的成活率。切割伤所致的断指通常血管断面整齐，即使断面血管挫伤，通过适当短缩，吻合通畅率仍较高；挤压及撕脱所致的离断，部分血管从组织中抽出，损伤广泛，常需通过长段血管移植修复，术后发生血栓、坏死的概率较高。首先是要挽救生命，保护重要脏器功能。保证有效的组织灌注，更是实施小血管吻合术后通畅的重要先决条件之一。术中严密动态监测生命体征、血气、电解质，准确记录出、入量等，发现问题及时纠正，以确保手术安全。

　　要点 2　再植成活的经验

　　（1）合理安排人员，统筹兼顾选择经验丰富的医生，统一指挥，合理安排，分组进行，各司其职，在本组案例中，单手 5 指离断患者，准备了 3 组技术精良的小组，每组 2 人，A 组对近端进行清创，找出重要的动脉、静脉、神经、肌腱，并进行标记，B 组对断指远端进行清创，找出血管、神经、肌腱，并进行标记。A、B 组同时进行，在 B 组完成近端清创后下台休息，由 A 组继续完成再植，由于断指再植时间较长，耗费精力较多，为保证再植效率和成活率，A 组完成拇指和示指的再植后，由 C 组接替继续完成剩余断指再植工作。若 C 组完成体力不支的情况下，可由 B 组的人员继续接替。3 个组分工合作，有条不紊。对于双手多指离断者，可分为 4 组，合理安排人员，尽量有效的、在最短的时间内完成再植。

（2）术中仔细操作：术中手术人员仔细操作，防止术后感染，娴熟的显微外科技术、高质量的吻合血管是手术成功的关键。血管的寻找、解剖分离和标记在再植过程中亦占较长的时间，有时医生不是怕吻合血管，而是在于寻找血管是否困难，是否有血管供吻合，是否有缺损需要移植血管。较多文献都表明，恢复离断指体的血供，是再植成活的关键。

因此，要选择经验丰富、技术全面、综合素质高的医生担任主刀。多指离断再植，是一个系统工程，只要重视各环节质量控制，再植指一定能获得满意功能。

（3）术后密切观察：术后密切观察、精心护理是断指再植成活的重要条件。术后嘱患者绝对卧床休息 7 天。对患者进行心理护理，解除患者的精神负担，增强患者信心，发现出现血管危象，立即行探查术，减少搬运患者对再植指的刺激，随时发现，随时探查。经实践笔者体会到，动脉危象以血管栓塞较多，如解痉、扩血管药物应用在术后 1 ~ 2 天仍无效，应果断地进行手术探查，重新吻合，必要时行血管移植修复。

（4）注重功能锻炼：肢体及手指离断再植一要成活、二要功能、三要外形，三者之主是功能，再植成活一个外形好而无功能的手指不能算再植成功。加强手指功能锻炼，断指再植的目的不仅仅是再植手指的成活，最大限度地恢复手指功能才是最终目的。在本组病例中，多数患者在术后 4 周后来笔者科室复查并拔出克氏针，少数患者在 6 ~ 7 周后拔出克氏针。在医生的指导下，积极主动地对再植手指进行功能锻炼，这都是促进手指功能恢复的重要环节。同时辅以中药外洗和物理康复治疗，也有助手指的功能康复。

要点 3　多指离断再植的注意事项

结合多指离断的病例特点和 3 例再植失败的原因，总结经验如下：

（1）多指离断创伤大，要保证患者能耐受手术，无明显全身禁忌证。

（2）时间上要争分夺秒，尽量缩短再植时间，再植时间越短，吻合血管通畅率越高。

（3）彻底清创，在显微镜下清除一切污垢，保证血管神经切除至正常范围。

（4）术中应先吻合动脉，吻合动脉通血后既有利于减少离断指体的缺血时间又有利于寻找静脉。

（5）术中仔细操作，整个手术过程要始终坚持无创操作原则，做到稳、准、轻、巧，力争一次成功，否则一针缝合有误，可导致整个手术失败。

（6）术后予以精心护理，及时发现和处理血管危象。

病例 2　上臂完全离断

【病史采集】

患者张某，男性，35 岁。

主诉：右上肢外伤后疼痛出血 2 小时。

现病史：患者于 2 小时前在上班时不慎被皮带机绞伤右上肢，即感疼痛，出血，无昏迷、恶心、呕吐、心慌、胸闷等不适，未经特殊处理急来就诊，门诊以"右上肢离断伤"收入院。患者自发病以来，精神睡眠尚可，饮食佳，大、小便正常，体力、体重无明显改变。

【影像学检查】

术前所见及影像学检查如图 3-3 所示。

手术过程如图 3-4 所示。

术后所见及影像学检查如图 3-5 所示。

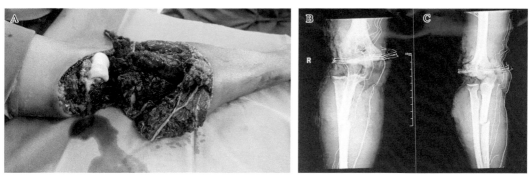

图 3-3 术前所见及影像学检查

A. 术前所见；B. 侧位 X 线片；C. 正位 X 线片

右肘正侧位片示：右肘关节对应关系欠佳，尺骨上段骨折，断端稍错位。关节周围软组织欠连续，广泛肿胀、
密度不均，局部见点状高密度影

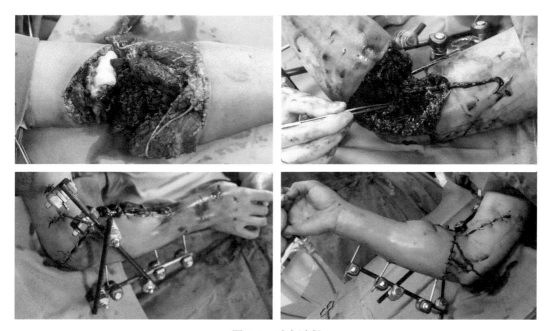

图 3-4 手术过程

患者急诊行再植手术，行外固定支架临时固定，尽早再通血运，行前臂筋膜室减压，必要时行手部筋膜室减压手术。
术后抗感染、抗凝及扩管对症治疗

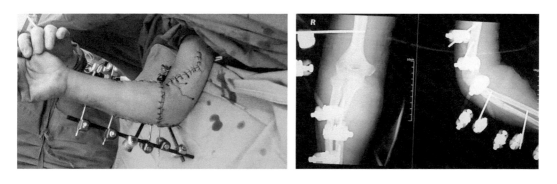

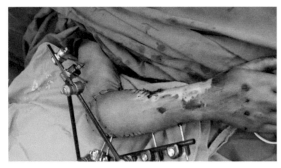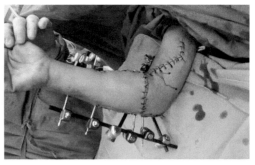

图 3-5　术后所见及影像学检查

术后第 10 天，再次手术，行外固定架调整，缝合骨筋膜室切开减压创面，必要时行植皮或皮瓣手术

【病例分析要点】

上臂离断在手显微外科领域极具挑战性。上臂离断伤因为大面积的软组织严重挫伤，无法进行直接修复。为了挽救手部的部分功能，把严重挫伤的组织彻底清除，缩短一定的长度后继续再植，相比直接截肢要好些。但是上臂离断损伤平面高，软组织毁损重，患者往往合并严重的失血性休克及其他复合伤，再植手术有很大的风险。那么如何判断是否再植，我们认为有两个方面。第一是术前排除禁忌证，如是否危及生命、再植肢体存活率、再植存活后外观、术后能否恢复好于假肢、患者及家属在心理上是否能够承受多次手术和长时间的康复治疗。以上任何一项不能满足，都要慎重选择再植手术。第二是判断再植的指征。虽然肢体毁损综合指数、MESS 评分、保肢指数等评价方法都能为断肢提供一定的参考，但都是评价下肢的而非上臂离断。我们认为上臂的保肢指征有：①无危及生命的复合伤或合并伤；②休克能较快纠正；③肢体可以较快重建血运；④无大面积皮肤或肌肉毁损；⑤能够直接或接近修复部分正中神经、桡神经功能；⑥患者及家属对手术风险和最终功能恢复不佳能够理解。

再植术中要注意以下问题：①清创要彻底，避免术后皮肤肌肉坏死导致的感染；②尽早通血，早期通血可增加再植存活率和促进术后功能康复；③术后需行切开减压，避免骨筋膜室综合征并发症；④血管和神经需有良好的软组织覆盖，必要时行急诊或亚急诊皮瓣覆盖；⑤适当缩短骨有利血管、神经的覆盖和再植存活；⑥手术中需密切观察其他复合伤或合并伤的进展，保证手术安全。

上臂离断伤再植术后需尽早建立由手外科医师、康复医师及患者本人及家属在内的团队，制订详细的康复计划。术后 4 周内早期康复往往难以展开，这个阶段固定在功能位以消肿为主，为下一阶段康复做好准备。术后 4 ~ 8 周是康复的关键时期，此期应保证上肢处于功能位，根据病情进行手、腕部被动功能锻炼，肩、肘进行保护性被动活动，6 周后可进行肌电刺激锻炼。术后 8 周，创面已经闭合，进入 1 ~ 2 年的康复、功能重建期，此期的目标是软化瘢痕、促进神经生长、改善肌力和感觉训练，达到一定功能恢复后开展职业治疗。

病例 3　腓侧瓣修复指腹软组织缺损

【病史采集】

患者陈某，男，56 岁。

主诉：右中指、环指外伤致指腹软组织缺损 2 天。

病史：患者于 2 天前在上班时不慎被铁块砸伤右手中指、环指，于当地医院行伤口清洗包扎及抗感染等处理，患者希望修复患指遂来我院就诊。

入院情况：生命体征平稳，右中指远节指腹软组织全部缺失，创面无分泌物，爪粗隆骨折，屈指肌腱及骨外露。右环指远节指腹远端部分软组织缺失，创面无分泌物，远节指骨外露。

【病史资料】

术前所见如图 3-6 所示，患者右中指环指指腹软组织缺损，右中指行右足第 1 趾腓侧皮瓣移植修复，右环指行指动脉逆行岛状瓣修复。

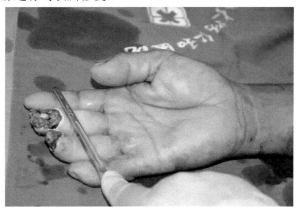

图 3-6　病例 3 术前所见

术中所见如图 3-7 所示，于右足第 1 趾腓侧设计一大小为 3.5×2.5cm 大小皮瓣。保留趾动脉、趾神经及背侧趾静脉于腓侧瓣中。

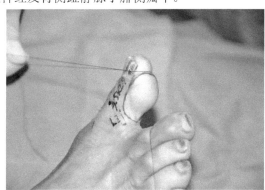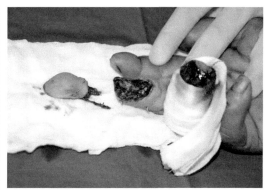

图 3-7　病例 3 术中所见

术后所见如图 3-8 所示，皮瓣移植后血运良好，创面均愈合良好，手指功能恢复良好。

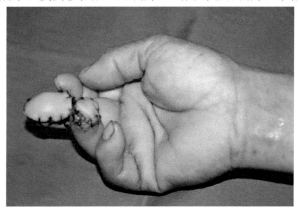

图 3-8　病例 3 术后所见

【病例分析要点】

要点 1　手指的功能精细而复杂，其解剖结构特殊，特别是指腹，皮肤与皮下组织有纤维纵隔，紧密相连不易分离，皮下组织含丰富的血管和神经，感觉极其灵敏，有利于手指的精细操作。指纹有利于增加手指的摩擦力，掌握捏、持、抓、握等功能。在人们的生活中，手承担着重要的功能，所以，修复指腹缺损是非常重要的，尤其是重建皮瓣感觉功能，对于手正常功能的恢复极其重要。游离腓侧瓣在组织上与指腹结构相似，同时可重建指腹感觉及外观，可更好地恢复手指功能。

要点 2　选择趾腓侧皮瓣的原因：腓侧瓣和手指指腹有相似的质地和外形，组织结构接近，修复后外观恢复良好并且耐磨，手指能够更好地从事劳动；趾腓侧皮瓣的血管、神经位置比较固定，且口径也与手指固有动脉相当，血运可靠，位置表浅，较易切取，吻合方便；供区在足部，隐蔽性好，切取后可直接缝合或植皮修复，对供足影响小；趾腓侧皮瓣的静脉表浅，口径粗，切取吻合容易；腓侧瓣可携带趾神经，利于术后感觉恢复。

要点 3　应用游离趾腓侧瓣修复手指指腹软组织小面积缺损优势明显，能充分恢复手指外观及功能，且对供区影响较小，最大限度地满足了患者的要求，值得临床推广。

病例 4　掌腱膜挛缩症

【病史采集】

患者熊某，男性，62 岁，

主诉：双手屈曲畸形 12 年并加重 3 年。

现病史：患者于 12 年前逐渐开始出现双侧环指小指屈曲挛缩畸形，3 年前屈曲畸形进行性加重，并且开始累计其余各指，因为严重影响日常生活工作，为求进一步治疗，即来就诊，门诊接诊医师询问病情后以"双手掌腱膜挛缩症Ⅳ型"收入科室。患者自发病以来，精神睡眠尚可，饮食佳，大、小便正常，体力、体重无明显改变。

【影像学检查】

术前所见如图 3-9 所示。

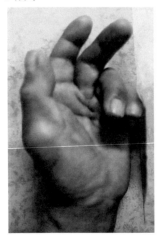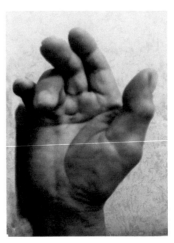

图 3-9　病例 4 术前所见

专科情况：双侧拇、示、中、环、小指掌指关节及近指间关节呈不同程度屈曲挛缩畸形，主动及被动不能伸直，双侧拇、中、环、小指近节掌侧至掌近纹可触及条索状挛缩带，质地硬，不可推动。

术前影像学检查如图 3-10 所示。

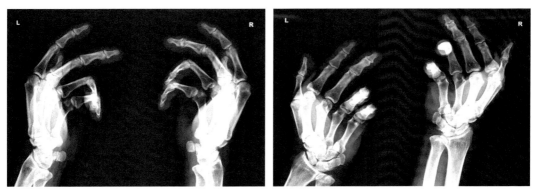

图 3-10　病例 4 术前影像学检查

右手 X 线片示：双手均见骨骼畸形及关节破坏、关节脱位等表现

术中所见如图 3-11 所示。

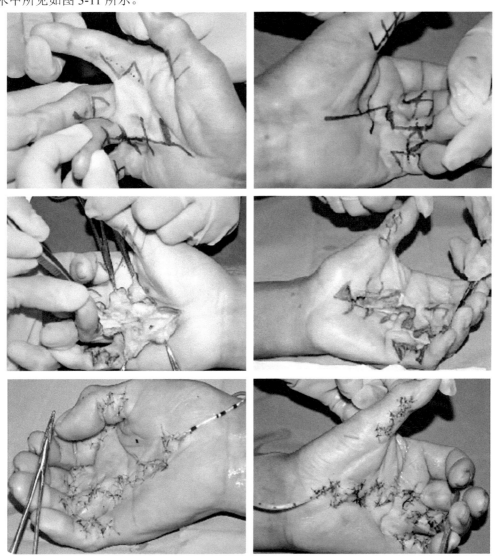

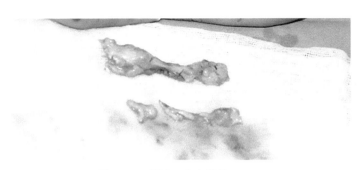

图 3-11　病例 4 术中所见

手术方式：于手掌及指腹设计连续"Z"字形切口，环小指指蹼附近设计五瓣成形切口，显露后在保护血管神经束的情况下，松解皮肤、血管、神经、关节囊，切除病变掌腱膜组织，手指部除了切除中央索以外，还需要切除螺旋束以及深达指骨腱鞘等处的病变组织；止血后给予负压封闭引流，切除的组织送病理检查。

术后病理检查如图 3-12 所示。

病理诊断：行手术治疗，病理结果提示双手掌（掌侧筋膜）纤维瘤病。

患者术后随访如图 3-13 所示，双手掌指关节及近指间关节活动度较术前明显改善，连续 2 年随访病情未复发。

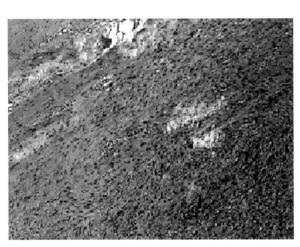

图 3-12　病例 4 术后病理检查

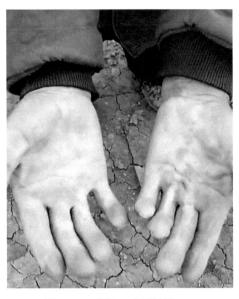

图 3-13　病例 4 术后随访

【病例分析要点】

要点 1　掌腱膜挛缩症是一种掌侧皮下组织的纤维增生性疾病，表现为结节和条索状，可导致继发性手指各关节进行性和不可逆性的屈曲挛缩。当近指间关节和掌指关节出现挛缩时，常存在功能障碍，需行进一步治疗。其多发生于中年或老年男性，以环指最多见，其次为小指，示、中、拇指较少。

要点 2　本病在糖尿病患者中更为普遍。吸烟、肺部疾病、酗酒以及使用抗惊厥药物与本病有关，但其关系尚不清楚。手部创伤也可能在本病的发展中起作用。

要点 3　掌腱膜挛缩症的诊断主要靠临床诊断，应具有以下表现：掌腱膜挛缩形成小结节及条索状，手掌部相应部位皮肤凹陷，皮肤与掌腱膜粘连，手指屈曲畸形，影像学检查无关节破坏表现，如有病理检查，可见纤维细胞增生、浸润或纤维化。

要点 4　掌腱膜挛缩症早期可采用理疗、推拿、药物治疗、注射胶原酶溶组织梭菌、INF-γ 和冲击波疗法以及放射治疗等方法控制病情进展，但不能去除根本病因。糖皮质激素注射治疗对于局部压痛引起不适或者手掌结节迅速生长可能有效，值得注意的是注射糖皮质激素只对结节患者有益，而对条索无效。胶原酶注射疗法对挛缩不太严重（挛缩程度＜ 50°）或处于早期疾病的患者最有效，但可并发周围水肿、挫伤、注射部位出血、注射部位疼痛及上肢疼痛，严重者可发生手指坏死。

要点 5　目前手术切除挛缩的掌腱膜仍是治疗掌腱膜挛缩症的主要方法，但术后有一定的复发率。手术治疗的主要目的是打断疾病进程、去除致病因素、纠正挛缩畸形，治疗掌腱膜挛缩症目前常用手术方式主要有皮下挛缩腱膜切断术、部分掌腱膜切除术、全部掌腱膜切除术、掌腱膜切除创面旷置术、掌腱膜切除游离植皮术、截指术。经皮针刺腱膜切断术是用于治疗掌腱膜挛缩症的微创方法，适用于条索状挛缩、病程较长的老年患者、有全身性严重疾病如糖尿病、心脏病和难以耐受较大的手术者；经皮针刺手掌或手指筋膜可以改善 MCP 或 PIP 受累关节的伸展能力，MCP 关节的疗效优于 PIP 关节，但挛缩经常复发，多数会在 3 ～ 4 年内复发，另外有神经损伤、假性动脉瘤形成及屈肌腱损伤等并发症。部分掌筋膜切除术适用于病情严重、单纯切断无效、而又不能忍受较大手术的中年患者，除切断伤口内挛缩的纵行索条组织外，并有限制地切除伤口内的挛缩组织，不作泛切除。全部掌腱膜切除术适用于年纪较轻，病情进展快，病变广泛，多手指罹患，特别是掌腱膜挛缩症的好发者，切除挛缩腱膜及受累皮肤，患指伸直后皮肤缺损较大无法缝合或缝合后张力大，需行游离植皮或皮瓣转移修复皮肤缺损。手术切口：我们在术中设计了以挛缩的掌腱膜纵束为纵轴的短臂多 "Z" 字形切口，指蹼处设计五瓣成形切口。

要点 6　而且手术后早期并发症较多，如切口感染、皮下血肿、皮肤坏死等，严重影响了手术效果和功能康复。为减少皮肤坏死，设计三角瓣时皮瓣不可过尖，采用锐性分离清除病变组织，有条件的可采用显微镜辅助下进行，止血时减少电凝的使用次数亦有助于保护皮瓣血运。预防术后血肿形成关键是止血和引流，止血方法采用电凝止血及外敷尖吻蝮蛇血凝酶外敷，术后给予加压包扎，术后采用负压封闭引流，这些措施预防术后血肿有效可靠。感染与皮肤坏死及皮下血肿相关，所以做好预防皮肤坏死及血肿形成，就能降低感染的发生。晚期并发症是出现继发挛缩，预防术后继发挛缩的关键是彻底清除病变掌腱膜组织及设计 "Z" 字形切口或五瓣成形切口，这些非线性切口能有效避免直线切口的术后挛缩。我们在随访患者过程中发现骨关节彻底松解的病例，通过术后康复功能锻炼能够使皮肤获得一定的延展，从而部分解决皮肤组织量不足。

病例 5　黑色素瘤

【病史采集】

患者冯某，男性，66 岁。

主诉：发现血糖高 12 余年，皮肤破溃 1 周。

现病史：患者主诉两小时前不慎从洒水车顶跌落，左手掌撑地，当即感左腕疼痛不适，左腕肿胀、不能活动。

【影像学检查】

术前影像学检查如图 3-14 所示。

本案例初步诊断：左大腿黑色素瘤。

手术中所见如图 3-15 所示。

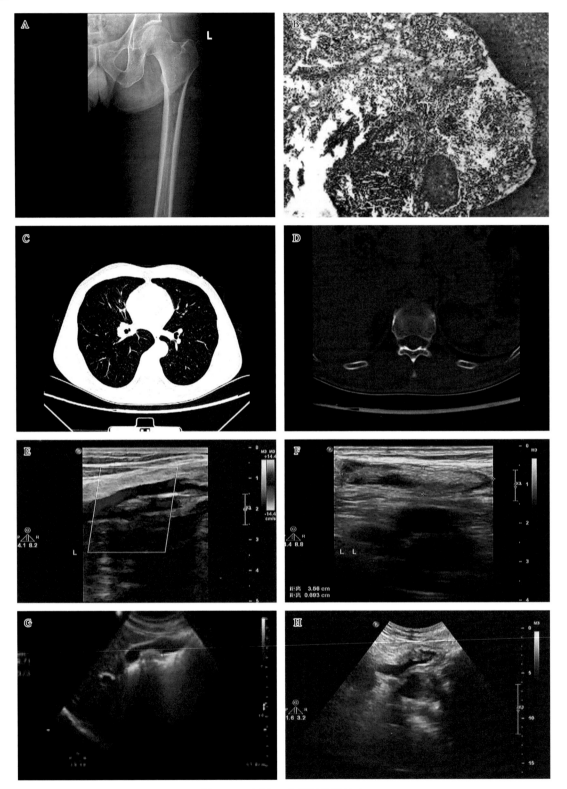

图 3-14　病例 5 术前影像学检查

A. 左下肢 X 线片；B. 病变部位组织活检；C. 胸部 CT；D. 腰椎椎体 CT；E. 左腘窝彩超；F. 左腹股沟彩超；
G. 肝胆彩超；H. 腹腔彩超

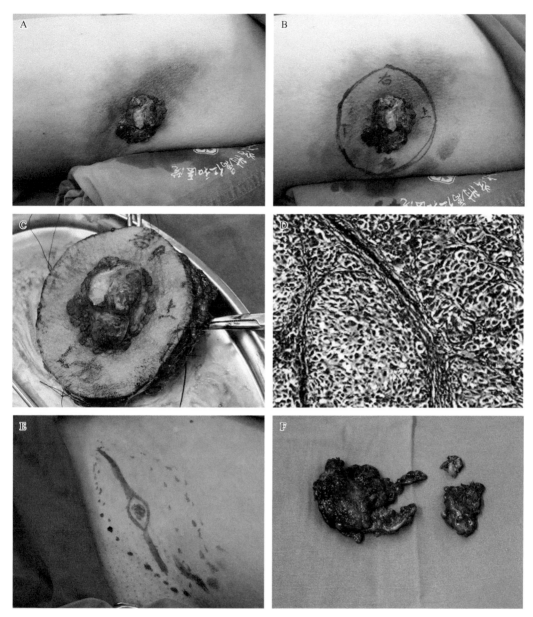

图 3-15　病例 5 术中所见

A. 病变组织；B. 术中切口设计；C. 病变切除；D. 病理组织切片；E. 腹股沟切口设计；F. 清扫淋巴结

【病例分析要点】

要点 1　皮肤黑色素瘤是发生于表皮基底层的黑色素细胞的恶性肿瘤，在皮肤恶性肿瘤中约占 3%。中国每年新增黑色素瘤患者在 8000 例以上，近年来发病率有增长趋势。

要点 2　《皮肤和肢端恶性黑色素瘤的外科治疗规范中国专家共识》指出，不管是早期的黑色素瘤还是局部进展期，甚至已有远处转移，外科手术是提高患者临床预后的主要治疗手段。原发病灶的早期发现、早期手术治疗可以获得良好的治疗效果；对于转移性皮肤黑色素瘤，术前严格掌握手术适应证的手术治疗对改善患者预后同样具有重要价值。

要点 3　近年来，切除正常皮肤的范围一直是外科治疗关注的焦点。NCCN 建议（推荐）的临床切除边缘：原位癌患者切除正常皮肤范围为 0.5 ～ 1.0cm；病灶厚度 ＜ 1.0mm 时，安全切缘为 0.5～1cm；病灶厚度在 1.01～2mm 时，安全切缘为 1～2cm；病灶厚度在 2.01～4mm 时，安全切缘为 2cm；当病灶厚度＞4mm 时，安全切缘为 2cm。对于活检病理未能报告明确深度，或病灶巨大的患者，可考虑直接扩大切除 2cm。术中做快速病理学检查以确保切缘阴性。

要点 4　一般来说，对于原位黑色素瘤，应切除部分皮下组织，不需要切除到筋膜层；对于侵袭性黑色素瘤需完整切除皮肤和皮下组织直到深筋膜层，不需要切除深筋膜，但如果病变累及到筋膜，需将筋膜和潜在的组织一并切除。

要点 5　在肢体上所有行局部广泛切除的切口必须纵向定位，这不仅有利于手术切口的一期闭合和限制淋巴管的破坏，还有利于复发病例的再次切除。对于躯干切口的定位可根据病灶的解剖位置选择产生最小皮肤张力的切口。在手指或脚趾的恶性黑色素瘤，根据广泛切除的要求通常采取截指/趾手术。对于临床分期为 II 期以上的皮肤恶性黑色素瘤（cutaneous malignant melanoma，CMM）患者，必须进行区域淋巴结根治性清扫。

病例 6　内生软骨瘤

【病史采集】

患者陈某，女性，36 岁。患者于 3 天前发现右手疼痛、红肿，活动欠佳，无昏迷、恶心、呕吐、心慌、胸闷等不适，在医院行右手 X 线示右手第 2 掌骨内生软骨瘤，右手 CT+三维重建示右手第 2 掌骨远端骨肿瘤样病变，患者欲行进一步诊治，遂来就诊，门诊以"内生软骨瘤"收入院。患者自发病以来，精神睡眠尚可，饮食佳，大小便正常，体力、体重无明显改变。

【影像学检查】

术前影像学检查如图 3-16 所示。

【影像及病理诊断】

影像诊断：X 线、CT 提示右手第 2 掌骨内生软骨瘤。

病理诊断：行手术治疗，病理结果（图 3-17）示右手第 2 掌骨内生软骨瘤。

手术方式：行开窗+病灶清除术+无水乙醇灭活，行人工骨植骨术，手术中所见如图 3-18 所示。

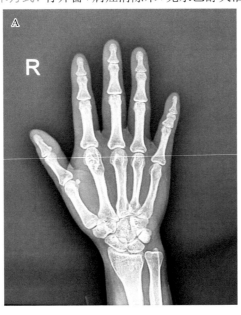
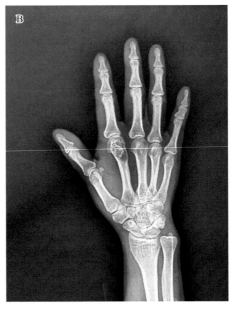

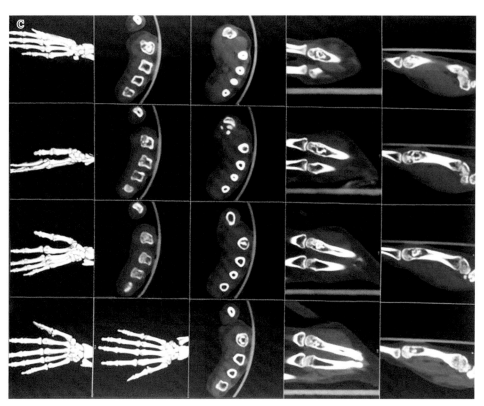

图 3-16 病例 6 术前影像学检查

A、B.右手 X 线片；C.右手 CT+三维重建

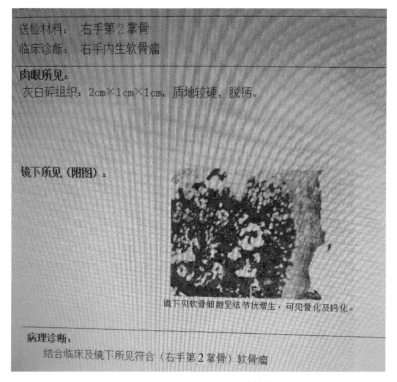

图 3-17 病例 6 患者病理送检报告

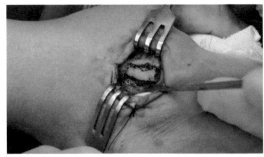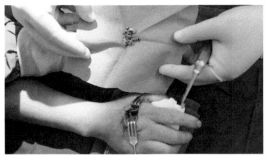
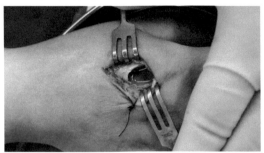

图 3-18 病例 6 术中所见

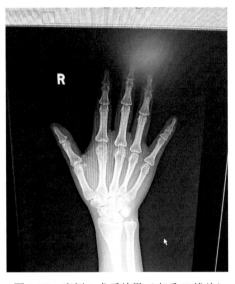

图 3-19 病例 6 术后效果（右手 X 线片）

术后效果如图 3-19 所示。

【病例分析要点】

内生软骨瘤是良性软骨性肿瘤，是手部最常见的骨肿瘤。大约有 35% 的内生软骨瘤发生在手部。内生软骨瘤占手部骨肿瘤的 90%。单发病变多发于 40 ～ 50 岁，大多数病变发生在 10 ～ 40 岁。近节指骨最多见，其次是掌骨和中节指骨。腕骨极少受累，但有报道发生在舟骨、月骨、头状骨。

患者初诊表现局部肿胀、没有疼痛，或者微小创伤后病理骨折。有的在拍片时意外发现。在放射平片上表现为界线明确的溶骨性病变，有的分叶。有的在基质中有钙化。软组织蔓延不典型，提示肿瘤的侵袭力比较强。

仅仅依靠放射平片而不用 CT 和 MRI，就能够对相当多的内生软骨瘤做出准确诊断。

对于小的没有症状的病变采取观察，对于大的有症状的内生软骨瘤或者可疑病变采取活检或刮骨术治疗。

手术采用背侧或外侧切口。用小切口活检，用冷冻切片证实诊断，然后用充分切口手术刮除肿瘤。刮除不彻底是复发的原因。从髂骨或桡骨远端取骨植骨最常用。用异体骨移植效果同样良好。大量病例报道刮骨术后复发率约为 4.5%。术后鼓励患者早期活动预防关节僵硬。内生软骨瘤恶变为软骨肉瘤非常罕见。

病例 7　拇长伸肌腱自发性断裂

【病史采集】

患者袁某，男性，33 岁。

主诉：左拇指外伤后活动受限 1 周。

现病史：患者于 1 周前健身时不明原因致左拇指外伤，即感疼痛并左拇指背伸功能障碍，无昏迷、恶心、呕吐、心慌、胸闷等不适，未经特殊处理。患者为行进一步治疗，来就诊，门诊以"左拇长伸肌腱损伤"收入院。患者自发病以来，精神睡眠尚可，饮食佳，大、小便正常，体力、体重无明显改变。

术前资料如图 3-20 所示。

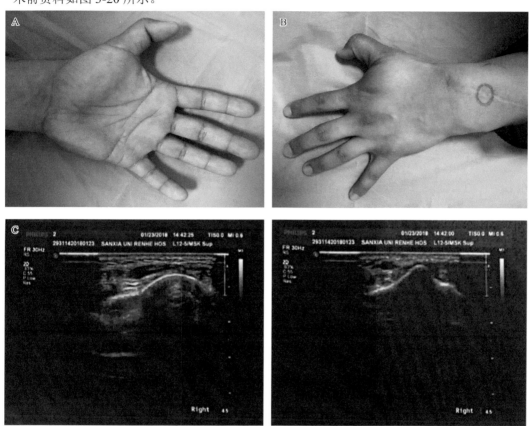

图 3-20　病例 7 术前资料

A. 左手掌面观；B. 左手背面观；C. 左手肌腱彩超

肌腱彩超示左手拇长伸肌腱于利斯特（Lister）结节处及稍近端变细，可见少许肌纤维连接，肌腱不滑动，肌腱周边可见液性暗区。考虑左手拇长伸肌腱损伤并大部断裂，肌腱周围少量积液。

术中过程如图 3-21 所示，手术方式：左拇长伸肌腱探查+止点重建术。

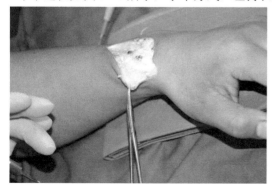
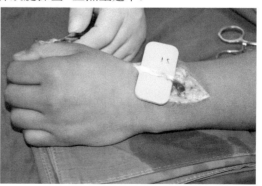

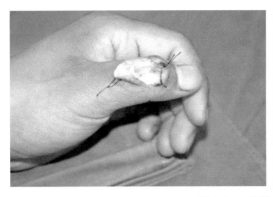
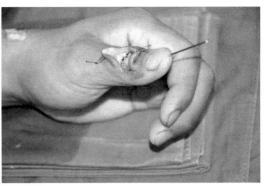

图 3-21　病例 7 手术中过程

术后资料如图 3-22 所示。

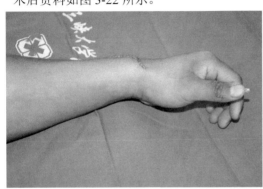
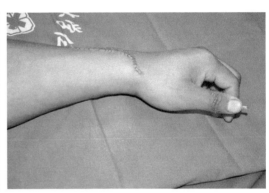

图 3-22　病例 7 术后资料

【病例分析要点】

正常的拇长伸肌腱非常坚韧，不易发生断裂，没有明显的外伤史或轻微的动作引发的肌腱断裂称之为自发性肌腱断裂，临床上较少见，易于误诊而延误治疗。

拇长伸肌腱自发性断裂要重视其病因的诊断。根据临床研究，其致病原因有以下几个方面：

（1）桡骨远端骨折复位不良导致拇长伸肌腱长期强力的滑动造成局部滑膜充血、水肿、粘连、瘢痕形成，导致自发性肌腱断裂。

（2）痛风、类风湿是该病发生的主要原因，类风湿主要为滑膜病变，炎症可侵袭肌腱和骨骼，造成肌腱菲薄和骨骼的不规则，在两者的作用下容易引起肌腱断裂。

（3）腱鞘炎、慢性劳损也可引起肌腱自发断裂，或者因为这些疾病而行局部封闭治疗，导致肌腱自发性断裂。

对于本病的诊断，在了解病史和进行准确的体检后，对本病的诊断并不困难。辅助检查三维CT 可有助于早期诊断，但是价格过于昂贵，不能作为常规检查。对拇长伸肌腱的诊断超声检查能够更快、有用，且有利于术前规划。

自发性肌腱断裂，由于肌腱断裂前长时间受到磨损、病变侵蚀，断端多增厚而不整齐，难以直接缝合。在术中均发现肌腱有明显的回缩或缺损，修复起来较为困难。据临床研究直接缝合起来的肌腱，2 周后再次断裂的风险较大，增加了患者的负担和术后肌腱粘连的发病率。所以修复自发性肌腱断裂，选择端端吻合的方法需慎重，我们认为在这种手术首先考虑肌腱移植或肌腱转位。

病例 8 急性化脓性腱鞘炎

【病史采集】

患者陈某，男，53岁。

主诉： 右中指刺伤后红肿疼痛并活动受限1天。

现病史： 患者于1天前在家杀鱼时不慎被鱼刺刺伤右手中指，未行特殊处理，后手指出现红肿疼痛不适，屈伸活动受限，活动时疼痛明显加重。

入院情况： 生命体征平稳，右中指红肿明显，呈半屈曲状态，主动屈曲手指活动受限，被动活动时手指疼痛明显加剧，鞘管区压痛明显。

【病史资料】

术前情况： 右中指明显红肿，屈伸活动受限，压痛明显（图3-23）。诊断：右中指急性化脓性腱鞘炎。

术中情况： 臂丛麻醉下行右中指鞘管切开引流+置管冲洗术，分泌物送细菌培养，行全身抗感染治疗（图3-24）。

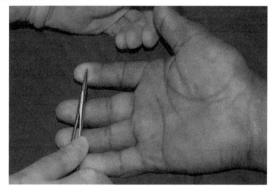
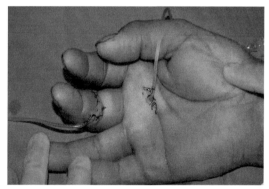

图 3-23 病例 8 术前情况　　　　图 3-24 病例 8 术中情况

术后分泌物细菌培养报告如图3-25所示。

检出细菌：嗜水气单胞菌											药敏方法：KB
抗生素	**测定值**	**方法/单位**	**耐药**	**敏感**	**解释**	**抗生素**	**测定值**	**方法/单位**	**耐药**	**敏感**	**解释**
阿米卡星	20	KB(mm)	<=14	>=17	敏感	庆大霉素	20	KB(mm)	<=12	>=15	敏感
头孢唑啉	20	KB(mm)	<=14	>=18	敏感	头孢呋辛	22	KB(mm)	<=14	>=18	敏感
头孢噻肟	32	KB(mm)	<=14	>=23	敏感	头孢他啶	30	KB(mm)	<=14	>=18	敏感
头孢西丁	24	KB(mm)	<=14	>=18	敏感	哌拉西林/他唑巴坦	24	KB(mm)	<=17	>=21	敏感
亚胺培南	20	KB(mm)	<=13	>=16	敏感	美罗培南	22	KB(mm)	<=13	>=16	敏感
氨曲南	22	KB(mm)	<=15	>=22	敏感	左氧氟沙星	30	KB(mm)	<=13	>=17	敏感
环丙沙星	32	KB(mm)	<=15	>=21	敏感	复方新诺明	30	KB(mm)	<=10	>=16	敏感
阿莫西林/克拉维酸	18	KB(mm)	<=13	>=18	敏感						

图 3-25 病例 8 细菌培养及药物敏感试验结果

【病例分析要点】

要点1 患者大多都有手指的外伤史，感染大多是由手指掌侧横纹的刺伤引起，也可由于指掌面皮下感染蔓延或脓肿切开误伤腱鞘引起，而血源性感染较少见。由于鞘管内血管少，营养肌腱的滑液为感染提供了有利的条件，一旦发生感染，炎症很快从鞘管的一端扩散到另一端，尤其是拇指、小指滑液囊的感染，还可通过桡侧或者尺侧滑囊迅速向腕部扩散，并可波及前臂。在纤维鞘管内的有限空间内，炎症常破坏血液循环，加上渗出液的压力常导致肌腱坏死；如肌腱未坏死得以保留，待感染消退，由于纤维组织的增生肌腱发生粘连，将限制肌腱的滑动，影响手指的功能。

要点 2 急性化脓性腱鞘炎是手部一种严重的感染，发病迅速，典型的化脓性腱鞘炎症状是，患指均匀红、肿，呈腊肠样；手指呈半屈曲状态；手指的主、被动伸指可引起剧烈的疼痛；沿整个鞘管均有明显的压痛。

要点 3 腱鞘的感染早期治疗很重要，一旦确诊，应立即行切开引流术，并积极行全身抗感染治疗，否则感染会很快破坏肌腱，并将引起肌腱坏死、粘连，造成严重的功能障碍。手术治疗应避免大范围切开手指及腱鞘以防感染扩散，从手指远端及近端的侧方分别做切口，暴露腱鞘后于鞘管上开两个小窗，清理脓液，由近端向远端冲洗鞘管，于窗口处置入一冲洗引流管，缝合固定后定时冲洗，如怀疑有异物存留可于刺入点做切口清理异物。待感染控制（冲洗液清凉，手指红肿消退，活动时疼痛明显缓解）后拔除引流管。

病例 9　慢性化脓性腱鞘炎

【病史采集】

患者周某，女性，57 岁。

主诉：右示指肿胀 3 年，疼痛并屈伸活动受限半年。

病史：患者于 3 年前无明显诱因出现右示指肿胀不适，未行特殊处理。半年前症状加重，右示指肿胀疼痛并屈伸活动受限，行抗炎治疗后好转，1 个月后再次复发，行中药熏洗等治疗后效果不佳。患者既往体健，无结核及糖尿病等病史。体检：右示指肿胀，沿屈指肌腱走行区软组织质硬，呈条索状，压痛（+），主动屈曲活动受限，被动伸指疼痛加重。

【病史资料】

术前影像学检查如图 3-26 所示。

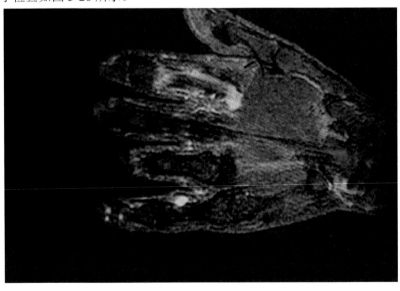

图 3-26　病例 9 术前 MRI

右手 MRI 示：考虑右手示指指深/浅屈肌肌腱炎性病变、并积液。

诊断：右示指慢性化脓性腱鞘炎。

术中所见及病理学检查如图 3-27 所示。

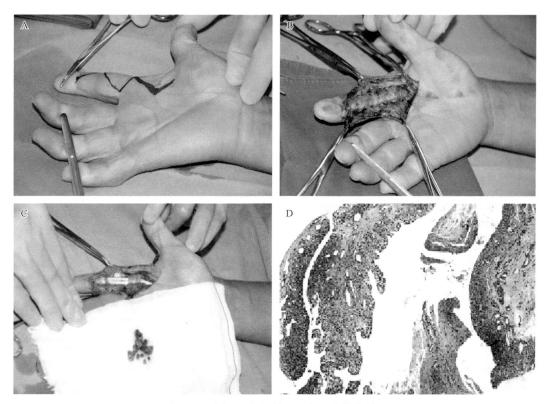

图 3-27　病例 9 术中所见及病理学检查结果

A. 术中见鞘管增粗，呈条索状；B. 手术切口设计，连续"Z"形切口；C. 清理鞘管内增生及滑膜组织，切除 A2、A4 滑车以外的鞘管，预防弓弦畸形；D. 病理学检查结果显示大量炎性细胞浸润，滑膜增生

【病例分析要点】

要点 1　慢性化脓性腱鞘炎患者多为手指肿胀疼痛，病史长，追问病史多有手指刺伤等外伤病史，行抗炎治疗后好转，后多次复发迁延不愈导致慢性炎症。

要点 2　多数患者需要手术切开探查，清理炎性增生病变组织。

要点 3　与急性化脓性腱鞘炎治疗不同，该类患者手术切口设计多选择"Z"形长切口，彻底暴露鞘管内部，避免切口与肌腱走行平行，减少术后粘连。

要点 4　慢性感染患者炎症相对较轻，以滑膜及肉芽组织增生为主，肌腱及腱鞘破坏较轻；术中尽量彻底暴露鞘管，清除肉芽、滑膜及变性的腱鞘组织，保留重要的 A2 和 A4 滑车，预防弓弦畸形。

要点 5　术后联合抗感染治疗，早期指导患者行患指屈伸功能锻炼。

病例 10　肘管综合征

【病史采集】

患者冯某，男性，60 岁。

主诉：右手麻木 2 年余加重伴手部畸形 1 年余。

现病史：患者于 2 年前无明显诱因下出现右手麻木，1 年前病情加重并出现右手爪形手畸形。

【影像学检查】

术前检查如图 3-28 ～图 3-31 所示。

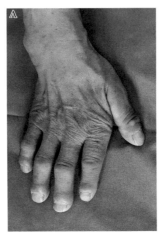
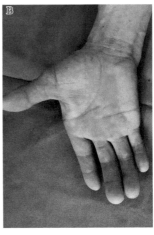

图 3-28　病例 10 术前所见

A. 右手背；B. 右手掌

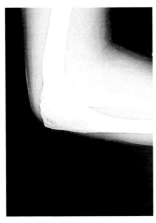
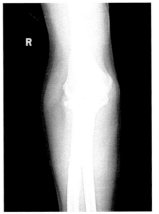

图 3-29　肘关节正侧位片

肘关节未见明显骨性结构异常及畸形

感觉传导速度				
Nerve	LAT	AMP	CV	Dist
	ms	μV	m/s	mm
尺神经 感觉 右				
指 Ⅳ - 腕	?	?	?	
正中神经 感觉 右				
掌 - 腕	2.61	29.0	53.6	140

运动传导速度				
Nerve	Lat	Amp	Dist	CV
	ms	mV	mm	m/s
尺神经 运动 右				
腕 - ADM	6.50	0.70↓	50.0	
肘下 - 腕	19.4	0.41↓	240	18.6↓
肘上 - 肘下	23.2	0.63↓	80.0	21.1↓
正中神经 运动 右				
腕 - APB	3.34	6.9	50.0	
肘 - 腕	7.40	7.0	220	54.2

图 3-30　肌电图示右上肢尺神经损害

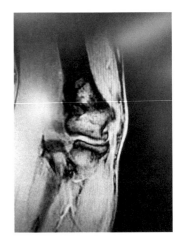

图 3-31　右上肢尺神经 MRI 成像

右上肢尺神经于鹰嘴旁走行迂曲，
变细，考虑损伤

体格检查：右手掌尺侧及尺侧一个半指感觉麻木，手部大、小鱼际肌、骨间肌萎缩，环指、小指呈轻度爪状手畸形，屈指、屈腕可，手指内收外展障碍，夹纸试验（+），夫劳门特（Froment）征（+）及肘部尺神经走行区蒂内尔（Tinel）征阳性。

初步诊断：右上肢肘管综合征。

术中所见如图 3-32 所示。

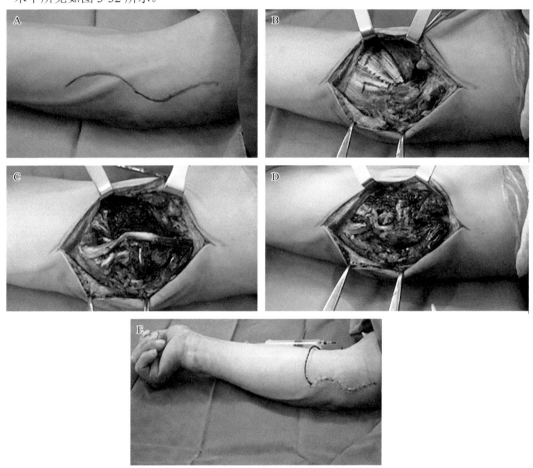

图 3-32　病例 10 术中所见

A. 设计肘部"S"形切口；B. 暴露尺神经，见尺神经于尺神经沟卡压，变性，设计尺神经肌内前移通道切口；C. 尺神经外膜松解，打通旋前圆肌及尺侧腕屈肌内隧道；D. 肌瓣转位；E. 闭合创面并放置负压封闭引流管

术后效果：患者术后右手尺侧及右手小指及环指尺侧半感觉恢复，连续随访未见手部畸形。

【病例分析要点】

要点 1　肘管综合征是尺神经在肘部及周围位置因卡压而导致进行性损害的临床症候群，以进行性的手内肌萎缩无力和手尺侧麻木为主要表现。

要点 2　肘管是肱骨内上髁与尺骨鹰嘴之间窄而深的沟，前为内上髁，后为鹰嘴，管底为尺神经沟，内上髁与鹰嘴之间由腱膜覆盖，形成骨性纤维鞘管，尺神经、尺侧上副动脉或尺侧后返动脉由肘管中通过。

要点 3　肘管处尺神经慢性压迫病因目前还没有肯定的结论，目前推测可能源自缺血或机械性压迫等，后者包括肘关节反复屈伸、创伤后瘢痕、异位肌肉或直接压迫等。肘关节周围骨折本身或与之相关的手术都可能造成尺神经急性损伤，并引起症状。尺神经半脱位也可能引起肘管综合征。

要点4　肘管综合征的诊断主要通过病史、体格检查和神经电生理检查相结合来确诊。早期电生理诊断检查多无阳性结果，因此诊断依赖临床检查。患者主诉通常包括小指和环指感觉异常和麻木，肘关节和前臂内侧灼痛。肘关节处或近端神经走行路线上 Tinel 征阳性。另外一种诱发试验敏感度和特异度都更好，做法是屈肘关节时指压肘管内或其近端尺神经，诱发症状出现或加重症状视为阳性表现。尺神经受压严重表现为环指、小指"爪形手"、尺神经支配肌萎缩及 Froment 征和 Watenberg 征阳性。

神经电生理检查可以有效判断神经的受损程度，同时还可以有效排除胸廓出口综合征、腕尺管综合征及臂丛神经损害等。但神经电生理检查为有创检查，不能对神经损伤位置进行有效显示，同时对周围神经纤维粘连和占位性病变也难以做出有效鉴别，继而无法诊断病因。正常神经在高频超声声像图上表现为平行排列、纵切面条索状的低回声束，被线状高回声带分隔，横切面表现为被高回声包绕的类圆形。神经损伤在高频超声声像图上表现为回声降低，局部存在神经增粗，没有带状强回声。基于高频超声检查的高分辨率优势，通过对尺神经的最大直径、横截面积、回声变化及是否存在异常回声等进行测量来分析尺神经卡住部位及原因。磁共振神经成像技术能对局部肌肉失神经变化及神经异常清晰显示，还能有效评估神经卡压点及周围解剖结构的变化，基于磁共振神经成像技术可对尺神经受损部位、受损程度及受损原因等准确辨识，可将其作为临床电生理检查的重要补充。相比于高频超声技术，磁共振神经成像技术对于软组织的成像对比度更高，更有助于将单个神经束增粗、破坏及消失等异常进行显示，能更好地显示神经所支配肌肉所发生的变化，因此磁共振成像技术在尺神经卡压诊断方面具有更高的敏感性和特异性。

要点5　早期、症状较轻患者可行保守治疗，中、重度患者必须手术治疗。单纯松解及尺神经前置均是肘管综合征临床治疗常用术式。单纯尺神经松解主要是通过将肘管支持带切开来达到松解尺神经的目的，该术式操作简单方便、手术时间较短，基本不会对尺神经及肘关节造成影响，因此近年来在临床上得到了广泛应用。但单纯松解术不适用于肘管综合征复发性病例、肘管骨性狭窄病例及尺神经半脱位病例等。尺神经前置术式主要通过将尺神经进行前置来缓解肘关节屈伸活动过程中尺神经受到的拉力及张力，同时还可有效消除尺神经卡压因素，因此该术式在一段时间内逐渐发展成为临床上最常用的术式。

近些年随着内镜技术的不断发展，内镜下尺神经松解术及尺神经前置术均在临床中得到了快速的推广应用。但就现阶段来说，具体该选择内镜手术还是开放性手术目前仍存在较大的争议。通常情况下尺神经肘部存在较多的潜在卡压点，由于内镜下操作空间及操作视野相对有限，因此难以对所有的潜在卡压点进行辨识。同时内镜手术对于操作者具有较高的技术要求，这些问题在一定程度上限制了内镜手术治疗的进一步发展。由于内镜手术治疗患者恢复时间短、并发症发生率低等优势，其将是肘管综合征手术治疗的发展方向。

病例 11　动静脉造瘘

【病史采集】

患者乔某，男性，71 岁。

主诉：发现肌酐高半个月。

现病史：患者半个月前体检发现肌酐高，当时查肌酐 737.1μmol/L，尿素 25.37mmol/L，考虑肾功能异常，平时一般情况可，无头痛、头昏，无乏力、纳差，无恶心、呕吐，无心悸、气短，无胸闷、胸痛等不适，有双下肢水肿，遂在当地医院住院治疗，住院期间查血红蛋白 75g/L、白蛋白 29.3g/L、血钾 5.94mmol/L、eGFR 5.5ml/min，完善相关辅检（具体不详）后诊断考虑慢性肾脏病 5 期、肾性贫血，高血压 2 级。

既往史：既往有高血压病史 10 年余，有糖尿病病史 10 年余。2000 年行右肾摘除术（具体不详）。有输血史（具体不详）。否认药物过敏史。

体格检查：体温 36.8℃，脉搏规则、74 次/分，呼吸规则、18 次/分，血压 156/74mmHg，神志清楚，查体合作。双肺呼吸音清，未闻及干、湿啰音。心率 74 次/分，律齐，心音有力，腹平软，肝脾肋下未触及，全腹无压痛及反跳痛，双下肢无水肿。SPO_2 98%。

辅助检查：08-25 肺部 CT 显示右肺结节灶，支气管疾患，主动脉弓及冠脉分支部分钙化。肝功能：白蛋白 30.60g/L；肾功能：尿素 26.43mmol/L，肌酐 986.10μmol/L，尿酸 384.24μmol/L，碳酸氢根 22.67mmol/L，胱抑素 C 5.45mg/L。

诊断：①肾衰竭；②慢性肾脏病 5 期，肾性贫血；③高血压；④ 2 型糖尿病；⑤慢性支气管炎；⑥冠状动脉钙化；⑦腔隙性脑梗死；⑧左肾囊肿。

左上肢血管彩超检查如图 3-33 所示，左上肢桡动脉、头静脉、贵要静脉走行正常，桡动脉内径约 0.25cm，流速约 1.27m/s，头静脉内径约 0.16cm，流速约 0.11m/s，内未见明显异常回声。

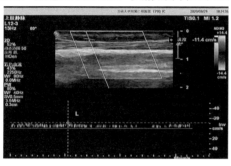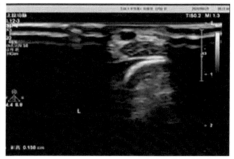

图 3-33　病例 11 左上肢血管彩超

CDFI：各动静脉血流信号充盈可。左上肢桡动脉、头静脉、贵要静脉声像图未见明显异常。

【操作步骤】（以头静脉-桡动脉端侧吻合为例）

1. 患者取仰卧位或坐位，手术侧上肢外旋外展，平放于手术操作台上。用手术画线笔或甲紫溶液棉签标记动静脉血管走行（图 3-34）。

2. 常规碘伏消毒、铺巾。

3. 1% 利多卡因局部浸润麻醉，也可以采取臂丛麻醉。

4. 在桡动脉和头静脉之间纵行切开皮肤 3～4cm，有时根据血管走行也可采用横切口或其他形状切口，切口的选择应尽量充分暴露桡动脉及头静脉，便于分离血管。若动脉与静脉相距较远，也可在动脉和静脉侧分别做两个纵行切口。

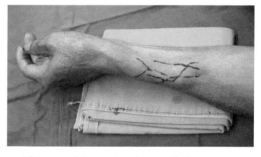

图 3-34　病例 11 术前标记动静脉血管走行

5. 血管钳分离皮下组织，寻找并游离头静脉，结扎并切断近心端分支，分支血管靠近头静脉主干的残端留取不宜过短，以免结扎时引起头静脉狭窄。

6. 头静脉游离长度为 2～3cm，以能搭到桡动脉处为宜，远端穿 1 号或 0 号丝线备用。

7. 术者示指触及桡动脉搏动，游离皮下组织，血管钳分离腕掌侧韧带，用弯血管钳前端挑出动脉鞘，穿一根专用皮筋牵拉，打开动脉鞘，小心分离与之伴行的静脉，游离桡动脉 1.0～1.5cm 并结扎分支，再穿一根专用皮筋备用（图 3-35）。

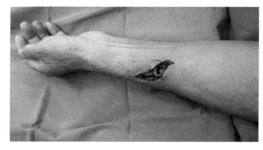

图 3-35　充分暴露桡动脉及头静脉

8. 用血管钳挑起已游离好的头静脉并确保头静脉无扭曲，近心端夹血管夹，远心端结扎。在远心端斜行剪断头静脉，斜面应与动脉走行平行。5ml 注射器接无创针头（可用 18 号或 20 号无翼套管针外芯），1：1 肝素生理盐水（肝素 100mg：生理盐水 100ml）注入头静脉管腔冲洗残余血液，如头静脉细小，可作液性扩张。

9. 血管吻合（图 3-36）

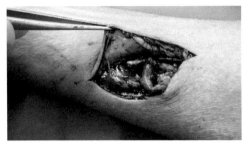

图 3-36　病例 11 术中血管吻合

（1）端侧吻合：将桡动脉控制皮筋提起，两端夹血管夹，将两侧皮筋用血管钳固定，注意张力不宜过大，以免引起血管痉挛。用眼科剪尖刺入桡动脉，或用手术刀尖（11 号尖刀）刺破桡动脉，眼科剪沿该破口剪开桡动脉 6～8mm 的纵向切口，肝素生理盐水冲洗血管腔。先在 2 个交叉点端缝合 2 个标记线，用 7-0 无创伤血管缝合线穿过桡动脉切口近心端（从外侧壁进针，从内侧壁穿出），再从头静脉断端钝角处（近心端）穿出（从静脉内侧壁进外侧壁穿出），打结固定近心端，注意至少打 4 个结。锐角处（远心端）穿过另一根缝合线作为静脉牵引线。助手提拉牵引线，充分暴露桡动脉侧切口下侧壁。用刚打完结的一根缝合线做连续外翻缝合，注意从动脉外膜穿入，内膜穿出，再从静脉内膜穿入，外膜穿出。缝合至吻合口远心端后，用原来的牵引线从动脉切口远心端穿出并打结固定，至少 4 个结。然后用其中一段与助手的牵引线打结固定，另一端继续向近心端连续缝合动静脉，缝至近心端后与原来的缝合线残端打结固定，至少打 6 个结。若静脉管腔较细，为避免吻合口狭窄，上壁可采用间断缝合。间断所有缝线残端，缝合完毕。缝合过程中应间断用无创针头注入肝素生理盐水冲洗，湿润血管腔。在缝合最后一针前，再次用低浓度的肝素生理盐水冲洗血管腔，血管腔充盈后缝合最后一针，然后与标记线打结。助手将桡动脉控制皮筋提起，阻断桡动脉血流。

缝合完毕后，摆正血管吻合口的位置，先松开静脉夹，然后松开动脉夹。此时观察血管吻合口有无漏血及血流通畅情况。如有少量漏血，用湿纱布块轻轻压迫后即可止血。如漏血较多，要找准漏血点，用单针缝合。开放血流后，一般情况下，在静脉段均能摸到较为明显的血管震颤。

（2）端端吻合：动脉近心端夹血管夹，远心端结扎，于远心端切断动脉，若动脉管径较细，可剪一斜面。肝素生理盐水冲洗管腔，采用 7-0 尼龙线先作两定点吻合，并作牵引用，然后作动静脉前壁和后壁连续或间断吻合，针距间隔大约 1mm，吻合口大小以 6～8mm 为宜。吻合完毕后，打开动脉血管夹。

10. 用手触摸到吻合口血管震颤，说明内瘘通畅。若吻合口漏血速度快，可以补针，如轻度漏血，可以轻压吻合口数分钟，一般都能止血，必要时也可局部敷用凝血酶或生物蛋白胶。检查无渗血后，可给予庆大霉素 5ml 冲洗切口，缝合皮肤［注意缝合皮肤不宜过紧，以免压迫瘘口影响瘘的血流量（图 3-37）］。

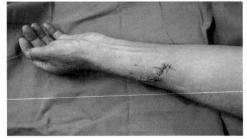

图 3-37　病例 11 术中缝合

【病例分析要点】

动-静脉内瘘的功能良好与否，很大程度上依赖于选择的血管状况，但内瘘的长期使用，仍有很多并发症发生。鼻咽窝动-静脉内瘘是上肢最远的内瘘，一旦闭塞后可改为前臂内瘘，增加了制作内瘘的部位，并具有以下优点：①桡动脉与头静脉位置靠近，易于吻合。②切口小且顺皮纹方向，愈合后不易察觉，对外观影响较小。③保持了桡动脉的连续性，不影响以后使用尺动脉行动-静脉内瘘术。④不易发生盗血综合征。⑤对心血管系统的影响较前臂内瘘小。⑥扩大了内瘘的穿刺范围。而前臂动-静脉内瘘由于前臂血管比较表浅，手术操作较简便，是目前普遍采用的建立内瘘的方法。

第四章 关节、足踝、运动医学

病例 1 单髁置换

【病史采集】

患者邵某，女性，68 岁。

主诉：双膝关节疼痛不适 2 年余。

现病史：患者于 2 年前无明显诱因出现双膝关节疼痛不适，活动受限。

典型临床表现：双膝关节疼痛，关节疼痛、绞锁、功能障碍，查体膝关节周围压痛、水肿，浮髌试验阳性。

【影像学检查】

术前及术后影像学检查如图 4-1 所示。

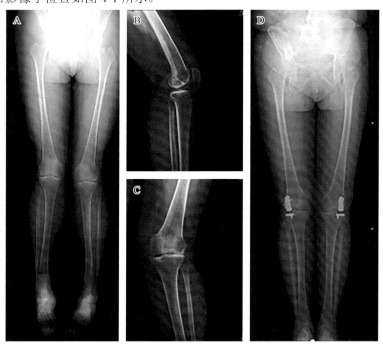

图 4-1 病例 1 术前、术后影像学检查

A. 术前下肢力线全长片；B. 右膝关节侧位 X 线片；C. 右膝关节正位后面观 X 线片；D. 术后下肢力线全长片

【诊断与治疗】

诊断：双膝关节骨关节炎。

治疗：双膝外侧单髁置换。

【病例分析要点】

要点 1 膝关节骨关节炎（knee osteoarthritis，KOA）是发病率最高、临床最常见、对个体和社会损害最大的骨关节炎（osteoarthritis，OA）之一。相对而言，KOA 是 OA 中发生发展阶段性最清晰、相应治疗方法和原则最明确、最适合阶梯性分级治疗的。KOA 虽然无明显致命性，致残

率也低于风湿性或类风湿关节炎，但由于其患病率较高，因此是对老年人生活质量影响最大的一种骨关节炎。

要点2 KOA 的基础治疗包括预防保健和治疗康复两个方面，贯穿于健康人——患者——恢复健康人的整个过程。它包括对患者进行科学的相关医疗科普教育、中医康健调理、辅助支具保护、现代科学的肌肉锻炼和适宜活动指导。药物治疗按药物使用途径分为外用药物、口服药物、肛门栓剂、静脉输入、关节腔内注射药物。药物作用范围分为局部用药和全身用药。根据药理作用分为糖皮质激素、非甾体类抗炎药。KOA 的修复性治疗包括关节镜清理术、关节软骨修复术及生物治疗，膝关节周围截骨术。KOA 的重建治疗包括膝关节部分置换术如膝关节单髁置换术（unicompartmental knee arthroplasty，UKA）、人工膝关节置换术。

要点3 膝关节单髁置换术用于治疗单间室 OA 已经有 50 余年历史。早期由于膝关节单髁置换术适应证把握不好、技术不成熟和假体设计缺陷等问题，导致疗效欠佳。近年来，随着手术技术成熟以及假体不断改进，UKA 得到快速发展，以术中创伤小、出血少、截骨量少、手术时间短、住院时间短、术后恢复快、关节本体感觉好、膝关节活动度大等优点而成为单间室膝关节炎的首选疗法。传统 UKA 仅适用于膝关节单间室退行性病变、年龄 > 60 岁、体重 < 82kg、对活动量要求较低、膝关节活动度 ≥ 90°、屈曲挛缩 ≤ 5°、内（外）翻畸形 < 15°，且没有感染症状的患者。近年来 UKA 手术指征有所扩大，身体质量指数、年龄、髌股关节、前交叉韧带功能不良已不是手术禁忌证。

要点4 绝大多数接受 UKA 者为内侧单间室 OA，但尚有 10% 患者为外侧单间室 OA。膝关节内外侧间室差异较大，内侧间室 OA 磨损的位置主要为前方区域，而外侧间室 OA 的后方磨损较明显。无论是外翻膝还是内翻膝，在运动时的下肢力线均主要经过内侧间室。一般来说，外侧 UKA 的手术适应证和禁忌证都类似于内侧 UKA，但外侧 UKA 的手术操作比内侧复杂，因为外侧 UKA 需要从外侧入路对股外侧肌进行部分切开，有时尚需对胫骨和股骨行部分截骨。而且内外侧间室置换所用的假体类型也存在差异，外侧 UKA 术后衬垫更易发生脱位。此外，UKA 术中还应常规注意做好麻醉监护、静脉输液、输血及导尿等管控。

要点5 UKA 术后常见的并发症为假体脱位和无菌性松动，较少见的有疼痛、感染、深静脉血栓、假体周围骨折、垫片脱位等。有研究发现，UKA 翻修率是全膝置换术（total knee arthroplasty，TKA）的 3 倍，最常见的失败原因是脱位、无菌性松动以及对侧间室疾病进展和不明原因的疼痛。一般认为无菌性松动是 UKA 早期失败的主要原因，可能是由于截骨不够准确、软骨面残留和假体大小不合适等造成；而对侧间室内病变加重则是中晚期失败的主要原因，多为过度矫形引发的。针对上述原因，可通过术前综合评估患者膝关节病变情况、选择合适的假体、规范操作和提高手术熟练度等减缓其发生速度。当假体脱位和无菌性松动较轻时，可再次使用 UKA 进行翻修，而随着疾病进展，最终常需行 TKA。糖尿病、高血压等常为导致下肢深静脉血栓的诱因，术前的血栓风险评估、术后严格的抗凝治疗和早期患肢主被动活动。

病例2 肱骨外上髁炎

【病史采集】

患者柳某，女性，48 岁。

主诉：左肘关节疼痛不适 3 月余。

现病史：患者于 3 个月前无明显诱因出现左肘关节疼痛不适，保守治疗效果不佳。

典型临床表现：肘关节外侧痛，用力握拳、屈腕时加重，以致不能持物，伸肌腱牵拉试验阳性（Mills 征阳性），即伸肘握拳、屈腕、前臂旋前时，肘部外侧出现疼痛。

【影像学检查】

术前影像学检查如图 4-2 所示。

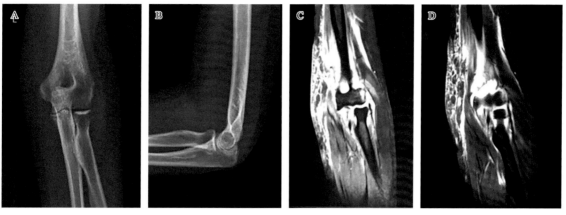

图 4-2 病例 2 术前影像学检查

A. 左肘关节伸位时正位片；B. 左肘关节屈肘时侧位片；C、D. 左肘关节 MRI

【诊断与治疗】

诊断：左侧肱骨外上髁炎。

治疗：左肘关节镜清理+肱骨外上髁肌腱止点清理术（图 4-3）。

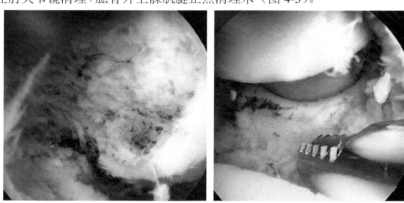

图 4-3 病例 2 术中关节镜下所见及肌腱止点清理、肘关节清理

【病例分析要点】

要点 1 肱骨外上髁炎是伸肌总腱起点处的一种慢性损伤性炎症，临床上常表现为肘部外侧疼痛，最常见于 40 ～ 60 岁的妇女，典型的症状包括手腕伸展活动时间过长的疼痛、手腕或肘部伸展受阻的疼痛以及休息时疼痛从肘部沿前臂向背部放射。

要点 2 肱骨外上髁炎的发病机制还不明确，通常它与肘关节的重复运动相关，前臂过度旋前或旋后位，被动牵拉伸肌和主动收缩伸肌将对肱骨外上髁处的伸肌总腱起点产生较大的张力，长期反复这种动作可引起肱骨外上髁处的慢性损伤。肱骨外上髁炎的基本病理变化是慢性损伤性炎症，通常炎症较为局限，有的仅在肱骨外上髁尖部，以筋膜、骨膜为主，有的在肱骨外上髁与桡骨头之间。炎症位置通常为压痛点位置。

要点 3 患者逐渐或突然出现肘关节外侧疼痛，在用力握拳及伸腕时疼痛加重，疼痛局限在肱骨外上髁、桡骨头之间，伸肌腱牵拉试验阳性即在伸肘，握拳，屈腕，然后前臂旋前肘关节外侧出现疼痛可初步诊断为肱骨外上髁炎。X 线检查虽然不能确诊肱骨外上髁炎，但有助于排除其他疾病。MRI 可为肱骨外上髁炎的诊断提供重要信息，主要表现为肱骨外上髁局部信号异常。根据患者病史，临床症状及影像学检查可有效提高诊断率。

要点 4　非手术治疗是肱骨外上髁炎的一线治疗，可有效解决 90% 的病例，非手术治疗包括物理治疗、非甾体抗炎药物、体外冲击波疗法、针灸等。近年新出现的治疗包括自体血液注射和富血小板血浆注射。体外冲击波治疗肱骨外上髁炎的机制不清，可能的机制包括直接刺激愈合、新生血管形成，对伤害感受器的直接抑制作用及阻断闸门控制的刺激机制。针灸是一种简单的对肌肉骨骼疾病的有益治疗，能缓解功能障碍和疼痛症状，但长期疗效仍不确定。自体血液注射可通过传递生长因子诱导成纤维细胞有丝分裂，触发干细胞和血管生成，可能促进血管生成和胶原形成。血小板血浆注射理论基础是血小板释放高浓度的血小板衍生生长因子促进伤口愈合，骨愈合，肌腱愈合。但血小板血浆注射疗效的报道存在争议。

要点 5　手术干预主要针对顽固性肱骨外上髁炎及非手术治疗失败的患者，需要接受手术的患者为 4% ~ 11%。手术重点为清理肱骨外上髁部退变性肌腱，修复或不修复肌腱组织。关节镜下手术最初是由 Baker 介绍并应用于肘关节病变的治疗，它被认为是一种微创高效的外科手术。它的主要优点是快速康复，尽管关于关节镜下手术的疗效报道满意率高，但肘关节镜下治疗肱骨外上髁炎有损伤桡神经及外侧副韧带的风险。本患者肱骨外上髁炎病史已有 1 年且经过数次封闭治疗疗效不佳，属于顽固性肱骨外上髁炎，有肱骨外上髁炎的手术治疗指征。在完善术前常规检查后对患者行左肘关节镜清理+肱骨外上髁肌腱止点清理术，术后恢复良好。

病例 3　肘关节骨关节炎

【病史采集】

患者赵某，男性，48 岁。

主诉：右肘关节疼痛不适 10 年余。

现病史：患者自诉肘关节疼痛不适 10 年伴活动受限，尤以屈伸活动后明显。

典型临床表现：肘关节疼痛，肘关节不能屈曲，活动受限。

【影像学检查】

术前影像学检查如图 4-4 所示。

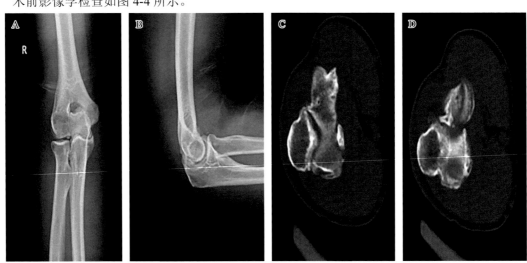

图 4-4　病例 3 术前影像学检查

A. 肘关节正位片；B. 肘关节侧位片；C、D. 肘关节 CT

【诊断与治疗】

诊断：肘关节骨关节炎。

治疗：肘关节镜下滑膜清理+游离体取出。

【病例分析要点】

要点 1　肘关节骨关节炎发病相对较少，多是由于肘关节长期反复的屈伸、旋转、承重，使肘关节软骨面不断受到摩擦、挤压与撞击，从而造成软骨损伤，引起软骨下骨硬化及囊性变、滑膜出现慢性炎症、关节囊增厚，经过一系列生化改变，最终代偿性形成骨赘增生，甚至形成肘关节游离体。

要点 2　原发性肘关节骨关节炎的发病率相对较低，中国西部某省份农村人口症状性肘关节骨关节炎发病率为 2.9%。有关肘关节骨关节炎的疼痛产生机制研究，一般认为肘关节骨关节炎发病与基因和某些特殊职业有关。疼痛来源于肘关节滑膜、关节囊、软骨下骨、增生骨赘对周围韧带的异常牵拉，机械刺激及撞击，长期疼痛所致肘关节周围肌肉的痉挛等。早先文献描述了重手工劳作与骨关节炎及关节炎的发展之间有关联。现在认为重手工作业是肘关节骨关节炎的一个重要易感因素。

要点 3　肘关节骨关节炎是以关节内病变为主的疾病，痛性僵直、机械症状和存在肥大的骨赘为其特征。根据 CT 可将肘关节炎分为四期，Ⅰ 期肘关节游离体形成伴有绞锁症状。Ⅱ 期肘关节冠突窝和鹰嘴窝骨赘形成伴有肘关节终末痛和活动受限，但肘关节间隙正常。Ⅲ 期肘关节间隙变窄（≥1mm）：Ⅲ a 期，运动弧≥80°；Ⅲ b 期，运动弧＜80°。Ⅳ 期，肘关节间隙消失（＜1mm）。根据肘关节炎的分期可进行对应的治疗。

要点 4　肘关节骨关节炎非手术治疗包括健康教育、功能锻炼、物理治疗、职业治疗等，也可以采用药物治疗，如抗炎镇痛类药物、氨基葡萄糖类药物和透明质酸钠。肘关节骨关节炎可选用口服药、外用药、局部注射药等多种方式，较常使用的是抗炎镇痛类药物、氨基葡萄糖类药物和透明质酸钠。此外，外源性注入高分子的透明质酸钠，还能刺激和诱导患者自身合成高分子的透明质酸钠，因此其长期治疗效果较好，克服了传统注射激素疗程短、容易损伤关节面软骨的缺点。

要点 5　保守治疗无效的选择可选择手术治疗，严重者肘关节骨关节炎往往需要手术治疗，常用的手术方式有切开或微创关节镜清理术、关节成形术、人工关节置换术及关节融合术等。近年来，关节镜下关节清理术逐步被关注，国外报道效果满意，能有效改善关节活动度。开放的关节清理术由于创伤大、出血多，术后切口并发症等导致肘关节功能较差，现已很少被医生推荐。随着关节镜设备和技术精进，关节镜下关节清理术及成形术逐步得到医患双方接受。人工肘关节置换术适用于类风湿关节炎引起的肘关节严重改变、肘关节强直，严重的创伤性肘关节炎，肱骨髁上骨折、肱骨远端骨折引起的骨折不愈合或畸形愈合等。而肘关节骨关节炎造成肘关节功能严重受限，疼痛明显，经其他治疗措施无效时，可以选用人工肘关节置换术。

病例 4　拇　外　翻

【病史采集】

患者秦某，男性，63 岁。

主诉：右足疼痛一年余。

现病史：2 年前无明显诱因致右足第 1 跖趾关节外翻，磨损疼痛，无昏迷，无恶心呕吐，无胸闷、呼吸困难等不适，保守治疗未见明显缓解，为进一步治疗，今日来门诊就诊，门诊以右足第 1 跖趾关节滑囊炎，右足拇外翻收住科室。

典型临床表现：右前足部疼痛，第 1 跖骨内侧骨赘形成，红肿。

【影像学检查】

术前影像学检查如图 4-5 所示。

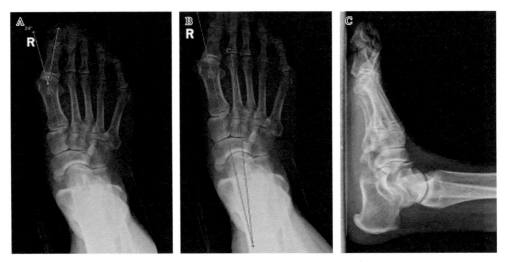

图 4-5　病例 4 术前影像学检查

A. 术前拇外翻角 24°；B. 术前跖间角 7°；C. 拇趾骑跨畸形

【诊断与治疗】

诊断：①右足轻度拇外翻。②右足骨质疏松、退行性变，跟骨骨刺形成。③右足副舟骨形成。④右足弓平直。

治疗：跖骨截骨术。

术后影像学检查如图 4-6 所示。

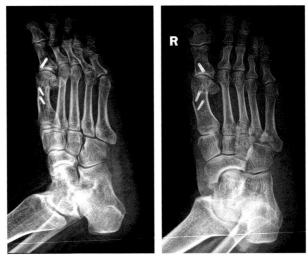

图 4-6　病例 4 术后影像学检查

【病例分析要点】

要点 1　拇外翻是指拇趾向外偏斜超过正常生理角度的一种足部畸形，是前足最常见的病变之一。拇趾的跖趾关节轻度半脱位，内侧关节囊附着处因受牵拉，可有骨赘形成。第 1 跖骨头的突出部分，因长期受鞋帮的摩擦，局部皮肤增厚，并可在该处皮下产生滑囊，如红肿发炎，则成为滑囊炎。严重者拇趾的跖趾关节髁产生骨关节炎，引起疼痛。第 2、3 跖骨头面皮肤因负担加重，形成胼胝。

要点 2　近年来拇外翻的发病明显增多。全球患病率为 23%～34%。女性发病多于男性，男女发病报道不一，总体为 1：(9～15)。拇外翻的发病与多种因素有关。一般认为有以下几种：①穿鞋不适；②遗传因素；③足结构异常；④其他。

要点 3 按拇外翻严重程度分类。

轻度拇外翻：20°＜拇外翻角（hallux valgus angle，HVA）≤ 30°，11°＜第 1～2 跖骨间角（intermetatarsal angle，IMA）≤ 13°；中度拇外翻：30°＜ HVA ≤ 40°，13°＜ IMA ≤ 16°；重度拇外翻：HVA ≥ 40°，IMA ≥ 16°。

Palladino 按照拇外翻的发展过程将其进程分为 4 期。

Ⅰ期：HVA 正常，IMA 正常，第 1 跖趾关节关系正常；Ⅱ期：HVA 不正常，IMA 正常，第 1 跖趾关节偏斜；Ⅲ期：HVA 不正常，IMA 不正常，第 1 跖趾关节偏斜；Ⅳ期：HVA 不正常，IMA 不正常，第 1 跖趾关节半脱位。

要点 4 非手术治疗：具体治疗方法包括帮助患者选择宽松甚至露趾的鞋子，穿戴拇外翻护垫、分趾垫及夜间使用外展支具，对拇趾籽骨下或外侧足趾跖骨头下有疼痛者使用跖痛垫，外侧的锤状趾，可穿用足趾套等。这些治疗能暂时缓解疼痛症状，但没有长期明确的矫形效果，要根治拇外翻需手术治疗。

要点 5 拇外翻外科治疗的依据：保守治疗无效，疼痛及畸形严重者可行手术治疗。拇外翻外科治疗的目的，首先是解除患者以疼痛为主的症状与恢复前足的功能，其次是矫正畸形。如果无临床症状就给予矫形，从长远看不一定是好事。拇外翻术式选择主要依据患者的病理变化，同时结合患者的年龄、身体状况、工作生活需要等因素综合考虑。自 1871 年以来，用于矫正拇外翻的手术治疗方法超过一百种，但还没有一个明确的共识哪一种方法是最有效的。

术式选择的原则：①确定患者的主要病理变化，术者应通过对患者的物理学、影像学检查与测量的结果确定患者主要的病理变化，即为术中所要治疗的主要问题。②以主要的病理变化为依据结合患者情况选择术式。同一病理变化，因患者的情况不同其术式也不同。如同为老年人的骨性关节炎型拇外翻，对体弱多病不能承受长时间手术或仅要求解除疼痛者可行较为简单的 Keler 手术；对体力劳动或喜好运动者可行第 1 跖趾关节融合术；而对要求术后跖趾关节有较好活动的白领患者可行人工跖趾关节置换术。

（1）Silver 手术适应证：用于矫正以 HVA 增大为主、其角度在 40° 以下，其他 X 线测量数据正常或接近正常及跖趾关节无骨性关节炎的病例，以及其他截骨手术的附加手术。该手术时由 Silver 医生于 1923 年报道的矫正拇外翻术式，由切除跖骨头内侧骨赘、松解外侧软组织，如切断拇内收肌腱和切开外侧关节囊、内侧关节囊加固缝合三部分组成。自此之后，有些学者对其进行了改进和完善。使此术式获得了全球骨科界的认可和广泛应用。它是当前临床中使用最多的矫正拇外翻的软组织手术。它可以单独应用于拇外翻矫形，还配合应用于需截骨治疗拇外翻的每一个手术。

（2）Scarf 手术适应证：用于 IMA 小于 15°、HVA 小于 40°，其他测量数据基本正常，年龄小于 60 岁跖趾关节无骨性关节炎的轻、中度拇外翻畸形矫正。Scarf 的英文词义为嵌接的意思，类似木工常使用的榫卯结构。该术式由 Meyer 医生于 1926 年报道在第 1 跖骨远端采用"Z"形截骨治疗拇外翻。之后又有学者进行改进与完善，逐步在国外获得应用。由于在跖骨颈部松质骨内截骨矫形，所以有截骨处愈合快、疗程短的优点。畸形矫正后用两枚螺丝固定截骨面具有很好的稳定性，方便患者尽早开始被动活动拇趾与跖趾关节，可避免跖趾关节的僵硬。但 Scarf 截骨后，已没有余地在跖骨头颈部再进行截骨，对于合并近侧关节固定角（proximal articular set angle，PASA）较大的患者，可加用近节趾骨基底的 Akin 截骨。如果患者有较大的第 1、2 跖骨间夹角合并较大的 PASA，不适合采用 Scarf 截骨术。

（3）Akin 手术：在近节趾骨近端做 Akin 手术具有矫正远侧关节固定角（distal articular set angle，DASA）或跖骨远端关节角（distal metatarsal articular angle，DMAA）增大、在远端做 Akin 手术具有矫正 IPA 增大的能力。另具有矫正拇趾旋转畸形的能力，在 1 处截骨可同时矫正 2 个或 3 个病理变化。多与其他手术一起使用，如纠正 HVA 时，行软组织手术后若 HVA 矫正的不彻底可在趾骨近端加行 Akin 截骨。

（4）谢弗尤（Chevron）［奥斯汀（Austin）］手术：该术有矫正 IMA 增大的功能，一般最多矫正量为 5° 左右。包括 Chevron 及以下改良类术式均有短缩跖骨 2mm 左右的弊端。为了克服这一缺点，截骨时在水平面上如果使截骨轴线从内斜向外侧远端，截骨移位矫正 IMA 后可延长跖骨。

无论拇外翻畸形的严重程度如何，对有症状性拇趾外翻的手术均能获得良好的疗效和较高的患者满意度。拇趾外翻手术后最常见的并发症之一是复发。拇外翻复发的发生率与扁平足的严重程度有关。

病例 5　马蹄内翻足

【病史采集】

患者刘某，女，50 岁。

主诉：右足疼痛十年余。

现病史：患者自诉 10 年前无明显诱因出现右足疼痛，疼痛呈持续性，无阵发性加重，每次疼痛明显时在当地卫生室行口服药物治疗后好转（具体用药及剂量不详），5 年前出现右足麻木感，长时间行走后疼痛明显，现感右足疼痛麻木逐渐加重。为进一步治疗，遂来住院。

典型临床表现：足部疼痛且明显畸形。

【影像学检查】

术前影像学检查如图 4-7 所示。

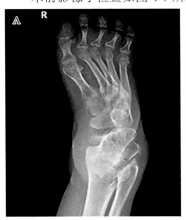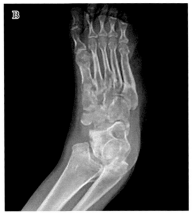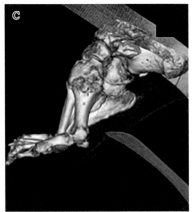

图 4-7　病例 5 术前影像学检查
A、B. 术前 X 线片；C. 右足 CT 三维成像

【诊断与治疗】

诊断：①右足内翻畸形；②右踝及右足骨质疏松。

治疗：踝关节融合术。

术后影像学检查如图 4-8 所示。

【病例分析要点】

要点 1　先天性马蹄内翻足是先天性足部畸形中最常见的一种，是小儿常见的一种严重影响足部外观和功能的畸形。出生后一侧或双侧足出现程度不等内翻下垂畸形（呈马蹄内翻状）。轻者足前部内收、下垂、足跖面出现褶皱，背伸外展有弹性阻力。其发病率约占存活儿童的 1‰，本畸形有家族史，男女之比为 2∶1。尽管大部分为散发病例，但有文献报告，本畸形有家族性，属于常染色体显性遗传伴不完全外显率。双足畸形占 50%。

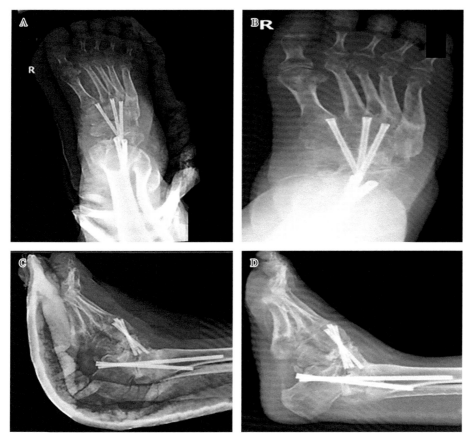

图 4-8 病例 5 术后影像学检查

A. 术后正位片；B. 术后 1 年正位片；C. 术后侧位片；D. 术后 1 年侧位片

要点 2 关于马蹄内翻足的病因，目前还不十分明确，但研究者提出几种理论。其中一种理论认为是骨发育异常，由于距骨内的原始胚浆缺陷，引起距骨持续性跖屈和内翻，进一步继发多个关节及肌肉肌腱等软组织改变。另一理论认为是神经肌肉缺陷，多个神经肌肉单位内的原发性软组织异常，引起继发性骨性改变。

要点 3 马蹄内翻足的主要畸形包括：①前足内收；②踝关节跖屈；③跟骨内翻；④继发性胫骨远端内旋。尽管畸形严重程度不尽一致，但整个足可以处于跖屈和内翻的位置伴前足内收及高弓畸形。畸形如不很严重，则仅有轻度的趾屈内翻畸形。严重的马蹄内翻足多伴有胫骨内旋，踝关节、跗骨间关节及距下关节也都有相应异常改变。距骨也常有变形，它们可能在距跗关节发生倾斜，或者距跗关节可能正常，但距骨干本身发生内收变形。如果马蹄内翻足未经治疗，晚期骨骼将产生许多适应性改变，这些骨性改变取决于软组织挛缩的严重程度和负重走路的影响。在未经治疗的成年人中，某些关节可能自发融合，或因继发挛缩而产生退行性改变。

要点 4 一般分为松软型（外因型）与僵硬性（内因型）松软型畸形较轻，足小，皮肤及肌腱不紧，容易用手法矫正。僵硬性畸形严重，跖面可见一条深的横行皮肤褶皱，跟骨小，跟腱细而紧，呈严重马蹄内翻、内收畸形，手法矫正困难。

要点 5 足的初期临床检查和进行治疗应取决于临床判断和 X 线片检查，标准的 X 线片拍摄技术甚为重要，在拍摄过程中，技术员应接受医生的指导。一般不需要 X 线检查即可诊断，但 X 线检查在确定内翻、马蹄的程度以及疗效评价上具有重要意义。手术之前一般常规应用手法按摩矫形和石膏固定矫形。

要点 6 非手术治疗

（1）潘塞提（Ponseti）矫形法：为国际流行的矫正方法。强调早期，Ponseti 医生报道出生 5 天后，新生儿度过最初适应期，即可开始治疗，治疗分为 2 个阶段：①应用专业的手法矫形、连续的系列石膏固定及经皮跟腱切断术，使畸形得到完全矫正；②在畸形完全矫正后佩戴足外展矫形支具，直至复发。Ponseti 方法在 9 月龄以前开始治疗最有效。由于使患儿避免了广泛的软组织松解手术，减少了远期并发症，结合国外随访报道远期疗效佳，肯定了 Ponseti 方法是一种很好的早期治疗先天性马蹄内翻足的保守疗法。Ponseti 法治疗前后内侧软组织手术松解后复发的内翻足是一种有效的、无创的、效果良好的治疗方法。

（2）手法板正：适用于 1 岁以内的婴儿，在医生指导下家长配合作手法板正。复位时使患足外翻，外展及背伸，每日 2 次。手法应轻柔，避免损伤，矫正适度即可。畸形矫正后用柔软绷带，由足内距面向足背外方向缠绕，固定足于矫正位。如畸形显著改善，脚的外展背伸弹性抗阻力消失，即可改换为矫形足托，维持矫正位到患儿满 1 周岁后。即使畸形未完全矫正，也可使痉挛的软组织变得松弛，为进一步治疗奠定良好基础。

要点 7 手术治疗大体分为软组织松解术和骨性手术两类。非手术治疗效果不满意或畸形复发者，可考虑手术治疗。常用的手术方法：①跟腱延长术；②足内侧挛缩组织松解术；③三关节融合术。

（1）跟腱延长术适应证：1 岁以上幼儿马蹄矫形严重，主要是后脚跖屈畸形不能用手法按摩矫正者。踝关节的背屈受限导致的马蹄足畸形是跟腱延长的适应证，应与前足跖屈导致的外形马蹄区分。严重后足马蹄畸形者应考虑到皮肤的延长，应选择弧形或"S"形切口为好。位于跟腱内侧的迷走腱应切断。术后长腿石膏管型固定，膝关节呈半屈位，踝关节背屈 $0° \sim 5°$ 位，$4 \sim 6$ 周拆除石膏，外部支具保护、矫形 $6 \sim 9$ 周。

（2）足内侧挛缩组织松解术适应证：手法矫正不能治愈的僵硬性马蹄内翻足患儿为其指征。另外，凡是经治疗而跟骨的马蹄和内翻难以矫正时，更为适合足内侧松解术。该手术可以松解足内侧韧带、切开松解踝关节囊、延长跟腱以及内移跟腱抵止点。石膏管型固定 6 周，然后拔除克氏针，继续以石膏靴固定，而且应维持其足够的时间，以防复发。

（3）三关节融合术适应证：严重的固定型马蹄内翻、外翻，高弓、仰趾等足部的畸形，年龄 12 岁以上。三关节融合术是纠正中后足畸形最常用的手术之一。一些技术的改进，如采用两个切口入路，确定的截骨量，使内固定和注意对于足弓维持等，已明显提高了手术的效果，减少了并发症的发生。但手术前应对患者进行仔细检查，对足部畸形有清楚了解，术中对足畸形进行再次评价，尽力达到理想的融合位置，以及和患者的充分沟通，是取得良好疗效的基础。

病例 6 扁 平 足

【病史采集】

患者陈某，女性，60 岁。

主诉：右踝疼痛 1 年余。

现病史：患者于 1 年前无明显诱因致右踝疼痛，休息时缓解，活动后加重，4 个月前疼痛加重，休息无缓解，无昏迷，无恶心呕吐，无胸闷、呼吸困难等不适，当时未行特殊处理，为进一步治疗，今日来门诊就诊，门诊以"右踝关节炎，右足第 1 跖趾关节滑囊炎，右足拇外翻"收住科室。

典型临床表现：足部疼痛，足印扁平。

【影像学检查】

术前影像学检查如图 4-9 所示。

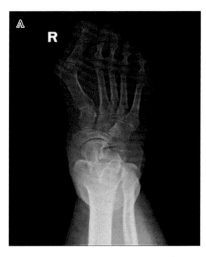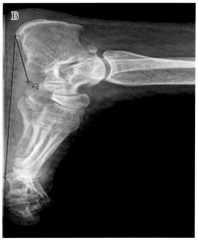

图 4-9 病例 6 术前影像学检查

A. 术前正位片；B. 术前跟骨倾斜角

【诊断与治疗】

诊断：①右踝关节退行性变；②右足第 1 跖趾关节外翻；③右足退行性变，骨质疏松；④考虑扁平足；⑤考虑舟距关节半脱位。

治疗：踝关节融合术。

术后影像学检查如图 4-10 所示。

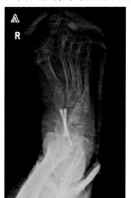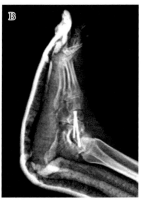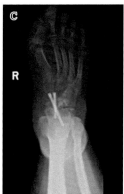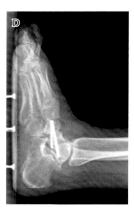

图 4-10 病例 6 术后影像学检查

A、B 为术后影像学检查（右足正侧位片）；C、D 为术后 1 个月影像学检查（右足正侧位片）

【病例分析要点】

要点 1 临床分期

1 期：疼痛（内侧，腱鞘炎），无畸形；2 期：肌腱变性延长、柔性畸形（足弓下降、后足外翻、前足外展）、提踵（能→不能）；3 期：僵硬性畸形（距下关节、前足旋后）、疼痛（外侧）、提踵不能；4 期：踝关节炎、距骨倾斜、疼痛（关节炎相关）。

要点 2 平足症又称扁平足，是指先天性或姿态性导致足弓底平或消失，患足外翻，站立、行走时足弓塌陷，出现疲乏或疼痛症状的一种足畸形。扁平足患者的步频、速度、步幅长度和步幅宽度明显较低。扁平足畸形对足部和踝关节的运动学影响与畸形的严重程度成正比。与正常足相比，扁平足的前脚内翻（站立时为 6% ~ 17%）显著增加。通常分为姿态性平足症和僵硬性平足症两种。早期症状为踝关节前内侧疼痛，长时间站立或步行加重，休息减轻。站立位足跟外翻，足内缘饱满，足纵弓低平或消失，舟骨结节向内侧突出，足印明显肥大。X线检查侧位示足纵弓明显低平塌陷，跟、舟、骰、距骨关系失常。严重者跗骨骨关节炎形成。

要点 3 平足症病因分为先天性及后天性。先天性因素：足骨、韧带或肌肉等发育异常，如：①足舟骨结节过大；②足副舟骨或副骺为融合；③跟骨外翻；④垂直距骨；⑤先天性足部韧带、肌松弛。后天性因素：①长期负重站立，体重增加，长途跋涉过度疲劳，维持足弓肌肉、韧带、关节囊及腱膜等软组织逐渐减弱，足弓逐渐低平；②长期患病卧床，缺乏锻炼，肌萎缩，张力减弱，负重时足弓下陷；③穿鞋不当，鞋跟过高，长期体重前移，跟骨向前下倾斜，足纵弓遭到破坏；④足部骨病，如类风湿关节炎，骨关节结核等；⑤脊髓灰质炎足内外肌力失衡后遗留平足症。

要点 4 根据软组织的病理改变程度不同，分为柔韧性平足症即姿态性平足症，僵硬性平足症即痉挛性平足症。柔韧性平足症比较常见，软组织虽然松弛，但仍保持一定的弹性，负重时足扁平，除去承受的重力，足可立即恢复正常，长期治疗效果满意。僵硬性平足症多数由骨联合（包括软骨性及纤维性联合）所致，手法不易矫正。足跗关节间距面突出，足弓消失，跟骨外翻，双侧跟腱呈"八"字形，距骨头内移，呈半脱位，距骨内侧突出，有时合并腓骨长、短肌及第3腓骨肌痉挛。严重的先天性平足症，距骨极度下垂，纵轴几乎与胫骨纵轴平行，足舟骨位于距骨头上。足前部背伸，跟骰关节外侧皮肤松弛，足外侧形成皮肤皱褶。

要点 5 预防为主，当平足合并有疼痛等症状时，才需要治疗。对于柔韧性平足症，可采用非手术治疗方法：①功能锻炼，如用足趾行走，屈趾运动，提踵外旋运动；②穿矫形鞋或矫形鞋垫；要求鞋底跟部及弓腰要窄，鞋帮要紧，鞋底腰部内侧半垫高 2～3mm，目的为恢复内纵弓，托起距骨头。僵硬性平足症，康复治疗及矫形鞋不易奏效。可全身麻醉下内翻手法矫正畸形后，石膏靴固定足于内翻内收位，5～6周后拆除石膏改穿平足矫形鞋。

要点 6 现在多数学者发现，经过长期随访，保守治疗并不能阻止多数扁平足患者的病情进一步发展。多数人认为，虽然对手术适应证的把握存在争议，但对大多数有症状的平足症患者，应手术治疗。目前应用于获得性平足较多的软组织手术包括趾长/拇长屈肌腱转移术及胫前肌肌腱移位术；骨性手术包括跟骨内移截骨手术，外侧柱延长手术、米勒（Miller）手术、改良霍克-米勒（Hoke-Miller）手术、洛曼（Lowman）手术、舟楔关节融合术、杜伦（Durham）矫形术、三关节融合术等。近年来微创治疗平足取得了巨大进步，成为越来越多医生的选择。

（1）趾长屈肌腱转移术（FDL）适应证：慢性腱鞘炎或胫后肌肌腱功能不全的平足症早期，但应无外观畸形，中足和后足关节可以活动且畸形可以被纠正，多和骨性手术联合应用。单纯的FDL转移术或其他肌腱的转移手术虽然可明显减轻有症状平足症患者的疼痛等症状，但它不能提供解剖结构上的畸形纠正，典型病例仍存在前足外展，后足外翻。因此，应与骨性手术联合应用效果较好。许多研究表明，这种手术治疗效果好，并发症发生率低。

（2）跟骨内移截骨术（MDCO）适应证：任何年龄的有症状的可屈性扁平足，伴有明显的足跟外翻者。MDCO可纠正后足外翻畸形，可发挥肌腱转移的作用，减小跟腱使足弓变平的作用，恢复足的负重特点，保护弹簧韧带，减小三角韧带的负荷，中长期疗效较理想。

（3）三关节融合术适应证：PTTD Ⅲ、Ⅳ期或僵硬性平足患者。三关节融合术指距下关节、距舟关节和跟骰关节三个关节同时融合，主要适用于后足畸形、晚期关节炎和不稳。治疗目标在于重塑足弓形态、稳定关节、缓解疼痛及恢复足踝部功能。是治疗僵硬扁平足的经典疗法，是一种更有力、更持久的方法来重新调整足部畸形。为矫正距下关节外翻，距舟关节塌陷和前足在跗中关节外展，术前需要周密设计手术方案和切骨范围，为完成这一手术可能需要经内侧和外侧两个皮肤切口进行。尽管三关节融合手术为有效的经典手术，但目前部分学者考虑到继发后足活动的丧失，主张行有限的单关节或双关节融合手术，以最大限度地保留后足的活动功能，这种单关节或双关节融合手术现今在平足的治疗中较为流行并有取代三关节融合术的趋势。总之，跟骨内移截骨、外侧柱延长、融合术及与PDL转移术的联合手术均能纠正平足的畸形因素并能取得较好的临床疗效，但跟骨内截骨是不能恢复内侧纵弓，跟骨截骨外侧柱延长有可能造成外侧柱压力增加而使一些学者对之仍持有保留态度，跟骰撑开延长融合固定术又在某种程度上限制了后足的活动，后足融合手术尽管能较好缓解临床症状，但要以后足活动的部分丧失为代价。目前学者们认为对于 2 期柔性平足应尽量保存距舟、距下和跟骰的活动功能，对于 3 期的畸形固定的平足应尽量选择性地保留中后足的部分活动功能。

（4）距下关节制动手术适应证：①保守治疗持续 2 年无临床或影像学好转；②后足外翻角超过 10°；③伴跟腱挛缩；④ Viladot 足印 Ⅱ 型、Ⅲ 型或 Ⅳ 型；⑤ Meary 角 < 10°；⑥ Moreau-Costa-Bartani 角 > 130° 或 Kite 角 > 25°。多数患儿 8 岁之前有自愈机会，不宜手术。12 岁后重塑时间不够充分，因此手术年龄 8 ～ 12 岁为宜。距下关节制动器具有简单、微创、恢复快的优点，在保留关节的同时有效的矫正畸形，恢复力线，使足部的关节囊、韧带、肌腱等软组织的功能得以保存和重建。距下关节制动器尺寸的选择至关重要，选择合适尺寸的原则为能矫正畸形并且活动距下关节时能在跗骨窦内维持稳定的最小尺寸，同时使跟骨维持在 2° ～ 4° 的外翻位置，需通过 C 臂机透视患足的正、侧、斜位片及跟骨轴位片。制动器的具体位置为患足正位片制动器的尾部与距骨外侧缘一致，且头端以不超过距骨颈中线为宜。

病例 7　跟　痛　症

【病史采集】

患者李某，男性，56 岁。

主诉：左足跟疼痛活动受限 1 月余。

现病史：患者自诉约 1 个月前无明显诱因出现左足疼痛，早上起床后行走第一步时疼痛最为明显，休息后疼痛有所缓解。

【影像学检查】

术前影像学检查如图 4-11 所示。

本案例初步诊断：①左足跟骨骨刺；②左足跖筋膜炎症。

术后影像学检查如图 4-12 所示。

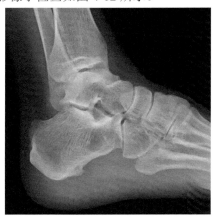
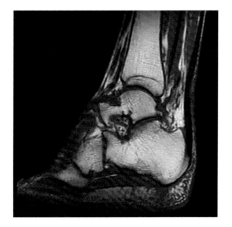

图 4-11　病例 7 术前左足跟骨侧位片　　图 4-12　病例 7 切除跟骨骨刺术后左足 MRI

【病例分析要点】

要点 1　跟痛症是一种临床现象，主要是跟骨跖面疼痛，多见于中年以后的男性肥胖者。发病率高，症状较重，严重影响生活质量，但其致病机制目前尚不明确。常见的病因主要有足底跖腱膜炎、跟骨骨刺、跟骨内高压、足底外侧小神经卡压、足跟脂肪垫萎缩老化、足跟部滑囊炎、跖腱膜撕裂、足部力学结构异常、外伤因素和骶 1 神经根激惹等多种学说。跟痛症约占因足部疾病而就诊患者的15%，这其中73%是由于跟骨骨刺、跖腱膜炎所引起的，而80%的跟痛症患者的症状与跖腱膜炎有关。

　　要点2　治疗方法主要有保守治疗和手术治疗。保守治疗：休息、垫足跟垫、非甾体抗炎药、跖腱膜牵伸、矫形鞋、类固醇激素局部注射、体外冲击波及超声波治疗。减少活动、充分的休息和使用镇痛药物是保守治疗跟痛症的基础。牵伸跟腱、跖腱膜和足内肌肉有助于缓解疼痛，间断的局部冰敷可减轻疼痛症状、缓解跖腱膜炎症反应；手法按摩足部可在短期内对疼痛症状有所缓解，但长期疗效不佳；矫形鞋则常用于辅助治疗。激素注射治疗跟痛症要慎重，因反复多次注射对患者存在副作用。关于注射富含血小板血浆治疗跟痛症的方法目前尚不成熟，有待进一步研究。进行非手术治疗的跟痛症患者有85%～90%症状可以得到缓解。对于首次治疗跟痛症的患者，保守治疗仍是首选。

　　要点3　对于6个月及以上严格保守治疗无效的顽固性跟痛症患者可采用手术治疗。手术治疗包括传统方法和现代方法。传统手术有小针刀松解跖腱膜、开放手术切除跟骨骨刺以及跖腱膜松解等。小针刀松解跖腱膜的方法存在难以切除跟骨骨刺、定位困难，容易造成跖腱膜的撕裂，复发率高等不足；而传统的开放手术则创伤较大，手术中很难辨别出具体的炎性病变部位，并发症较多，易形成手术切口瘢痕，恢复慢，容易造成顽固性疼痛，而现代手术方法则是在内镜辅助下的手术治疗方法。内镜由于其创伤小、视野清楚，可同时完成跟骨骨刺切除、跖腱膜松解、止点清理，并且住院周期短，并发症少，恢复快，所以在临床的应用越发广泛。

病例 8　跟腱损伤断裂

【病史采集】

患者占某，男性，28岁。

主诉：左踝关节扭伤1天。

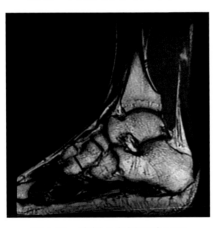

图 4-13　病例8左侧跟腱 MRI

现病史：患者于1天前不慎扭伤左踝关节，随后即感左踝疼痛不能行走，踝关节伴有明显压痛，不能主动跖屈。

【影像学检查】

术前影像学检查如图4-13所示。

本案例初步诊断：左足跟腱断裂。

【病例分析要点】

　　要点1　跟腱断裂是一种常见的肌腱断裂，对于新鲜损伤及时治疗，预后效果良好。常见的病因有两类：一类是锐器或钝器直接切割或打击跟腱致使其断裂，多为开放性损伤；另一类为闭合性损伤，多是因为跑跳运动造成的损伤，在跟腱有退行性变的基础上，外伤使跟腱撕裂。跟腱长约15cm，自上而下逐渐变窄增厚，以跟骨结节上方

3～6cm处为最窄。研究证实跟腱在邻近止点及肌肉侧有较好的血供，而肌腱中间则血供匮乏，受损伤后可引起局部营养不良，发生退行性变，并为最终跟腱断裂埋下隐患。在起跳时，跟腱可承担3～4倍体重，在退变的基础上极易发生撕裂。

　　要点2　新鲜损伤主要表现为跟部疼痛，患足不能以足趾站立。体格检查可见局部肿胀，压痛明显，并能触及跟腱连续性中断及凹陷，另有跖屈力量减弱、Thompson 征阳性（俯卧位，捏患者小腿三头肌，踝不动）。X线检查时可见软组织钙化或增厚，超声检查可显示腱纤维组织断裂或囊肿样变化。最准确的检查方法是磁共振成像。

　　要点3　根据手术时跟腱损伤所见的病理情况，可将其分为三种类型。一为横断型，是割伤

或砍伤所致的开放性损伤，跟腱断裂的部位多在止点上的 3cm 左右，断端整齐，可向近端回缩 3～5cm。二为撕脱型，是跟腱部位直接遭受砸、碰撞所致，开放或者闭合都可能，多在跟腱止点或止点上 1.5cm 处完全断裂，断面呈斜行，近端回缩大于 5cm。三为撕裂型，多为运动员或体育爱好者，跟腱止点上 3～4cm 处完全断裂，断端呈马尾状，粗细不等，长度参差不齐。

要点 4　跟腱断裂目前的治疗方法主要为手术治疗和非手术治疗。一般非手术治疗主要是石膏踝跖屈位固定 6～12 周，每次更换外固定时增加背屈，石膏拆除后，使足跟抬高，保持中立位踝足支具 4～14 周。对于横断、撕脱型的跟腱损伤，则需要手术治疗，目的是修复肌腱，保持其生理长度。对于新鲜断裂伤，应予直接缝合。跟腱从止点撕脱者，可用邦内尔（Bunnell）钢丝缝合法，固定跟腱于跟骨。对撕裂型断裂，跟腱如马尾状，顺行整理断裂肌腱，用丝线行 Bunnell 缝合法，必要时可游离跖肌腱加强修复。陈旧跟腱断裂则常用以下几种方法。Bosworth 法：腓肠肌中间纵行取一条长 13～15cm 腱膜，向下翻转与远端盘绕后固定。林德霍姆（Lindholm）法：由腓肠肌两侧边各翻一条腱膜与跟腱远端缝合。亚伯拉罕（Abraham）倒 "V-Y" 腱成形术：切除或切开断端间瘢痕，在腓肠肌的肌肉，腱移行部下方 1cm 向下，做腱的倒 "V" 形切开，长度约为缺损段的 1.5 倍。将 "V" 部向下拉以使腱的断端接触，在无张力下直接缝合，然后缝合倒 "V" 部。

病例 9　Haglund 综合征（止点性跟腱炎）

【病史采集】

患者田某，男性，60 岁。

主诉：双足跟疼痛 10 年余。

现病史：患者约 10 年前无明显诱因出现双足后跟疼痛，尤其以穿鞋时跟骨后侧疼痛明显，其间未做特殊治疗，现为求进一步治疗，来求治。

【影像学检查】

术前影像学检查如图 4-14。

本案例初步诊断：①双侧跟腱止点炎；②哈格伦德（Haglund）综合征。

术后影像学检查如图 4-15。

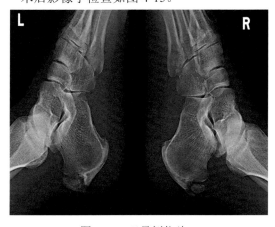
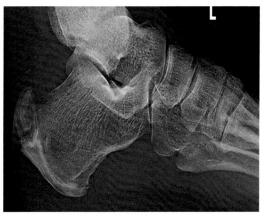

图 4-14　双足侧位片　　　　　　　　图 4-15　左足侧位片

【病例分析要点】

要点 1　Haglund 综合征是在 Haglund 病的基础上合并有跟骨与跟腱之间的滑囊水肿、疼痛，并伴随跟腱末端钙化、蜕变的一系列症状。Haglund 综合征是跟骨后上部异常突起，跟骨后上方和跟腱之间的滑囊在反复的机械撞击下产生的炎性症状。

　　要点 2　Haglund 综合征的病因主要为外在因素和内在因素两种。外在因素主要包括：跟腱长期承受过度的应力负荷，常见于运动员；不良的运动姿势会影响下肢力线，从而改变跟腱承受的应力及血流量；而服用氟喹诺酮类药物或皮质类固醇药物也会增加该病的风险。内在因素主要包括：年龄，因为随着年龄的增加，跟腱的血液供应会逐渐减少；肥胖及相关的代谢功能障碍，也会增加该病的风险。关于本疾病的发病机制，目前认识较为一致的是跟腱止点处的退行性病变。

　　要点 3　目前关于 Haglund 综合征的主要诊断方法包括 X 线、超声和 MRI。但是 X 线检查结果常为阴性，偶尔可在踝关节负重侧位时发现跟腱附着点钙化、骨赘形成或 Haglund 畸形。影像学研究发现，约 25% 的止点性跟腱炎患者存在 Haglund 综合征。超声检查对 Haglund 综合征的诊断具有重要价值，有助于判断跟腱撕裂或滑囊积液，尤其适用于存在腱周软组织病变的患者。正常的跟腱在 T_1WI 和 T_2WI 上呈均匀低信号，而跟腱炎症在 T_2WI 上局部呈高信号，是由于跟腱变性及腱周组织炎症水肿而表现为连续性部分中断所致。MRI 检查还有助于判断跟腱周围滑囊或骨质的变化。Nicholson 等提出一种基于 MRI 的跟腱病理分级系统，根据跟腱厚度及跟腱有无退变又将止点性跟腱炎分为 3 个级别：Ⅰ级，跟腱厚度 6～8mm，跟腱仅存在散在的退变；Ⅱ级，跟腱厚度 > 8mm，跟腱退变 < 50%；Ⅲ级，跟腱厚度 > 8mm，跟腱退变 ≥ 50%。

　　要点 4　Haglund 综合征的治疗方法主要包括非手术治疗和手术治疗。非手术治疗有：①休息。对于运动量较大的患者，首选方案是减少运动量，病情严重者，还应制动 4～6 周。②对于疼痛症状较为严重的患者，可选择非甾体抗炎药；③矫形器：目前用于治疗的矫形器主要包括足部矫形器、AirHeel 支架及踝关节支具等，主要通过将患肢置于中立位，抬高足跟，缓解跟腱的张力。④离心运动训练：肌肉收缩时肌力低于阻力，肌肉纤维被动拉长，这一过程也即离心运动。其作用机制可能与该运动增强了跟腱和小腿肌肉力量、延长了肌肉和跟腱系统有关，也可能是该运动引起了与跟腱炎疼痛机制相关的代谢发生了改变。⑤体外冲击波：体外冲击波疗法具有微创、安全、有效的特点，在骨肌疾病的临床治疗中应用较为广泛。⑥富血小板血浆注射：富血小板血浆注射是修复损伤肌腱的新方法，其作用机制可能与调控血小板衍生生长因子、转化生长因子 β 和类胰岛素生长因子等有关。⑦中药熏洗：中药熏洗是中医传统外治法中的一种，具有舒筋、活血、通络的作用，治疗止点性跟腱炎效果良好。非手术治疗 3～6 个月无效时，可采用手术方法治疗。手术治疗：开放性清创术即通过开放手术切除跟腱止点处的退变组织、炎性组织及滑囊等，常用的手术入路为跟腱内侧或外侧入路；背侧闭合楔形跟骨截骨术是治疗止点性跟腱炎的新方法，该术式的优点是可以直接改变跟腱止点处的生物力学特性，尤其适合治疗运动员患者；其他止点性跟腱炎合并跟腱挛缩时，可用跟腱挛缩松解术治疗，该术式主要适用于活动量较小的老年患者；内镜下滑囊切除术或跟腱清创术，也是治疗止点性跟腱炎的手术方法，但远期疗效尚不明确，均需要进一步研究证实。

病例 10　跗骨融合症

【病史采集】

　　患者彭某，女性，32 岁。

　　主诉：左踝关节疼痛，活动受限 2 月余。

　　现病史：患者自诉 2 个月前，无明显诱因出现左踝关节疼痛不适，活动后明显，休息后症状减轻，其间未做特殊治疗，现为求进一步治疗来求治。

【影像学检查】

　　术前影像学检查如图 4-16 所示。

　　本案例初步诊断：①左侧跟距关节炎；②跟距关节骨桥形成；③平足症。

术后影像学检查如图 4-17 所示。

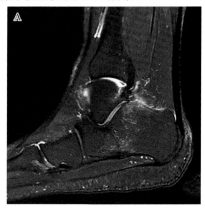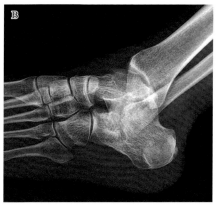

图 4-16 病例 10 术前影像学检查

A. 左踝关节 MRI；B. 左踝关节侧位片

【病例分析要点】

要点 1 跗骨间骨桥是常见足踝疾病，可发生于各年龄段人群，习惯性扭伤、平足畸形以及中、后足疼痛是临床诊断的重要依据。跗骨间骨桥发生于两块相邻跗骨间，按发生部位分为跟距骨桥、跟骰骨桥、舟楔骨桥、舟骰骨桥、跟舟骨桥、距舟骨桥和楔骨间骨桥。其中跟距骨桥和跟舟骨桥最常见，跟骰骨桥和距舟骨桥较少。

要点 2 跗骨间骨桥的影像学诊断可分三个阶段：①首先对有症状患者行 X 线检查。②对于 X 线主要征象不明显，有关节周围退变，距骨头上缘"鸟喙"征等继发表现的可疑骨桥行 CT 检查，CT 可清楚显示骨桥发生位置，确定关节面桥接范围。③对于临床症状高度怀疑而 CT 检查结果阴性患者，可行 MRI 检查。核素骨扫描因其灵敏性较高而特异性较低，仅用于骨桥的排除性诊断。

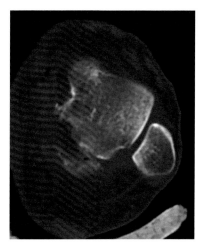

图 4-17 病例 10 清除骨桥术后左踝关节 CT

要点 3 骨桥可分为完全性和不完全性。完全性骨桥为完全骨性，不完全性骨桥为部分骨性伴有软骨、纤维组织或复合组织。Blitz 将跟距中间关节面骨桥分三型：Ⅰ型为单纯骨桥，Ⅱ型为骨桥合并平足，Ⅲ型为骨桥合并平足和后足关节病变。此分型为跗骨间骨桥及继发足部病变的手术治疗提供依据。同时，他们根据 CT 将跟距中间关节面骨桥继发后关节面病变分为三期：一期为轻度疼痛，CT 表现为软骨下骨硬化、关节周围唇形改变，平均发病年龄 14 岁。二期为中度疼痛，CT 表现为关节侵蚀、软骨下骨囊变、非对称性关节狭窄、骨赘形成，平均发病年龄 25 岁。三期为重度疼痛，CT 表现为关节间隙完全消失、后关节面破坏 ＞ 50%、广泛骨赘形成、明显关节硬化，平均发病年龄 41 岁。该分期方法可为跟距骨桥及其继发病变的临床诊断提供重要依据。

要点 4 无症状骨桥不需治疗。有症状跗骨间骨桥应根据骨桥位置、范围、症状严重程度和关节退变程度选择治疗方法。保守治疗是跗骨间骨桥的首选疗法，可应用矫形鞋垫或穿矫形鞋将患足固定于中立位，矫形鞋垫可选用塑料与聚乙烯无孔泡棉合成材料，根据后足外翻角度调整内外侧厚度比例。

要点 5 对于保守治疗不能解决问题的患者可采用手术治疗。包括传统手术治疗和现代微创手术治疗。传统手术适应证：①足部疼痛和距下关节活动受限；②非骨性骨桥无关节退变；③年龄＜14岁。关节发生退变或切除手术失败，则行双关节（跟骰和距舟关节）或三关节（跟骰、距舟和距下关节）融合。禁忌证：40岁以上患者关节周围发生退变为手术切除禁忌证，骨性骨桥是手术切除相对禁忌证。应注意距骨头上缘"鸟喙"征非关节退变，不是手术禁忌证。跟舟骨桥适合应用骨桥切除术，特别是青少年患者，手术切除效果较好。微创手术治疗，主要包括关节镜骨桥切除和经皮骨桥切除。微创手术有严格的手术适应证和禁忌证，且相对传统手术方法各有优缺点，临床诊疗中应根据患足情况选择合理术式。关节镜切除骨桥的优点是可全面观察关节面，确保骨桥完全切除；并可镜下评估相关关节的继发改变，清理增生的滑膜和骨赘。缺点是关节镜清除骨桥无法行切除间隙软组织植入，要求医生熟练掌握关节镜技术。

病例 11　踝关节骨关节炎

【病史采集】

患者王某，男性，67岁。

主诉：右踝关节疼痛不适15年。

现病史：患者自诉15年前无明显诱因出现右踝关节疼痛不适，近期疼痛加重，伴有踝关节疼痛活动受限，不伴低热盗汗等不适。

典型临床表现：在外院X线示右侧踝关节陈旧性损伤合并创伤性骨关节炎。

【影像学检查】

术前影像学检查如图4-18所示。

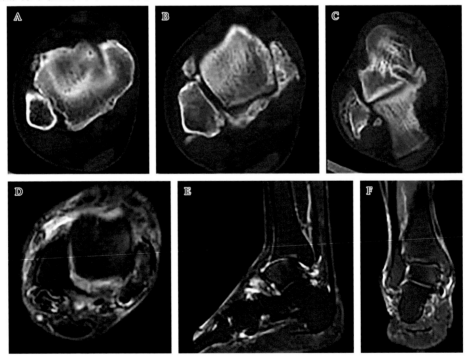

图 4-18　病例 11 术前影像学检查

A、B、C. 右踝关节 CT；D、E、F. 右踝关节 MRI

【诊断与治疗】

诊断：右陈旧性踝关节损伤，右踝关节骨关节炎。

手术治疗方式：右踝关节融合术。

术后影像学检查如图 4-19 所示。

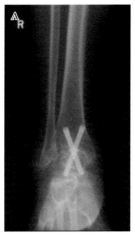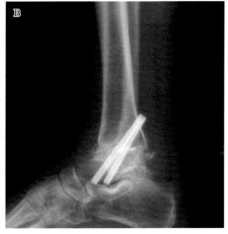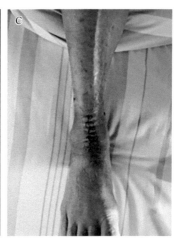

图 4-19 病例 11 术后影像学检查

A、B. 右踝术后 X 线；C. 术后伤口

【病例分析要点】

要点 1 踝关节骨关节炎（ankle osteoarthritis，AOA）是青壮年人常见骨科病，表现为踝关节疼痛、活动受限，日常生活受到严重影响。大部分踝关节炎主要病因有踝关节骨折、踝关节韧带损伤，亦有其他病因所致的继发踝关节炎，如类风湿、痛风、神经性疾病、距骨缺血坏死、骨软骨损伤及感染后关节炎，肥胖为骨关节炎发生、发展的危险因素。晚期 AOA 中 70% 为创伤性，其中踝骨折占 37.0%，踝扭伤占 28.3%。踝创伤后 60% 患者出现关节炎，其原因在于距骨周围骨 - 韧带损伤、失稳导致距骨异常位移或旋转。其他病因包括踝周肌力失衡、神经系统疾患、遗传、炎症、代谢病等，上述因素导致踝关节软骨细胞生物学和生物力学异常，最终形成关节炎。

要点 2 踝关节骨关节炎的辅助检查主要是 X 线检查，当疑及软骨损伤而 X 线检查难以确诊时方考虑采用 CT 或 MRI 检查。X 线检查对骨关节炎的诊断十分重要，但必须结合患者临床表现。病程早期，X 线检查多为阴性。当关节间隙逐渐出现狭窄，表明覆盖关节面的软骨厚度开始变薄。最终，病程后期关节间隙明显狭窄，甚至消失，软骨下骨质表现硬化征象。在承受压力最大的区域内，软骨下骨小梁间出现多发性、大小不一的囊腔变，关节边缘呈锐性骨赘形成。除了上述表现外，还可出现一些继发性表现，包括关节游离体、关节畸形等。

要点 3 目前临床 AOA 主要根据踝正位 X 线退变和负重力线异常进行分型，其中 Knupp 分型和 Takakura 分型应用较多，其他分型包括 Giannini、Scranton、Kellgren、Cheng 等，主要根据踝关节间隙、骨赘形成等进行区分，临床应用较少。Knupp 分型 Ⅰ 型：关节匹配（距骨倾斜 ≤ 4°）；Ⅱ 型：关节不匹配（距骨倾斜 > 4°），又分为 Ⅱ A 型（畸形部位骨质无明显接触）、Ⅱ B 型（畸形部位骨质明显接触，但距骨骨质未破入胫骨远端软骨下骨），Ⅱ C 型（畸形部位距骨骨质破入软骨下骨）；Ⅲ 型：仅限于内翻踝的内侧沟退变。此外，临床还要考虑踝矢状位畸形情况。Takakura 分型 1 期：软骨下骨硬化和骨赘形成，关节间隙无狭窄；2 期：内侧关节间隙狭窄；3 期：内侧软骨下骨接触，关节间隙不清晰，其中 3a 为单纯内侧沟显示不清，3b 为内侧沟不清晰延伸至距骨穹窿；4 期：全关节软骨下骨接触，关节间隙不清晰。同样的分型机制也可用于外翻踝 AOA 分型。

要点 4 AOA 的非手术治疗主要是消除或减轻疼痛，改善关节活动，增加关节稳定性，防止畸形的发生。包括休息、受累关节牵引、理疗、主动和被动关节活动操练，使用消炎止痛、保护和维持软骨及修复软骨的药物。对于踝足部骨关节炎治疗很少使用阿片类药物镇痛。

要点 5　保守治疗无效和终末期踝关节骨关节炎往往需要手术干预，手术方法可分为两大类：保关节治疗和非保关节治疗。手术方式既往多切开进行，近年来随着微创手术的广泛开展，在关节镜下操作可获得良好效果。保踝关节手术旨在减轻疼痛、改善足踝负重力线、阻断或延缓关节退变，包括关节腔清理、关节牵引及关节稳定手术、截骨矫形等。晚期 AOA 或对称性（后足力线正常）全踝关节炎可选择非保踝手术，包括关节融合和关节置换等。

AOA 截骨矫形，截骨矫形能够改善非对称性 AOA 踝关节内载荷分布进而延缓关节退变。主要适应证：非对称性 AOA 伴有成角畸形，胫距关节面软骨保留＞50%，胫骨远端发育障碍，骨折畸形愈合，类风湿关节炎，血友病性关节炎，小儿麻痹，踝融合或置换手术前后的力线矫正。AOA 截骨矫形禁忌证：①绝对禁忌证为全踝晚期关节炎、后足失稳且不能通过韧带重建恢复、急慢性感染、严重血管和神经系统疾病、神经性关节病。②相对禁忌证为患者依从性差、年龄＞70岁、后足失稳、骨质量差、长期吸烟（截骨不愈合高发）、距骨倾斜＞7.3°、慢性皮肤疾患或踝周软组织缺损。

踝关节融合术是解决踝关节严重疼痛的有效方法，踝关节虽然被融合，在年轻患者距、舟、跟、骰及其前跗间关节的活动练习，可代替一部分踝关节背伸跖屈功能。常用的踝关节融合术有 3 种，即胫下端滑槽植骨融合术、踝关节加压融合术与腓骨植骨踝关节融合术。此术式适应证主要是踝关节破坏，严重疼痛、功能障碍，如踝关节结核，严重创伤性关节炎、类风湿关节炎等踝关节无内翻或外翻畸形者，如踝内翻畸形，则应选腓骨移植踝关节融合术。

国内已有多家医院开展了人工踝关节置换术，从总的效果看尚属满意。其适应证：①类风湿关节炎踝关节疼痛残留功能极差者；②踝关节疼痛和退变者，活动严重受限；③距骨骨质尚好，踝关节周围韧带稳定性完好者；④内、外翻畸形＜10°者；⑤后足畸形可以矫正者。相对禁忌证：①踝关节区域的深部感染或胫骨感染；②有严重功能障碍的类风湿关节炎患者中发现有严重后足外翻畸形，踝穴严重破坏，踝穴有严重的内外翻畸形，严重的骨质疏松和关节骨性破坏；③难以控制的活动期关节炎，如牛皮癣性关节炎等；④对术后运动程度要求较高者，如参加慢跑、网球等运动。绝对禁忌证：①距骨缺血性坏死（尤为坏死范围超过距骨体半以上者），无法重建的踝关节复合体力线异常；②沙尔科（Charcot）关节炎；③神经源性疾病导致足部感觉丧失；④小腿肌肉功能丧失；⑤退行性骨关节炎造成骨质严重丢失或踝关节侧副韧带缺损；⑥胫距关节畸形超过35°；⑦患者对术后康复没有信心；⑧不能配合术后康复训练者；⑨对术后运动程度要求极高者，如进行跑跳等剧烈运动。

病例 12　踝关节韧带损伤

【病史采集】

患者向某，女性，46 岁。

主诉：右踝关节扭伤 3 小时。

现病史：患者约于 3 小时前下楼时不慎扭伤，当即出现右踝关节疼痛难忍，活动受限，无昏迷，无明显恶心、呕吐。

典型临床表现：右踝关节外侧疼痛，肿胀，不能负重，前抽屉试验（＋）。

【影像学检查】

术前影像学检查如图 4-20 所示。

【诊断与治疗】

诊断：右踝关节外侧副韧带损伤、右外踝骨折。

手术治疗方式：右踝关节镜检+外侧副韧带修复术。

术中和术后所见如图 4-21 所示。

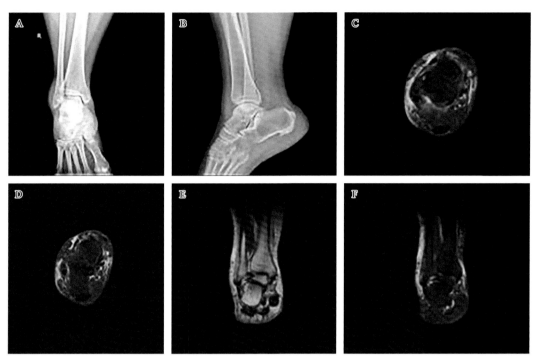

图 4-20　病例 12 术前影像学检查
A. 右踝关节正位片；B. 右踝关节侧位片；C ～ F. 右踝关节 MRI

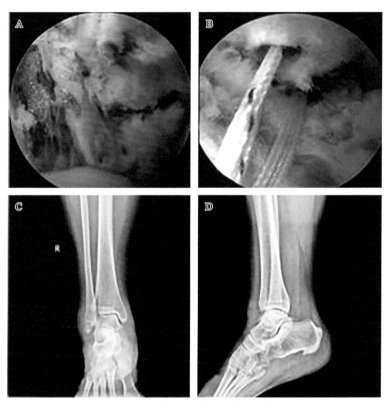

图 4-21　病例 12 术中、术后所见
A、B. 术中关节镜下所见；C. 术后踝关节正位片；D. 术后踝关节侧位片

【病例分析要点】

要点 1　踝关节损伤是运动损伤中最常见的损伤之一，其发生率占所有运动损伤的 16%～21%，踝关节扭伤时的主要损伤结构是踝关节外侧副韧带，包括距腓前韧带（anterior talofibular ligament，ATFL）、跟腓韧带（calcaneofibular ligament，CFL）、距腓后韧带（posterior talofibular ligament，PTFL）和距跟外侧韧带（lateral talocalcaneal ligament，LTCL），其中 ATFL 单独损伤占 80% 左右，而 ATFL 合并 CFL 损伤占 20% 左右。

要点 2　在踝关节解剖的基础上，将踝关节扭伤后韧带损伤分为 4 级，其中 I 级为单独的跟腓韧带的部分撕裂；II 级为距腓前韧带撕裂；III 级为距腓前韧带撕裂，跟腓韧带或距腓后韧带部分撕裂；IV 级为外侧所有韧带均撕裂，以及内侧三角韧带部分撕裂。Malliaropoulos 分级是基于患者踝关节软组织肿胀、淤青情况，踝关节活动度及患者能否负重，将踝关节扭伤分为 3 级：I 级为距腓前韧带拉伤与韧带纤维撕裂，但没有明显的韧带撕裂，踝关节轻度肿胀，踝关节活动度无受限或轻度受限。II 级为外侧韧带复合体损伤，距腓前韧带撕裂和跟腓韧带部分撕裂，踝关节肿胀及存在淤青，活动度存在受限。III 级为距腓前韧带和跟腓韧带完全撕裂和（或）距腓后韧带部分撕裂。踝关节扭伤分为 3 度，其中一度损伤为距腓前韧带部分或完全撕裂，二度损伤为距腓前韧带和跟腓韧带部分或完全撕裂，三度损伤为 3 条韧带部分或完全撕裂。根据距腓前韧带在 MRI 中 T_2 加权像的影像学检查，将损伤分为 4 类：①距腓前韧带缺如；②变薄的距腓前韧带（厚度＜1mm）；③ ATFL 厚度正常（1～3.2mm），但韧带走行迂曲，不规则或呈波浪状；④增厚的 ATFL（厚度＞3.2mm），伴随或不伴随信号增强。临床上最常用的还是 Malliaropoulos 分级。

要点 3　踝关节韧带损伤的辅助检查包括 X 线、MRI 和关节镜，X 线包括普通 X 线和应力位 X 线。普通 X 线标准 X 线应包括站立前后位、外侧位、内旋 20° 正位片（Mortiseview）等。前后位和侧位用来除外踝关节骨折、韧带止点的撕脱骨折，踝穴位可除外下胫腓韧带损伤；应力位 X 线通常认为前抽屉应力位 X 线可判断距腓前韧带损伤，而距骨倾斜应力位可用来判断跟腓韧带的完整性。关节造影距腓前韧带撕裂时，前后位检查可在腓骨远端的下方和外侧看到造影剂。但关节造影属于有创检查，且与关节镜检相比，不能直接观察韧带的结构和损伤情况，目前已较少应用。超声波检查是一项准确的无创检查手段，可以准确区分不同韧带损伤的情况，如撕裂、松弛或增厚，具有价格低，易于操作等优点。MRI 检查是一种有效观察和诊断踝关节外侧副韧带损伤的方法，甚至可观察到某些术中不能见到的韧带内损伤，也是一种有效评估外侧韧带损伤后关节不稳的方法。关节镜检查不仅能直接观察外踝和后足的结构（如距下关节、距腓前韧带、跟腓韧带等），评估韧带的完整性，还能帮助术者确定手术方案，通常被认为是诊断韧带损伤的"金标准"。但它是一项有创性的操作，可能引起一些并发症，如神经损伤、感染等，目前多同时用于韧带损伤的治疗。

要点 4　对于踝关节损伤的治疗手段，根据其严重程度可分为保守治疗（非手术治疗）和手术治疗，其中保守治疗方式，在急性期，I 级与 II 级损伤首先考虑非手术治疗。损伤后应立即采取 RICE 即休息（rest）、冰敷（ice）、挤压（compression）和抬高患肢（elevation），然后短时间制动患肢，用绷带、支架或石膏等控制疼痛和肿胀。通常在 3～4 周后在平衡板的帮助下进行本体感觉训练。踝关节外侧副韧带 III 级损伤的治疗存在争议，有学者认为踝关节外侧副韧带 III 级损伤经非手术治疗可恢复关节功能，而另外一些学者则主张早期手术修复撕裂的韧带。手术治疗包括外侧副韧带修复术和韧带重建术等两大类。韧带修复手术包括改良 Broström 术、Karlsson 术等。Broström 术是经典的外侧韧带修复方法，修复的组织包括距腓前韧带和跟腓韧带。对于需要手术治疗的慢性踝关节外侧韧带松弛患者，Broström-Gould 修复术被认为是"金标准"和一线治疗方案。卡尔松（Karlsson）法将距腓前韧带和跟腓韧带于止点处切断后短缩并重建止点。重建术可以是解剖重建，也可以是非解剖重建。非解剖重建（包括肌腱固定术）可能会改变踝关节生物力学，导致关节受力的改变，因此随着时间的推移会逐渐出现关节退化。沃森-琼斯（Watson-Jones）术是最常用的方法之一，旨在重建距腓前韧带和限制足的内翻。

要点 5 近年来关节镜下手术变得越来越受欢迎，关节镜下微创手术包括关节镜下改良 Broström 修复术和关节镜下外侧副韧带解剖重建术。关节镜下韧带修复术由于微创操作、减轻术后疼痛及有利于术后早期恢复而越来越受到欢迎，并且，关节镜操作还能在术中观察和处理其他合并损伤。关节镜下外侧副韧带解剖重建术适应证包括高 BMI、关节松弛综合征、首次 Broström 修复术失败等。然而，如果是在手术时发现残余的距腓前韧带组织太薄弱，则也可能根据需要转换为韧带重建术。术者可以采用此术式同时解决关节内的病变和踝关节不稳的问题。并且，该术式还有助于准确定位骨道，减轻疼痛，降低软组织并发症发生率，并通过更好地保持血液供应来改善愈合，同时还能减少神经血管的损伤。

病例 13 肩袖损伤

【病史采集】

患者曾某，女性，65 岁。

主诉：右肩疼痛伴活动受限 2 年。

现病史：患者自诉 2 年前无明显诱因出现右肩疼痛伴活动受限，无发热、恶心、呕吐，曾行保守治疗（具体不详）未见明显好转。

典型临床表现：疼痛夜间加重，上举过头活动时加重，主动活动范围下降，被动活动范围正常，上臂坠落试验（+），Neer 试验（+），Jobe 试验（+），拿破仑试验（−）。

【影像学检查】

术前影像学检查如图 4-22 所示。

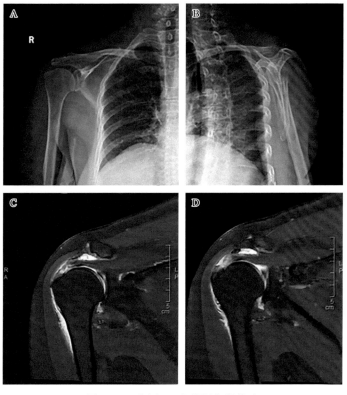

图 4-22 病例 13 术前影像学检查

A. 右肩关节正位片；B. 冈上肌出口位片；C、D. 右肩关节 MRI

【诊断与治疗】

诊断：右侧肩袖损伤，右侧肩峰撞击，右肩滑囊炎。

手术治疗方式：右肩峰成形术+肩袖修补术。

术中和术后所见如图 4-23 所示。

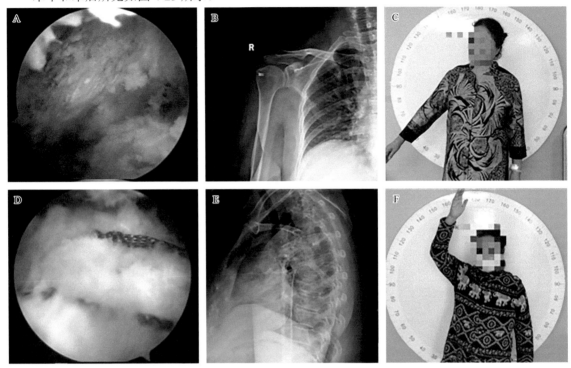

图 4-23　病例 13 术中术后所见

A.右肩峰成形；B.肩袖缝合；C.术后肩关节正位片；D.术后肩关节侧位片；E.术前外展范围；F.术后外展范围

病 例 14　肩 袖 缺 损

【病史采集】

患者汪某，男性，68 岁。

主诉：右肩关节疼痛，活动受限 4 年，加重伴疼痛 1 周。

现病史：患者于 4 年前无明显诱因出现右肩关节活动受限，无发热、恶心、呕吐，患者曾贴膏药等对症治疗（具体不详），症状无明显缓解，1 周前活动受限加重，并出现右肩疼痛。

典型临床表现：疼痛夜间加重，上举过头活动时加重，主动活动范围下降明显，被动活动范围正常，Neer 试验（+），Jobe 试验（+），上臂坠落试验（+），拿破仑试验（−）。

【影像学检查】

术前影像学检查如图 4-24 所示。

【诊断与治疗】

诊断：右侧肩袖巨大缺损。

手术治疗方式：取阔筋膜补片肩袖修复缝合术+肩峰成形术。

术中和术后所见如图 4-25 所示。

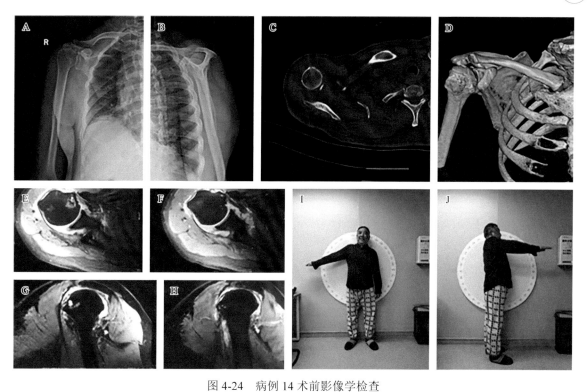

图 4-24　病例 14 术前影像学检查

A. 右肩关节正位；B. 右肩关节冈上肌出口位；C、D. 肩关节 CT 和三维重建；E ～ H. 右肩关节 MRI；I、J. 术前肩关节活动范围

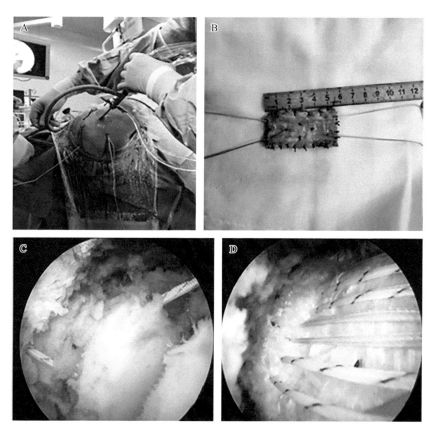

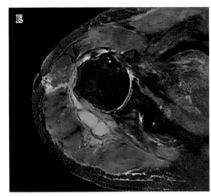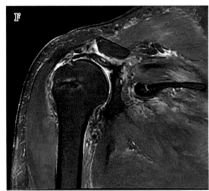

图 4-25　病例 14 术中术后所见

A ～ D. 术中照片；E. 术后右肩 MRI 冠状位；F. 术后右肩 MRI 矢状位

【病例分析要点】

要点 1　肩袖损伤是中老年常见的肩关节疾病，其发病率占肩关节疾患的 17% ～ 41%。肩袖是由冈上肌、冈下肌、肩胛下肌和小圆肌组成，起于肩胛骨、附着于肱骨头周围，在肱骨头解剖颈处形成袖套状结构。肩袖的作用是：支持和稳定肩肱关节维持肩关节腔的密闭功能、保持滑液营养关节软骨，预防继发性骨关节炎。

要点 2　肩袖损伤的辅助检查包括 X 线、MRA 和 MRI。X 线检查，慢性肩袖疾患的 X 线特征是肩关节间隙变窄，肱骨头及大结节、肩峰甚至肩锁关节发生退行性改变，表现为骨赘形成、囊性变、肩峰下硬化呈眉毛征。肩关节造影是诊断肩袖撕裂的重要方法，有助于对完全性肩袖撕裂做出诊断，包括单对比剂造影和双重对比造影。双重对比造影对于全层肩袖破损准确率为 90%。能提供肩袖的厚度、撕裂的大小、位置和残端退变情况，可了解关节软骨退变情况。MRI 具有非侵入性、良好的对比度和组织分辨率，可进行多维扫描，诊断准确率甚高等优点，有逐渐取代侵入性检查的趋势，MRI 能显示肩袖损伤的程度、大小和残余肩袖组织的情况。

要点 3　肩袖损伤的分期多种，主要根据肩袖损伤的深度、撕裂的大小、肌腱的质量等因素进行分类。如根据肩袖损伤的深度可分为部分性肩袖损伤和全层肩袖损伤。其中部分性肩袖损伤分为滑囊侧和关节侧损伤，而全层肩袖损伤又可根据两种不同的方法进行分类。第一种是耶贝尔（Gerber）分型：①小型损伤，仅涉及 1 条肩袖肌腱；②巨大损伤，涉及 2 条或 2 条以上的肩袖肌腱；③不可修复性损伤，涉及 2 条或 2 条以上的肩袖肌腱，并且 MRI 显示肌腱内脂肪浸润，术中松解后再外展 60° 仍不能将肩袖组织外移至肌腱止点处。第二种是 Post 分型：①小型损伤，< 1cm；②中型损伤，1 ～ 3cm；③大型损伤，3 ～ 5cm；④巨大损伤，> 5cm。爱尔曼（Ellman）将肩袖部分撕裂根据撕裂的深度分为三级：Ⅰ级撕裂的厚度< 3mm；Ⅱ级撕裂的厚度在 3 ～ 6mm；Ⅲ级撕裂的厚度> 6mm 或者超过肌腱厚度的 50%。临床上按照镜下的肩袖形态分为以下几类：新月形、"U"形、"L"形损伤及明显退缩性损伤。其中前三类损伤约占肩袖损伤的 90%。

要点 4　目前保守治疗仍被作为肩袖损伤的常规治疗方式，保守治疗适应证：①轻中度症状的肩袖撕裂患者；②对功能要求不高或者拒绝做手术的患者；③无症状的全层肩袖撕裂患者；④Ⅰ、Ⅱ级且撕裂深度未及肌腱厚度一半的患者。保守治疗的方式有很多，包括患肢固定、药物治疗、中医治疗和康复治疗等。在保守治疗中，对于部分肩袖损伤患者，如果出现症状的加重，应提高警惕，尽快手术治疗；对于肩袖全层撕裂患者，可先予保守治疗 6 ～ 8 周，若症状未见好转或出现急性加重者，应积极采取手术治疗。

要点 5　目前的手术类型分为开放性手术和关节镜下手术，其中关节镜下手术又分为关节镜辅助下的小切口治疗以及全关节镜治疗。手术方式则更加多样化，主要包括肩袖清创术、修补术、上关节囊重建术、肌腱移位术、反肩置换术及最新的肩峰下球囊间隔术等。

关节镜下清创术主要包括对一些病变的滑囊、滑膜、关节囊部分予以清理，以缓解疼痛为主。目前认为单纯进行关节镜下清创术可用于部分肩袖撕裂厚度 < 50% 或 Ellman Ⅰ 型或Ⅱ型。对于滑囊侧撕裂若术前 X 线片提示为Ⅱ型或Ⅲ型肩峰，同时术中发现有肩峰撞击的表现，则应行肩峰成形术；而对于关节侧损伤，则可单纯行关节镜下清理术。但需注意这种治疗方式虽然能减轻患者疼痛，但并不能阻止病程的进展，仍有部分患者最终会发展为全层肩袖撕裂，所以同保守治疗一样，需定期随访。

肩袖修补术，①部分肩袖撕裂：目前对于部分撕裂的肩袖修补术分为 2 种，经肌腱的原位修补术和转变成全层撕裂后再予以缝合。经肌腱修补技术的优势在于当重建撕裂肌腱的同时，能够保留残存的正常肩袖组织，从而能更好地恢复正常的解剖结构，但由于其处理的病变组织不彻底，易导致修复后肩袖组织的张力不一致，不利于腱骨愈合；而转变成全层撕裂后再予以缝合的优势在于手术更加方便简单，病变组织处理的更加彻底，且术后临床效果良好，但由于其修补术后腱-骨可能难以形成纤维软骨性骨连接，而仅形成了瘢痕组织，所以容易造成较高的撕裂率。②全层肩袖撕裂：对于肩袖全层撕裂的修复，讨论更多的是肩袖的修复技术，目前常用的方法包括单排固定、双排固定和缝线桥固定技术。其中双排固定和缝线桥固定能增加肌腱与足印区的接触面积，同时提供了更大的拉力负荷，增强了初始生物力学强度，更利于腱骨愈合，降低再撕裂率。

上关节囊重建术的适应证是①存在巨大或不可修复性冈上肌和（或）冈下肌撕裂，三角肌功能正常，被动活动良好，主动功能受限，不伴有明显盂肱关节退变、严重肱骨头上移、颈神经及腋神经麻痹，同时最好不伴有关节炎的患者。②有轻微脂肪萎缩的肌腱（根据 MRI 的 Goutallier 分类，评估为Ⅳ级）。③经保守或姑息治疗后症状加重者，尤其对于喜欢体育运动或从事重体力劳动的患者。上关节囊重建术似乎能改善袖带缺损肩部的生物力学性能，从而获得满意的功能结果。虽然手术技术已经发展，但还需要进一步的研究来优化移植物的愈合，还需要继续完善 SCR 的适应证。

肌腱转位术是巨大肩袖损伤的一种治疗方式，目前常采用的肌腱转位主要包括背阔肌、胸大肌、斜方肌等。其主要是改变部分肌腱的止点，替代原有肩袖的功能，重建盂肱关节水平或垂直方向的力偶，并起到缓解疼痛的作用。

反肩关节置换是指在肩胛骨关节盂侧放置半球型关节面，在肱骨近端侧放置盂杯的半限制性人工全肩关节置换。患有肩袖的巨大撕裂难以修复并且合并有继发性盂肱关节炎时，反肩置换是其主要的手术适应证。对患有巨大不可修复性肩袖撕裂所致的假性麻痹，伴或不伴有盂肱关节炎且功能要求低的老年患者是反肩置换的理想适应证；但对于存在三角肌、腋神经损伤或小于 60 岁的年轻患者的患者则不应行反肩置换术，可通过肌腱移位等其他治疗方式延后关节的置换。神经损伤仍然是关于反式全肩关节置换术的并发症。反式全肩关节置换术有效地改善了肩袖损伤性关节病患者的肩关节前屈上举和外旋活动度，但是内旋活动度仍具有挑战性。

肩峰下球囊间隔术，它是利用一种可生物降解的垫片（球囊状），予关节镜清理后，放入肩峰下间隙，并注入生理盐水，允许肱骨头在肩峰下无摩擦的滑动，并且起到下压肱骨头的作用。

辅助治疗技术，目前使用的辅助治疗技术主要有肩袖补片技术、细胞种植支架技术、生长因子、富血小板血浆技术、干细胞技术等。目前在临床中使用较广泛的是补片技术和富血小板血浆技术。

病例 15 左足 Lisfranc 复合体损伤

【病史采集】

患者黄某，男性，33 岁。

主诉：外伤致左足疼痛伴活动受限 1 个月。

现病史：患肢于 1 个月前扭伤左足，在当地医院行石膏外固定，现外固定去除后行走疼痛，来我院就诊，门诊给予 X 线检查：左足跖骨间脱位，门诊以左足 Lisfranc 复合体损伤收入院。

典型临床表现：左足背稍肿胀，第一跖楔处触压疼痛明显，足部各趾感觉血运正常。

【影像学检查】

术前影像学检查如图 4-26 所示。

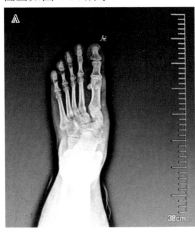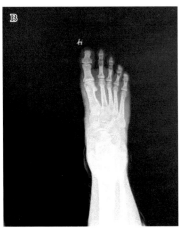

图 4-26　病例 15 术前影像学检查

A、B. 双足正位片

【诊断与治疗】

诊断：左足利斯弗朗（Lisfranc）复合体损伤。

治疗：左第 1 ～ 3 跖楔关节切开复位钢板内固定术+左内侧楔骨；第 2 跖骨基底部空心钉固定术+左第 4、5 跖骰关节闭合复位经皮克氏针固定术。

术后影像学检查如图 4-27 所示。

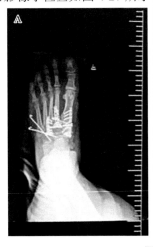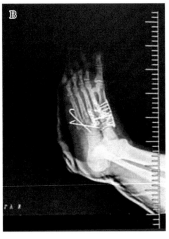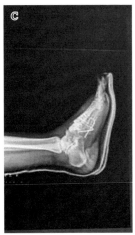

图 4-27　病例 15 术后影像学检查

A. 左足正位片；B. 左足斜位片；C. 左足侧位片

【病例分析要点】

要点 1　狭义的 Lisfranc 关节是指第 2 跖骨基底内侧关节面与内侧楔骨外侧关节面之间的关节，其关节的跖侧有 Lisfranc 韧带斜行跨过。近年来，学者们更喜欢将 Lisfranc 关节解释为 "通指所有的跖跗关节"，又称为跖跗关节复合体，这是广义的 Lisfranc 关节的解释。

要点 2　Lisfranc 关节包括组成跖跗关节的骨、关节与韧带等全部结构，跖跗关节参与组成足内侧纵弓（第 1 跖骨、内侧楔骨）、外侧纵弓（第 5 跖骨、骰骨）和中间横弓（内中外楔骨、骰骨）。Lisfranc 关节损伤即跖跗关节骨折脱位，属于关节内损伤范畴。这一关节的损伤可涉及中足任何骨性或韧带结构，狭义的损伤仅指累及跖楔关节、跖骨-骰骨间关节，而广义的损伤还可能合并舟状骨和骰骨的骨折，合并跗中关节损伤，治疗时，更应将其作为一个整体进行复位固定。

要点 3　对每个患者应行常规 X 线片检查，除包括常规的足部正斜位外，还应摄侧位片，有时还需摄对侧足进行对照。目前多数学者提倡在麻醉下摄负重位片和前足内收或外展位的应力位片（需两个位置均摄片），来评价关节与骨折处在应力条件下的稳定性。

要点 4　阅片时应注意以下观测：①前后位 X 线片上，第 1 跖骨基底的外侧缘与内侧楔骨的外侧缘排列是否紧密并在一条直线上，第 2 跖骨基底的内侧缘与中间楔骨的内侧缘排列是否紧密并在一条直线上，第 1、2 跖骨之间的间隙应该与内侧楔骨和中间楔骨之间的间隙是相当的；②斜位 X 线片上，第 4 跖骨基底的内侧缘与骰骨的内侧缘排列是否紧密并在一条直线上，第 3 跖骨的外侧缘与外侧楔骨的外侧缘排列是否紧密并在一条直线上；③前后位或斜位片上在内侧楔骨至第 2 跖骨间隙内出现斑点征，即关节间隙出现小的撕脱骨片，提示有 Lisfranc 韧带的撕脱；④此外，应注意评价舟楔关节有无半脱位及有无骰骨的压缩性骨折。

要点 5　Chido 等根据三柱解剖概念提出了三柱分型系统，将跖跗关节损伤分为内侧柱、中柱和外侧柱损伤。他们认为，每一柱均作为一个整体发挥功能，若其中一柱部分骨折或脱位，该柱的其他部分也可受累。其中，中柱最常受累且最易发生创伤性关节炎；外侧柱矢状位活动，创伤性关节炎发生率最低。Nunley 等分型标准主要用于 Lisfranc 关节轻微损伤，主要伤分为 3 型：①1 型临床表现为患者能负重，但不能恢复至伤前活动，跖跗关节有点状压痛，负重位 X 线片示第 1、2 跖列分离 < 2mm，无内侧纵弓塌陷；②2 型临床表现与 1 型相似，但 X 线片示跖列分离 > 2 ~ 5mm，侧位 X 线片无纵弓塌陷表现；③3 型可见 > 2 ~ 5mm 的跖列分离，且有纵弓塌陷。根据以上分型提出 1 型可保守治疗，其他 2 型应手术治疗。

要点 6　手术治疗 Lisfranc 损伤的目的是维持解剖复位，长期目标是避免或延迟创伤性关节炎的发生。有学者指出闭合复位不进行最终的固定是无用的，最终导致复位丢失。当前多数学者不主张保守的外固定而采用切开复位的方法。

要点 7　急性 Lisfranc 损伤手术时间的选择主要取决于软组织情况及是否存在骨筋膜室综合征。若已出现骨筋膜室综合征，则必须立即行筋膜切开。手术时机的选择首先要依照软组织损伤程度。患者入院后，一般需实施抬高患肢、冷敷等手段减轻组织水肿，根据脱位方向及时准确地手法复位很关键、复位可以缓解皮肤等软组织被脱位骨骼的顶压，减轻软组织的进一步损伤与水肿，为进一步积极的手术治疗创造条件。手术时间，最好是伤后 12 ~ 24 小时内进行，如果在上述时间内未能手术，由于软组织的水肿，手术一般要在伤后 7 ~ 10 天进行。

要点 8　闭合复位经皮穿针（钉）固定：本术适用于轻微的 Lisfranc 损伤、儿童或具有切开复位内固定禁忌证的患者。对于轻微损伤患者，可先尝试闭合复位经皮固定，该术的优点是手术操作简便，手术时间短，对患足的软组织干预比较小，术后软组织并发症率低。缺点是钉道感染、固定不牢，复位丢失等情况时有发生。

切开复位内固定：成功治疗 Lisfranc 关节损伤的关键是恢复受累关节的解剖对线，"金标准"为解剖复位、稳定内固定。切开复位内固定是一种切实和最终的治疗方法，是治疗的趋势所在，越来越多的学者选择了这种方法。该术适用于有明显骨折脱位的 Lisfranc 损伤及复合体损伤。对于损伤类型复杂、或因软组织，尤其是胫前肌腱的嵌入导致闭合复位失败，以及骨折严重粉碎或存在较大骨折块的患者，建议行切开复位内固定。采用经典 Hardcatle 切口，即于第 1、2 跖骨间行主切口，于第 4、5 跖骨间行辅切口，两切口间距不少于 3cm，必要时加足内侧切口协助。术中注意保护足背动脉、腓深神经、足背内侧皮神经，骨折脱位复位，复位遵守先复位内侧柱和中柱，后外侧柱的顺序；可采用钢板+螺钉及克氏针固定方式。切开复位可直视下清除骨片、软组织嵌入，尤其是胫前肌腱的嵌入，修复关节囊和韧带。治疗 Lisfranc 损伤的关键是恢复受累关节的解剖对线。切开复位解剖对位容易达到，固定也比较牢固。微型钢板跨关节固定，可在获得稳定固定的同时，避免关节软骨的损伤，且钢板体积小，不会产生足内部压力过高。解剖复位和关节软骨的损伤降低创伤性关节炎的发生。空心螺钉便于操作，术中 C 臂机指引，通过空心螺钉从内侧楔骨插至第 2 跖骨基底部进行修复固定 Lisfranc 韧带。

病例 16　左 Pilon 骨折

【病史采集】

患者何某，男性，42 岁。

主诉：摔伤致左踝关节疼痛肿胀畸形 2 天。

现病史：患者从高处坠落，左足部着地，当即疼痛肿胀，不能行走，受伤后在当地医院用石膏外固定后转入院，为进一步治疗患者来院就诊。

典型临床表现：左踝部肿胀畸形，可见局部瘀斑，压痛明显，因疼痛左踝关节活动明显受限，肢端感觉、循环正常。

【影像学检查】

术前影像学检查如图 4-28 所示。

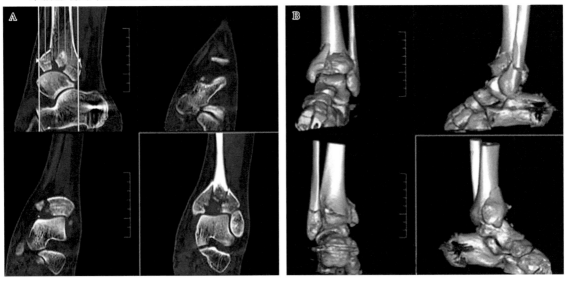

图 4-28　病例 16 术前影像学检查

A、B. 踝关节 CT

诊断：左皮隆（Pilon）骨折。

治疗：左内、外踝切开复位钢板内固定术+左后踝切开复位螺钉内固定术+左下胫腓联合螺钉固定术。

术后影像学检查如图 4-29 所示。

【病例分析要点】

要点 1　Pilon 骨折是一种复杂的胫骨远端骨折，约占下肢骨折的 1%，发生于胫骨远端并累及关节面，由垂直暴力合并或不合并扭转暴力导致的骨折，常表现为干骺端的压缩和关节面的粉碎。

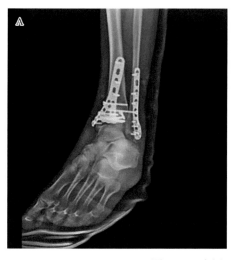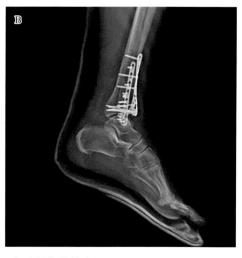

图 4-29 病例 16 术后影像学检查

A. 踝关节踝穴片；B. 踝关节侧位片

要点 2 由于 Pilon 骨折的个体差异很大，经典的 Pilon 骨折分型包括 AO 分型和 Rüedi-Allgower 分型。莱奥内蒂（Leonetti）和提贾尼（Tigani）于 2017 年提出基于 CT 扫描的分型系统，目前临床参考意义较大。其分型参考以下 4 点：关节面有否累及，关节面骨块的数量和移位程度，累及关节面主要骨折线的走行，粉碎骨折的区域。具体分型如下：

Ⅰ型包括 2 个亚型，Ⅰa 型为累及关节面的无移位骨折；Ⅰb 型为关节外骨折。

Ⅱ型为移位的 2 部分骨折，分 2 个亚型。Ⅱa 型，骨折线位于矢状面，将踝部分为内、外 2 块骨块；Ⅱb 型，骨折线位于冠状面，将踝部分为前、后 2 个骨块。

Ⅲ型为移位的 3 部分骨折，分 2 个亚型。Ⅲa 型，主要骨折线位于矢状面；Ⅲb 型，主要骨折线位于冠状面。

Ⅳ型为移位的 4 部分骨折或粉碎性骨折，根据骨折特点分为 4 部分骨折、Die-punch 骨块、内侧粉碎性、外侧粉碎性、后侧粉碎性和前侧粉碎性等 6 个亚型。

要点 3 治疗 Pilon 骨折的过程归纳为"3P"，即保护（preserve）骨和组织活力、进行（perform）关节面的解剖复位、提供（provide）满足踝关节早期活动的固定。最终目标为获得关节解剖复位、恢复下肢力线、保持关节稳定、达到骨折愈合时间重获一个功能、无疼痛、能负重、可运动的关节，同时避免感染和创伤并发症。

要点 4 切开复位的手术指征包括：①开放性骨折；②骨折伴有血管损伤；③骨折移位＞2mm，或关节面台阶＞1mm，成角＞5°；④不能接受的下肢力线改变。禁忌证：①出现软组织肿胀或张力性水疱；②有周围血管疾病；③出现或可能出现局部感染；④存在骨筋膜室综合征；⑤患者全身情况不允许麻醉和手术。

要点 5 手术时机的选择对于预防 Pilon 骨折的相关并发症十分重要。如果患者存在进行性的软组织损伤，过早进行切开复位内固定容易导致皮肤坏死和伤口裂开。通常认为 Pilon 骨折的手术时间窗分为 2 个阶段，即早期 6 小时内和晚期 6～12 天。如果存在严重的肿胀和软组织挫伤，手术时间可以延长到 3 周。

要点 6 前内侧入路适用于胫骨远端内侧柱骨折或骨折端向外侧成角。起自内踝尖远端 1.5cm，弧形向前内侧，经过胫距关节中 1/3 延伸至胫骨近端皮下组织，垂直切开伸肌支持带，显露胫前肌腱，避免打开腱鞘，将胫前肌腱向外侧牵拉，从前侧打开踝关节，可暴露内踝及内侧和中间 1/3 前踝，但该入路软组织覆盖少，组织消肿后局部内固定突然引起不适，显露 Tillaux-Chaput 骨块困难放置外侧解剖钢板勉强，合并外侧柱骨折不适用，此时往往需要双切口。

前外侧入路适用于累及前侧和前外侧的关节面粉碎。实际应用还可以向外侧拓展变成外侧入路。起自踝关节远端 4cm，沿腓骨前侧缘向近端，分离腓骨前缘至骨间膜，在此膜与前侧间室间隙进入，神经血管束随前间室肌肉向内牵拉，直视下可见下胫腓前联合前韧带胫骨附着处，Tillaux-Chaput 骨块。此切口软组织覆盖较厚，前间室肌肉组织可以很好地覆盖内置物，远端可以继续暴露到距骨颈部外侧。暴露胫距关节中、外部分，但不能显露内侧，合并内侧不稳、粉碎，需要联合内侧入路。外侧柱粉碎易合并外踝骨折，可以选择单纯前外侧切口，同一切口下固定两处骨折。

后内侧入路多联合使用，术中需要跖屈踝关节以方便显露，起自跟腱跟骨止点内侧 1cm 向近端，可长约 12cm，深筋膜打开后在姆长屈肌腱与胫神经之间的间隙进入，后踝骨膜较厚，不完全打开甚至很难发现骨折，注意不要损伤胫神经，如果要向近端延伸注意结扎血管交通支，显露范围大，从内踝后内至下胫腓后联合，甚至腓骨远端后侧，俯卧位便于手术。优势在于显露充分，范围大，方便操作，俯卧位时，因足部重力作用和先期腓骨复位，有利于后踝复位。缺点是术中需要打开光滑的胫骨远端后侧骨膜，术后不及时锻炼容易出现粘连而发生踝关节僵硬。

后外侧入路主要骨块位于后侧及前侧软组织损伤过重不能选择前侧入路的 Pilon 骨折。起自跟腱外侧缘和腓骨远端后外侧缘之间的中点线，由腓骨肌腱与姆长屈肌腱之间进入，显露胫骨后外侧、下胫腓后联合及腓骨远端后侧，腓骨肌腱牵向外侧暴露胫骨远端后外侧，牵向内侧还可以显露腓骨远端后侧。优点是用此入路可同时复位固定胫骨和腓骨骨折，最佳体位是俯卧位。缺点是受体位影响大，显露有限，后内侧显露不充分，技术不足偶有出现"勒马缰"样畸形。

针对严重粉碎的 Pilon 骨折，单一切口难以复位可采取联合入路。切口间距通常认为需要 > 7cm，但掌握好手术时机，仔细处理软组织，结合 Allgower-Donati 缝合法缝合切口可以进一步降低切口并发症。很显然切口愈多，手术时间越长，对复位质量虽有益处，但直接增加切口并发症和感染发生率发生。胫骨远端软组织薄，占用空间越小，内固定越少，钢板越薄则越好。多钢板内固定治疗 Pilon 骨折一般置入 1 块主力钢板，额外辅助 1/3 管型钢板，若使用 2 块以上较厚的解剖钢板可增加软组织并发症，应力求避免之。术中骨折内固定后需行下胫腓联合检查，如术中存在下胫腓分离需行下胫腓联合固定。

病例 17　左跟骨骨折

病例 17-1

【病史采集】

患者李某，男性，40 岁。

主诉：高处坠落致左足跟疼痛伴活动受限 1 天。

现病史：患者 1 天前不慎高处坠落导致左足跟处疼痛肿胀，在当地医院行 X 线检查，示左跟骨骨折，给予石膏外固定后转入院。

典型临床表现：左侧足跟部可见明显肿胀青紫，足跟外侧可见血性水疱，左跟骨可查及压痛及叩击痛，患肢远端感觉及血运尚可。

【影像学检查】

术前影像学检查如图 4-30 所示。

【诊断与治疗】

诊断：左跟骨骨折 [桑德斯（Sanders）Ⅲ型]。

治疗：左跟骨切开复位钢板及空心钉内固定术（跗骨窦切口）。

术后影像学检查如图 4-31 所示。

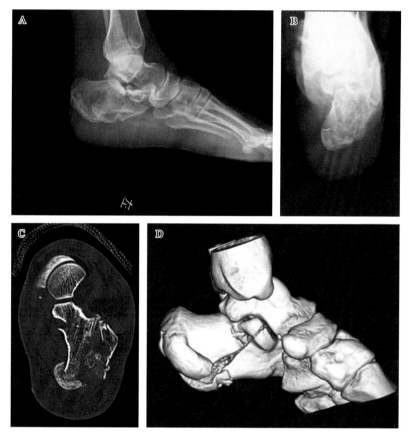

图 4-30　病例 17-1 术前影像学检查

A. 左踝关节外侧位片；B. 左跟骨轴位片；C、D. 左跟骨 CT 片

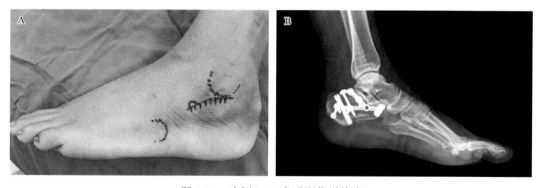

图 4-31　病例 17-1 术后影像学检查

A. 手术入路；B. 右跟骨正位片

病例 17-2

【病史采集】

患者熊某，男性，55 岁。

主诉：外伤导致左足跟疼痛肿胀活动受限 5 小时。

现病史：5 小时前患者足部外伤疼痛肿胀，不能行走，在当地医院检查 X 线后由 120 送入院，外院 X 线：左跟骨骨折，收入科室。

典型临床表现：左侧足跟部可见肿胀青紫，左跟骨可查及压痛及叩击痛，患肢远端感觉及血运可。

【影像学检查】

术前影像学检查如图 4-32 所示。

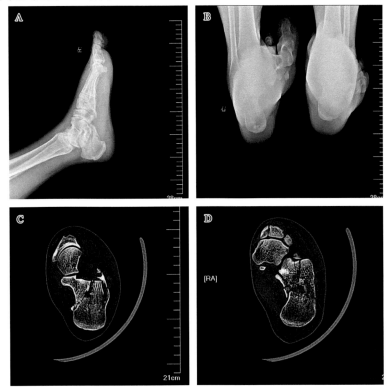

图 4-32　病例 17-2 术前影像学检查

A. 左踝关节内侧位片；B. 左跟骨轴位片；C、D. 左跟骨 CT 片

【诊断与治疗】

诊断：左跟骨骨折（Sanders Ⅲ型）。

治疗：左跟骨切开复位钢板内固定术（跟骨外侧"L"形切口）。

术中、术后可见如图 4-33 所示。

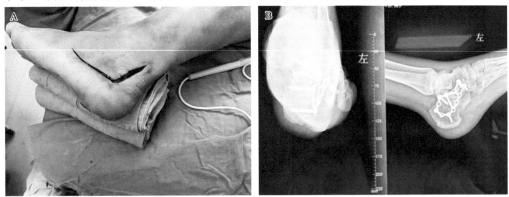

图 4-33　病例 17-2 术中、术后所见

A. 手术入路；B. 左跟骨正轴位片

【病例分析要点】

要点1　跟骨骨折多由高处坠落、交通事故等引起，通常由垂直压缩应力所致，跟骨骨折约占足踝部骨折的60%，是临床常见的跗骨骨折类型，跟骨的作用主要是维持距下关节的力学稳定。

要点2　常规拍摄双跟骨前后位片、侧位片和轴位片，观察跟骨骨折的类型、骨折块位置和数量、关节面的塌陷情况等，测量跟骨的高度、宽度、后跟内外翻的角度、Bohler角和Gissane角等。CT及三维重建应常规作跟骨CT扫描，包括横轴面及冠状面扫描。

要点3　目前临床用于跟骨骨折分类的方法较多，其中以Sanders法较为常见，此分型以跟骨冠状面CT扫描为依据，在距下关节面最宽处，以2条线将跟骨分为3柱，这2条线与位于后关节面内侧缘内侧的其他3条线把后关节面分为3块，即内侧块、中央块和外侧块，这3块与载距突一起构成潜在的4个关节骨块。所有没有移位的骨折（＜2mm），无论骨折线的数量多少均属于Ⅰ型骨折。一条骨折线存在移位的骨折属于Ⅱ型，根据骨折线的位置又分为ⅡA（骨折线位于外侧柱）、ⅡB（骨折线位于中间柱）和ⅡC（骨折线位于内侧柱）型。Ⅲ型骨折一般存在一个中间压缩骨块，根据两条骨折线的位置又分为ⅡAB、ⅡBC和ⅢAC型。Ⅳ型骨折包括4个或以上骨折块，骨折较为粉碎。

要点4　关节内跟骨骨折的手术适应证：①关节面不平整，台阶≥1mm，如SandersⅡ、Ⅲ、Ⅳ型骨折；②跟骨长度缩短明显；③跟骨宽度增加≥1cm；④跟骨高度降低≥1.5cm；Bohler角缩小≥15°；⑤Gissane角缩小≤90°或增大≥130°；⑥跟骰关节骨折块的分离或移位≥1mm；⑦伴有跟骨周围关节的脱位或半脱位；⑧跟骨外膨明显影响外踝部腓骨长短肌腱的活动；⑨跟骨轴位片示内翻畸形成角≥5°，外翻≥10°。

关节外跟骨骨折的手术适应证：①跟骨体骨折有较严重的压缩、移位、短缩和增宽畸形；②跟骨体外侧壁的剪切骨折；③跟骨粗隆后上骨折块分离≥1cm；④前突骨折发生疼痛性骨不连接；⑤鸟嘴型骨折。

要点5　病例17-1：经跗骨窦切口复位内固定：自外踝尖下方0.5cm至第4跖骨基底部做3～4cm小切口：由于经跗骨窦切口复位内固定对周围软组织的剥离较少，对皮瓣血运的影响较小，故术中患者创伤小、出血量少，手术时间相对较短，患者恢复快，进一步缩短了住院天数。病例17-2：经传统外侧扩大"L"形切口复位内固定（经典术式）：自外踝上切至足跟转向平行于足底到第五跖骨基底部前，呈"L"形切口：术中可完全显露距下关节和跟骰关节，见到关节软骨面，直视下复位距下前中后关节面，术中注意保护掀起皮瓣血供，此切口对跟骨高度、宽度恢复及力线纠正有较大优势。

病例18　右踝关节骨折

病例18-1

【病史采集】

患者丁某，女性，46岁。

主诉：右踝关节扭伤肿痛伴活动受限两小时。

现病史：患者于8小时前下楼梯时不慎扭伤右踝关节，当即肿胀疼痛，不能行走，来就诊，门诊X线检查：右内踝骨折、右腓骨骨折，收住入院。

典型临床表现：右踝关节肿胀明显，畸形，内外踝均有压痛，关节因疼痛活动受限，足部感觉及血运正常。

【影像学检查】

术前影像学检查如图4-34所示。

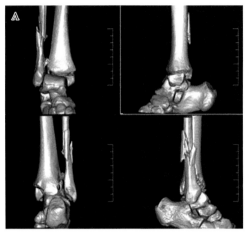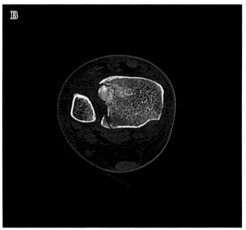

图 4-34　病例 18-1 术前影像学检查
A、B.踝关节 CT 片

【诊断与治疗】

诊断：右踝关节骨折（旋前/外旋型Ⅳ度）。

治疗：右踝关节骨折切开复位内固定术+右下胫腓联合螺钉固定术。

术后影像学检查如图 4-35 所示。

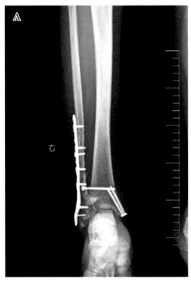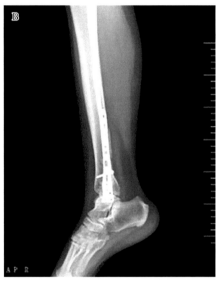

图 4-35　病例 18-1 术后影像学检查
A.踝关节正位片；B.踝关节侧位片

病例 18-2

【病史采集】

患者刘某，男性，42 岁。

主诉：右踝扭伤疼痛肿胀畸形 1 天。

现病史：患者于 1 天前扭伤右踝关节，在当地医院行 X 线检查：右内外踝骨折，当地医院给予石膏外固定等对症治疗，为进一步治疗转入我院。

典型临床表现：左踝关节肿胀明显，内外踝均有压痛，足部感觉及血运正常。

【影像学检查】

术前影像学检查如图 4-36 所示。

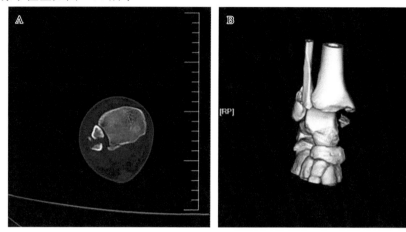

图 4-36 病例 18-2 术前影像学检查
A、B 踝关节 CT 片

【诊断与治疗】

诊断：右踝关节骨折（旋后外旋Ⅳ度）。

治疗：右踝关节骨折切开复位内固定术。

术后影像学检查如图 4-37 所示。

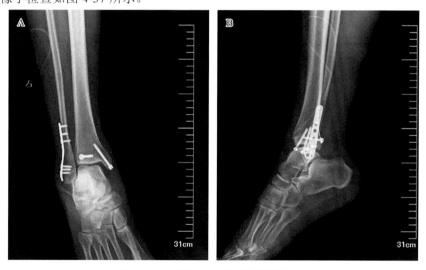

图 4-37 病例 18-2 术后影像学检查
A. 踝关节正位片；B. 踝关节侧位片

【病例分析要点】

要点 1 踝关节是人体负重最大的关节。站立行走时全身重量均落在该关节上，日常生活中的行走和跳跃等活动，主要依靠踝关节的背伸、跖屈运动。

要点 2 踝关节骨折的 X 线片检查包括 3 个方面：前后位、侧位、内旋 20° 的前后位（踝穴位）。CT 检查尤其是三维 CT 检查对于评估下胫腓联合损伤和后踝骨折情况有重要意义。MRI 检查有利于我们清楚地了解踝关节侧副韧带及骨软骨损伤情况。

要点 3　踝关节骨折分型常用 AO Danis-Weber 分型和 Lauge-Hansen 分型。

临床中以 Lauge-Hansen 分型法较为常用：①旋后/内收型：损伤机制是足在损伤时呈内翻位，距骨内翻，外踝先受到牵拉，造成外踝或外侧韧带损伤，外力继续作用则内踝受到挤压，造成近似垂直的内踝骨折。Ⅰ度：外踝撕脱性骨折，或踝关节外侧韧带断裂。外踝骨折线多低于胫距关节平面，多为横断骨折或外踝顶端的撕脱性骨折。当韧带损伤时，内翻应力位片可出现距骨倾斜，前抽屉试验阳性。Ⅱ度：Ⅰ度加内踝骨折。骨折线位于踝关节内侧间隙和水平间隙交界处，即踝穴的内上角。骨折线呈斜行斜向内上方，或垂直向上，常合并踝穴内上角关节下方骨质压缩，或软骨面损伤。②旋后/外旋型：损伤机制是足受伤时处于内翻位（旋后位），距骨受到外旋外力，或小腿内侧距骨受到相对外旋外力。距骨在踝穴内以内侧为轴，向外后方旋转，冲击外踝向后移位。造成距腓前韧带损伤—腓骨骨折—距腓后韧带或后踝损伤—内踝骨折，是最常见的类型，约占关节骨折脱位半数以上。Ⅰ度：下胫腓前韧带断裂或胫骨前结节撕脱性骨折（Tillaux 骨折或 Chaput 骨折）。Ⅱ度：Ⅰ度加外踝在下胫腓联合水平的冠状面斜行骨折，骨折线自前下方斜向后上方，侧方更明显，有的位置稍高。骨折远端借助外侧韧带仍与距骨相连。Ⅲ度：Ⅱ度加后踝骨折。若下胫腓仍保持完整，后踝多为撕脱骨折，骨折块较小。但如合并距骨向后上方的外力时，则后踝骨块较大，外踝骨折线较高。可发生下胫腓分离。Ⅳ度：Ⅲ度加内踝骨折或三角韧带断裂。由于三角韧带牵拉和旋转的距骨后内部分撞击，造成了内侧结构损伤。下胫腓分离。当内踝骨块较小而距骨外移明显时要想到三角韧带深层断裂。③旋前/外展型：损伤机制为足在受伤时处于旋前位，距骨在踝穴内受到强力外展的外力，造成内踝撕脱骨折或韧带断裂—下胫腓韧带不全或全部损伤—腓骨骨折。Ⅰ度：内踝骨折或三角韧带断裂。骨折块多为踝关节间隙以下横行撕脱性骨折。Ⅱ度：Ⅰ度伴下胫腓韧带损伤。可单纯损伤下胫腓前或后韧带，造成下胫腓联合不全损伤；或下胫腓全部韧带断裂而出现下胫腓分离。Ⅲ度：Ⅱ度伴腓骨骨折。腓骨骨折呈短斜行或蝶形，蝶形骨片常位于腓骨外侧。侧位表现为横行骨折。下胫腓有无分离根据下胫腓韧带损伤和腓骨骨折高度而定。④旋前/外旋型：损伤机制为受伤时足处于旋前位，当距骨受到外旋外力时，距骨以外侧为轴向前外侧旋转移位。造成内踝撕脱骨折或三角韧带断裂—下胫腓前韧带损伤—腓骨骨折—下胫腓后韧带损伤或后踝骨折。Ⅰ度：内踝骨折或三角韧带断裂。内踝骨折线呈斜行，在矢状面自前上斜至后下，踝关节侧位片尤为清晰。Ⅱ度：Ⅰ度伴下胫腓前韧带损伤。若下胫腓前韧带完整，也可造成下胫腓前韧带在胫骨结节附着处的骨折。Ⅲ度：Ⅱ度伴外踝骨折。外踝骨折位于下胫腓联合近侧，螺旋形，骨折线由前上至后下，并向前成角，骨折位置较高。下胫腓分离。Ⅳ度：Ⅲ度伴下胫腓后韧带损伤或后踝撕脱骨折。后踝骨块多超过胫骨下端负重关节面的 1/4。下胫腓分离。

特殊类型骨折

梅桑纳芙（Maisonneuve）骨折是一种临床上较为少见的特殊类型，其特征是由外旋暴力引起腓骨高位骨折，同时合并下胫腓联合损伤和内踝结构损伤。从损伤机制上看，Maisonneuve 骨折在腓骨近端骨折和下胫腓联合损伤的前提下，可伴有或不伴有内踝损伤（内踝骨折或三角韧带损伤）。

博斯沃思（Bosworth）骨折是指腓骨骨折近端移位至胫骨后外侧的一种少见踝关节骨折，很难通过手法进行复位，且由于软组织嵌顿、处理不当易引起骨筋膜室综合征等严重后果。从损伤机制上可看作旋后外旋型损伤，常伴有下胫腓联合和三角韧带损伤、后踝及内踝骨折。

Logsplitter 骨折即"劈木机骨折"，指高能量垂直暴力导致距骨向上楔入下胫腓联合，从而引起下胫腓联合移位伴有距骨关节面损伤，类似于劈木机的工作原理，是一种复杂的预后较差的特殊类型踝关节骨折。非典型损伤主要为距骨部分楔入下胫腓联合，下胫腓联合不完全分离，但关节面完整。

要点 4　目前踝关节骨折以手术切开复位治疗为主，其手术治疗目的：恢复踝关节稳定。

病例 18-1 属于旋前/外旋型Ⅳ度：损伤机制：受伤时足处于旋前位，当距骨受到外旋外力时，距骨以外侧为轴向前外侧旋转移位。造成内踝撕脱骨折或三角韧带断裂—下胫腓前韧带损伤—腓骨骨折—下胫腓后韧带损伤或后踝骨折。该病例伴 Tillaux 骨折，提示下胫腓前、后联合胫骨附着点撕脱存在下胫腓前、后韧带损伤，CT 上腓骨相对于胫骨向前向外侧旋转脱位。术中先给予腓骨复位钢板内固定，内踝复位螺钉固定，术中可行 Cotton 试验及 Hook 试验证实下胫腓联合有无损伤，然后复位下胫腓联合并螺钉固定。

病例 18-2 为旋后外旋Ⅳ度：损伤机制是足受伤时处于内翻位（旋后位），距骨受到外旋外力，或小腿内侧距骨受到相对外旋外力。距骨在踝穴内以内侧为轴，向外后方旋转，冲击外踝向后移位，造成距腓前韧带损伤—腓骨骨折—距腓后韧带或后踝损伤—内踝骨折，是最常见的类型，约占关节骨折脱位半数以上。病例 18-2 为合并内踝骨折，可诊断为旋后外旋Ⅳ度。

要点 5　对于下胫腓联合损伤定义：下胫腓联合由胫骨的腓骨切迹和腓骨下端内侧构成，其相对面没有关节软骨，只有骨膜附着。其间由纤维脂肪组织相隔，周围借韧带牢固相连。

体格检查：当怀疑下胫腓联合韧带损伤时，有几项特殊检查可协助诊断。

（1）胫腓骨横向挤压试验（Hopkinson squeeze test）：检查者一只手握住患者小腿中部，从内、外两侧相对挤压，如下胫腓联合部位出现疼痛，应考虑诊断。

（2）足外旋试验（Kleiger test）：患者屈膝 90°，检查者一只手握住患者膝部。另一只手握住健侧。

（3）胫距内侧间隙：胫距关节下 1cm，内踝外侧缘到距骨内侧缘之间距。正常＜ 4mm。

（4）距骨倾斜度：胫骨远端关节面与距骨顶关节面之间隙，正常内外侧间隙相差不大于 2mm。

在踝关节正位也有 3 个测量。①下胫腓后间距：胫骨远端关节面上 1cm，后踝外侧到腓骨内缘之间距。正常＜ 5mm。②下胫腓前间距：胫骨远端关节面上 1cm，腓骨内缘到胫骨远端前外缘之间距。正常≤ 10mm。③下胫腓外间距：腓骨外缘到胫骨远端前外缘之间距。正常此间距应小于腓骨宽度的 2/3。

下胫腓联合出现以下情况时：骨折复位后检查下胫腓联合不稳定、伴有三角韧带损伤、顺应性差或体重过大及 Maisonneuve 骨折需要固定下胫腓联合。一般采取钳夹复位使之胫骨的腓骨切迹和腓骨下端内侧对位。以螺钉坚强固定为主，以踝关节胫骨关节面以上 2.5cm，自腓骨轴中线与水平面成 30° 角打入螺钉，可固定三层或者四层骨皮质，一般情况一枚螺钉固定即可。顺应性差或体重过大及 Maisonneuve 骨折给予两到三枚螺钉固定。

病例 19　冻　结　肩

【病史采集】

患者胡某，女性，59 岁。

主诉：右肩部疼痛伴活动受限半年余。

现病史：患者于半年前无明显诱因的出现右肩部疼痛，并伴肩关节活动明显受限，给予针灸等对症支持治疗后，症状不缓解，特来就诊，收入科室，患者自发病以来，饮食可，睡眠差，二便正常，体力体重无明显改变。

【影像学检查】

术前 MRI 表现如图 4-38 所示。

术中所见如图 4-39 所示。

术前、术后大体外观如图 4-40 所示。

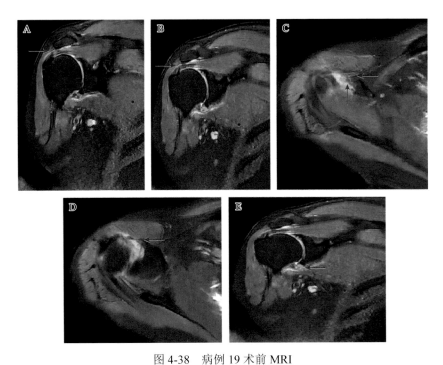

图 4-38　病例 19 术前 MRI

A、B.斜冠状位示肩峰下滑囊水肿，冈上肌肌腱炎性改变；C、D.轴位所示肩袖间隙炎性改变，喙肱韧带炎性改变；
E.腋囊厚度已缓解

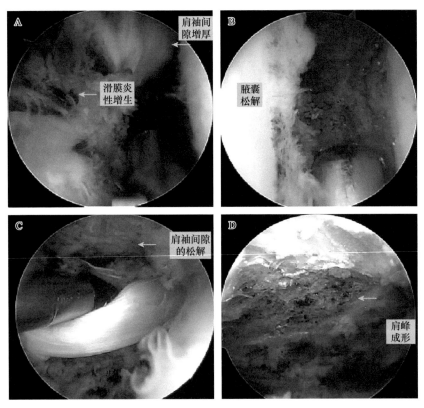

图 4-39　病例 19 术中所见

A.滑膜的炎性增生及肩袖间隙增厚；B.腋囊松解；C.肩袖间隙的松解；D.肩峰成形

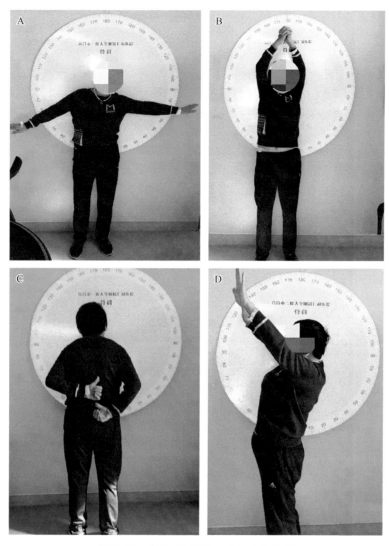

图 4-40　病例 19 术前、术后大体外观

A. 术前外展活动明显受限；B ～ D. 术后上举、背伸、前伸活动度可

【诊断与治疗】

诊断：冻结肩。

治疗：保守或手术治疗。

【病例分析要点】

要点 1　冻结肩是一种常见的肩关节疾病，目前国外文献多使用冻结肩或粘连性关节囊炎这两个名称，其具体发病原因尚无统一定论。

要点 2　其主要的病理改变是关节囊的纤维化和周围组织的粘连，患者多以疼痛（尤以夜间疼痛明显）及肩关节僵硬（肩关节向各个方向的主动及被动活动均降低）作为主诉进行就诊，以肩外旋受限最为典型。

要点 3　MRI 对于肩关节的评估提供更加准确的价值，通过 MRI 检查，我们需关注：腋囊厚度、喙肱韧带（coracohumeral ligament，CHL）厚度，肩袖间隙关节囊厚度及喙突下脂肪三角的闭塞，其中腋囊厚度，斜冠状位观测，腋囊厚度会随疾病进展而逐渐缓解，CHL 厚度，斜矢状位观察，冻结肩患者 CHL 的厚度较正常同龄人明显增高，肩袖间隙关节囊厚度，斜矢状位观察，肩袖间隙是喙突外侧、肩胛下肌上缘和冈上肌前缘间的肌间隙，在维持肩关节稳定性和保护肱二头肌长头腱功能上起关键作用，喙突下脂肪三角的闭塞，斜矢状位观察，以往研究发现，该脂肪信号在冻结肩的患者中，可部分或完全消失，称为喙突下脂肪三角部分闭塞或完全闭塞。

要点 4　国内有学者把冻结肩分为 3 期。急性期：又称冻结进行期，急性期可持续 2 ～ 3 周，症状以疼痛为主。慢性期：又称冻结期，此时疼痛相对减轻，但压痛范围仍较广泛，肩关节周围软组织呈冻结状态。关节造影示关节腔内压力增高，容量减少至 5 ～ 15ml（正常人 20 ～ 30ml），肩胛下肌下滑囊闭锁、不显影，肩盂下滑膜皱襞间隙消失，肱二头肌长头腱鞘充盈不全或闭锁；功能恢复期：盂肱关节腔、肩周滑囊、腱鞘的炎症逐步恢复正常，大多数患者肩关节功能可以恢复到正常或接近正常。

要点 5　国外文献将冻结肩分为 4 期。1 期：起病 0 ～ 3 个月，主动及被动活动疼痛，肩关节前举、外展、内旋及外旋受限，在麻醉情况下检查肩关节活动范围正常或功能受限不明显，关节镜检查示弥漫性盂肱关节囊滑膜炎，主要位于前上部关节囊。病理改变为肥大增生，血管增生性滑膜炎，鲜有炎性细胞浸润，其下关节囊正常。2 期：结冰期，病程 3 ～ 9 个月，伴有主动活动、被动活动时慢性疼痛，显著的前举、外展、内旋、外旋活动障碍，麻醉下检查肩活动范围和未麻醉清醒时一致，关节镜检查示弥漫性带蒂的滑膜炎，插入关节镜时，肩关节囊紧、坚韧感。病理改变为肥大增生，伴有周围血管及滑膜下瘢痕的肥大血管滑膜炎，在肩关节囊深层有纤维增生、瘢痕形成。3 期：冻结期，病程 9 ～ 15 个月，疼痛减轻，肩关节活动明显受限，麻醉下检查肩活动范围和未麻醉清醒时一致，关节镜检查示没有血管增生，只有纤维增生的滑膜炎，关节囊增厚，关节腔容量减少。病理改变为不伴有肥大、血管增生的滑膜炎，深层关节囊有致密性瘢痕。4 期：消融期或融化期，病程 15 ～ 24 个月，疼痛减轻，肩关节活动逐渐提高、逐步恢复。

要点 6　对于冻结肩的治疗则需参考冻结肩的分期，对于 1、2 期患者，疼痛多为主诉症状，可选择行口服非甾体抗炎类止痛药或行关节腔灌注治疗，并行功能锻炼，对于 3 期患者，疼痛逐渐减轻，肩关节主动及被动活动障碍为主诉症状，患者若存在严重持续僵硬，可在麻醉的情况下对肩部进行手法松解关节周围的粘连组织，以恢复肩关节活动，可提高肩部的运动和功能，但术后患者前屈功能可明显改善，但内、外旋功能恢复效果不佳，需配合大量的功能锻炼，而关节镜下松解术能够提高生活质量、缩短自然愈合时程，其创伤小，恢复快，并且在关节镜的术中能够准确地对 CHL、关节内肩胛下肌腱及盂肱下韧带进行彻底松解，能够更好地恢复肩关节的功能，尤其是内、外旋功能。

要点 7　冻结肩治疗的主要目是缓解疼痛并恢复关节活动度，保守治疗是首选方法，而对于保守治疗欠佳的患者需考虑积极手术干预，手法松解、关节扩张、镜下松解及切开手术松解各有优缺点，需根据患者的需求、接受度及术者相应技术掌握的熟练度制定最适合的治疗方案。

病例 20　钙化性肌腱炎

【病史采集】

患者柴某，男性，58 岁。

主诉：右肩疼痛 1 个月，伴活动受限 1 天余。

现病史：患者于 1 个月前无明显诱因地出现右肩部疼痛，于当地医院给予针灸治疗后，于 1 天前突然出现疼痛症状加重，伴肩关节活动受限，不伴麻木，遂来我院就诊，患者自发病以来，饮食可，睡眠差，二便正常，体重体力无明显改变。

【影像学检查】

术前影像学检查如图 4-41、图 4-42 所示。

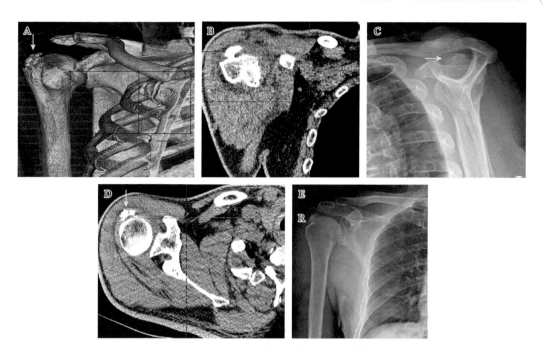

图 4-41 病例 20 术前影像学检查可见钙化灶

A. CT 三维重建；B. 冠状位 CT；C. 冈上肌出口位 X 线片；D. 轴位 CT；E. 肩关节正位 X 线片

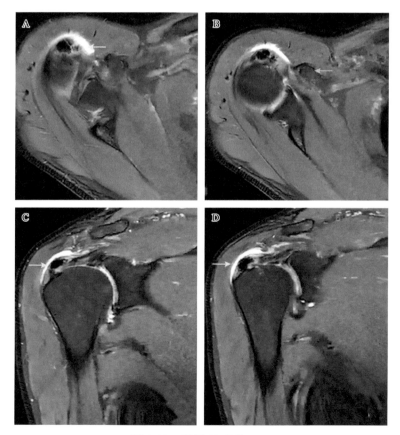

图 4-42 病例 20 术前 MRI

A、B. MRI 轴位所示钙化灶位于冈上肌的前缘；C、D. 斜冠状位所示钙化灶位于冈上肌前缘并浸润冈上肌全层

【诊断与治疗】

诊断：钙化性肌腱炎。

治疗：保守治疗或手术治疗。

术中及术后 X 线如图 4-43 所示。

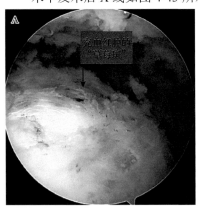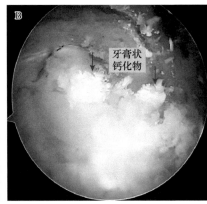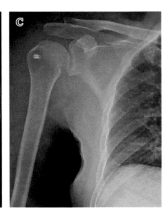

图 4-43　病例 22 术中可见及术后 X 线

A. 术中可见充血红肿的"草莓斑"；B. 钙化灶破坏后可见牙膏状钙化物流出；C. 给予关节镜下清除钙化灶，并应用外排钉缝合肩袖

【病例分析要点】

要点 1　肩袖钙化性肌腱炎是一种较常见的自限性肩部疾病，以肩袖肌腱内沉积的羟基磷灰石晶体周围炎症为主要特征。

要点 2　肩袖各肌腱是羟基磷灰石晶体最容易沉积的部位，尤其是冈上肌肌腱，通常发生在距离冈上肌腱肱骨大结节止点 1.5 ～ 2cm 的位置，对于钙化性肌腱炎的发生机制有学者认为是早期撞击综合征和长期的撞击导致肌腱纤维退变及钙化，但肌腱退变理论无法解释为何儿童和青少年也可患有肩袖钙化性肌腱炎，而 Uthoff 等则认为是细胞介导的钙化引起了正常肌腱的化生。

要点 3　病程分为三期。

（1）钙化前期：仅在病变细胞基质囊泡内发现了钙盐类物质，通常无明显临床症状和体征。

（2）钙化期：随着钙盐的吸收，病变处细胞逐渐出现钙质沉积物，患肩逐渐出现疼痛伴明显活动受限，夜间症状较白天重。

（3）钙化后期：钙质沉积物被完全吸收后自行消失，病变处被新生的肉芽组织、胶原纤维填充，部分患者疼痛明显减轻甚至消失。

要点 4　辅助检查主要依靠 X 线、CT、MRI 及彩超，其中在细小钙化方面，X 线优于 MRI，单一 MRI 对于钙化性肌腱炎的诊断是不充分的，但 MRI 对于肌腱炎及钙化物沉积位置的显示要优于 X 线检查，CT 对于细小钙化及钙化灶的位置，大小都比较敏感，但其对于肩袖的损伤情况明显劣于 MRI，而高频超声可以清晰地显示冈上肌腱及周围组织的较细微结构，超声高频探头还可以实时动态观察钙化部位能对钙化发生的时期、位置与病变程度进行初步判断。

要点 5　治疗方案的选择，肩袖钙化性肌腱炎有很强的自愈倾向，但是这个自愈的过程很容易受阻，而且引起剧烈疼痛，治疗方法的选择应该取决于病程的进展，无临床症状、症状较轻或有手术禁忌证者应首先保守治疗，手术治疗仅在保守治疗无效或出现持续 6 个月以上的严重活动障碍症状后才应予以考虑。

要点 6　保守治疗在 90% 以上的患者中都能取得成功，包括口服组胺 H_2 受体拮抗剂、非甾体抗炎药，关节腔内注射皮质类固醇药物，离子渗透疗法，体外冲击波疗法及超声引导细针治疗等。

要点 7　大约有 10% 的患者因保守治疗无效而需行手术治疗，清除钙化灶，对于损伤滑囊面直径超过 1.5cm 或厚度超过 1/2 的患者应行肩袖修补以防进一步撕裂，而对于肩峰下间隙狭窄的患者需行肩峰成形术，肩峰减压可减少撞击引起肩袖破裂的发生率，尤其是对于滑囊侧已损伤的肩袖患者。

病例 21　肩关节不稳

【病史采集】

患者张某，男性，33 岁。

主诉：右肩部疼痛，活动受限 8 天余。

现病史：患者于 8 天前打篮球时不慎摔伤，当即出现肩关节脱位，在当地医院行手法复位后，来院就诊，门诊 MRI 示右肩关节盂唇损伤，遂收入科室，患者自发病以来，精神睡眠可，饮食佳，大小便正常，体力、体重无明显改变。

【影像学检查】

术前 MRI 如图 4-44 所示。

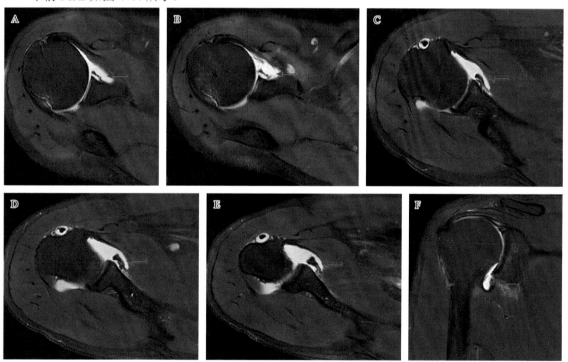

图 4-44　病例 21 术前 MRI

A ～ E. 轴位盂唇自关节的前上缘撕裂至前下缘；F. 腋囊可见撕裂损伤下盂唇

术前 CT 及术后 X 线检查如图 4-45 所示。

【诊断与治疗】

诊断：肩关节不稳。

治疗：根据患者初次发病年龄及发病原因决定其治疗方案。

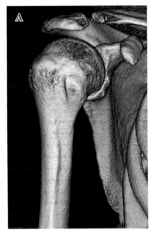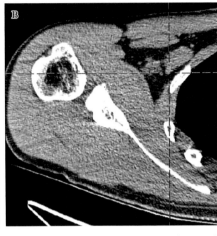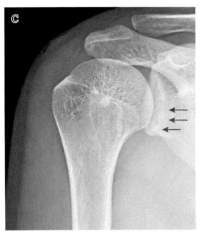

图 4-45　病例 23 术前 CT 及术后 X 线检查

A、B.CT 示未见明显骨性损伤；C. 分别在 3、4、5 点钟位置入可吸收锚钉

【病例分析要点】

要点 1　盂肱关节作为肩关节的主要组成部分，是人体诸多关节中活动范围最大的关节，也是稳定性最差、最常发生脱位的关节之一。

要点 2　其稳定性是通过主动（动力性）、被动（静力性）以及生物力学等因素的相互作用而维持的，盂肱韧带是最重要的肩关节的静力稳定结构，由盂肱上韧带、盂肱中韧带及盂肱下韧带组成，这些结构都是盂肱关节囊的增厚部分，并在不同姿势下分别对肩关节起到前方稳定的作用，关节的动态稳定性是由肱二头肌长头和肩袖肌群协调控制的，这些肌肉的选择性收缩可以使肌腱与韧带主动高效地调节关节的稳定性，通过本体感觉的反馈，产生关节的反应力为肩关节平衡提供直接的稳定性。

要点 3　肩关节不稳是指肱骨头不能保持在肩盂的中心位置，正常肩胛骨的盂肱关节面具有 $3° \sim 11°$ 的后旋角，如果出现超过 $5°$ 的前旋，会造成前方不稳；如果出现超过 $15°$ 的后旋，则会造成后方不稳，临床中以复发性肩关节前方不稳最为多见。

要点 4　引发肩关节不稳的因素较多，如盂肱韧带损伤、班卡特（Bankart）损伤、肩袖损伤、肩盂发育不良、上盂唇损伤等。

要点 5　主要症状及体征为：有疼痛、乏力、恐惧感及肩部的"滑进滑出"不稳定感等，常用于 Bankart 损伤的试验有恐惧试验、加强试验、复位试验及撤力试验。

要点 6　辅助检查：包括 X 线检查、CT（CTA）及 MRI（MRA）。X 线检查是为了明确是否伴随希尔-萨克斯（Hill-Sachs）损伤，是否存在肩盂的骨质缺损和骨性 Bankart 损伤。X 线检查主要体位有前后位片、侧位片、腋窝轴位片、喙突正侧位片和顶点斜位。CTA 扫描的目的在于明确是否存在骨性 Bankart 损伤，CT 三维重建对于明确诊断和评估骨块大小有重要意义。CTA 检查诊断盂唇病变的敏感性及特异性达 88% 和 100%，诊断前上盂唇、前下盂唇、后盂唇病变的敏感性及特异性分别为 66%、94%、100%，当 MRI 出现盂唇边缘毛糙、盂唇形态不规则提示盂唇退行性改变，而盂唇形态丢失、不规则线样高信号从盂唇扩展至关节面缘则为盂唇撕裂，但需注意随年龄的增长盂唇内部信号可稍增高。经典 Bankart 损伤的 MRA 诊断标准为前下盂唇信号增高或失去三角形形态且对比剂进入肩胛盂缘和分离的盂唇韧带复合体间，若只有盂肱韧带复合体剥离也可诊断 Bankart 损伤。

要点 7　目前有诸多治疗肩关节前脱位的手术方法，其中包括软组织修复手术以及骨性修复手术两大类。

要点 8 对于青少年的肩关节脱位，复位后其再脱位的复发率高，斯蒂芬（Stephen）认为对于 30 岁以下的现役运动员，在初次肩关节脱位后就施行关节镜下 Bankart 修复术，年龄大于 30 岁的积极参加活动的患者，在初次脱位后，给予制动等非手术治疗，而在第二次脱位后应施行镜下修复手术。

要点 9 骨性 Bankart 损伤分为急性与慢性损伤，病程小于 3 个月者为急性损伤，大于 3 个月者为慢性损伤。

要点 10 根据骨性 Bankart 损伤中骨折块的情况，将其分为三型。Ⅰ型：骨折块与关节盂分离，没有接连；Ⅱ型：骨折块与关节盂非解剖位接连；Ⅲ型：分两个亚型，即ⅢA型，前方盂唇磨损＜25%，ⅢB型，前方盂唇磨损＞25%。

要点 11 根据三维 CT 检查显示骨折块大小将骨性 Bankart 损伤分为三型：骨块小于盂宽度 12.5% 为轻度损伤；骨块大小为盂宽度 12.5% ～ 25% 时为中度损伤；大于盂宽度 25% 者为重度损伤。

要点 12 对于骨性 Bankart 损伤，尤其是对于骨缺损＞25% 或当肩关节处于外展 90° 并外旋 90°，深度（＞4mm）Hill-Sachs 损伤，骑跨于肩胛盂前缘（咬合型 Hill-Sachs 损伤），单纯进行 Bankart 修复时，其复发率高达 67%，故需行 Latarget 重建手术，因 Latarget 手术延长关节面的弧度，使得 Hill-Sachs 无法与关节盂的边缘发生咬合，同时通过联合韧带提供的"悬吊效应"，提供了前臂在外展外旋时对抗前脱位的力量，避免了前脱位的复发，辅助固定为 Hill-Sachs 填充手术，减少再脱位率。

病例 22 股骨髋臼撞击综合征

【病史采集】

患者杨某，女性，13 岁。

主诉：右髋关节弹响疼痛半年，加重 2 个月。

现病史：患者于半年前无明显诱因出现右髋关节弹响，未行特殊治疗，2 个月前出现疼痛，屈髋内收时明显，休息无缓解。今患者为求进一步治疗，随即来院，门诊 MRI 示：右髋关节撞击综合征，右髋关节滑膜炎。以"右髋关节撞击综合征"将患者收入科室。

典型临床表现：腹股沟区间歇性、钝性疼痛，少数患者可伴有髋关节后外侧疼痛，髋关节屈曲或内旋运动时疼痛可明显加重。

【影像学检查】

术前影像学检查如图 4-46 所示。

【诊断与治疗】

诊断：右髋关节撞击综合征，右髋关节滑膜炎。

治疗：髋关节镜下行头臼成形术。

术中所见及术后影像学检查如图 4-47 所示。

【病例分析要点】

要点 1 股骨髋臼撞击（femomacetabular impingement，FAI）综合征又称髋关节撞击综合征，主要临床表现为髋部疼痛及活动受限，多由解剖结构异常的髋臼或股骨近端在髋关节活动时相互撞击所致，常继发髋关节盂唇或关节软骨损伤，多见于运动量较大的青年人。FAI 的定义应包含以下几个要素：①髋关节结构遭到破坏，髋臼、股骨近端解剖结构异常；②髋臼与股骨近端发生异常接触或碰撞；③出现继发性髋关节盂唇或关节软骨损伤。

要点 2 FAI 的病因及发病机制可能与发育异常等引起髋臼、股骨近端解剖形态改变，或继发

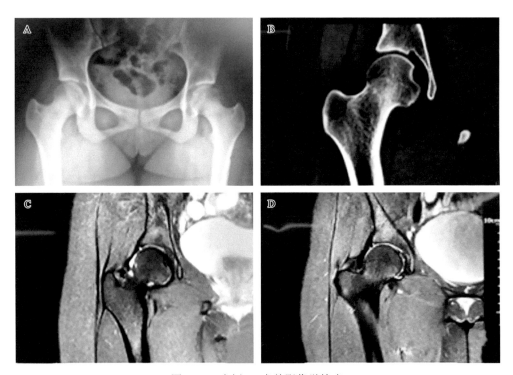

图 4-46　病例 22 术前影像学检查

A. 术前骨盆平片示右股骨头颈部异常凸起形成凸轮撞击；B. 术前右髋关节 CT 示右股骨头颈部异常凸起；
C、D. 术前 MRI 示右股骨头颈部异常凸起+髋关节少量积液

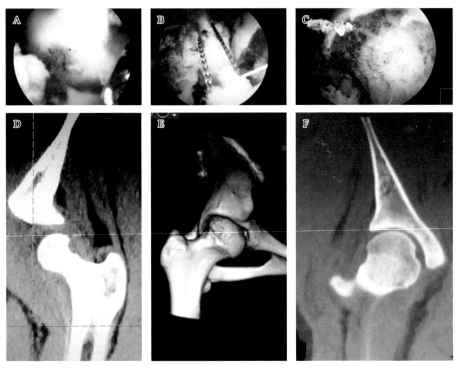

图 4-47　病例 22 术中所见及术后影像学检查

A. 术中镜下可见右股骨头颈部异常凸起；B. 可见缝合关节囊缝合线；C. 镜下可见右股骨头颈部异常凸起磨除表现；
D、E、F. 术后 CT 示右股骨头颈部异常凸起已磨除

性损伤导致髋关节解剖结构改变等有关。髋臼部分的异常，主要包括髋臼发育不良、髋臼过度覆盖、髋臼后倾、髋臼前倾等；股骨近端部分的异常，主要包括股骨头骨骺滑脱、股骨头形态改变、股骨头骨赘形成等。即使髋关节解剖结构正常，若进行超过关节活动范围的运动也可引起 FAI。

要点 3 临床常根据髋关节 X 线片上的异常部位将 FAI 分为 3 种类型，即凸轮型、钳夹型、凸轮钳夹混合型。

要点 4 FAI 的主要临床表现为腹股沟区间歇性、钝性疼痛，少数患者可伴有髋关节后外侧疼痛，髋关节屈曲或内旋运动时疼痛可明显加重。髋关节撞击试验是 FAI 的常用体格检查方法，具有较高的阳性率。"4"字试验是 FAI 的常用辅助检查方法，若试验结果均为阳性，可以协助诊断 FAI。

要点 5 X 线检查，常规拍摄骨盆正位及患髋侧位片，轴位及蛙式位片有利于协助诊断。骨盆正位及患髋侧位 X 线片上，凸轮型 FAI 可见股骨头颈比例异常，股骨头颈交界处可见骨性隆起，病情严重者股骨头可呈枪柄样畸形。钳夹型 FAI 可见髋臼后倾，出现"8"字征，也即"交叉征"。CT 检查，准确度高于 X 线检查，有利于测量髋臼深度、发现股骨颈滑膜疝或关节面下微小囊性变，对 FAI 的早期诊治有重要意义。MRI 检查，在诊断骨髓水肿及软骨损伤方面更有优势（敏感性和特异性较高），是临床诊断 FAI 的重要方法。

要点 6 非手术治疗 FAI 可以有效缓解疼痛等症状，但不能解决局部解剖结构异常的问题，再次剧烈运动后病情容易复发。FAI 的常用非手术疗法主要包括药物治疗、针灸、推拿、热疗、冲击波等，健康教育（指导患者调整步态、改变不良生活方式、科学进行功能锻炼等）对于 FAI 的治疗也有一定辅助作用。FAI 的药物治疗方法较多，主要包括应用非甾体抗炎药、长效糖皮质激素、软骨保护剂及中药等，均可有效缓解疼痛等临床症状。

要点 7 手术治疗 FAI，可以恢复局部正常骨性解剖结构，能够从根本上解决股骨近端与髋臼撞击的问题，同时能够修复损伤的软组织，有利于防止或延缓 FAI 病情发展。根据 FAI 手术方式的不同，分为开放性手术和关节镜手术。开放性手术可以良好暴露病变部位，但容易造成关节软骨损伤，术后容易出现关节粘连等并发症。关节镜手术具有创伤小、并发症少的优点。此外，关节镜技术不仅是一种治疗 FAI 的微创手术方法，也是一种辅助诊断方法。

病例 23 股骨头无菌性坏死

【病史采集】

患者李某，男性，60 岁。

主诉：双髋关节疼痛活动受限 4 年余。

现病史：患者于 4 年前无明显诱因出现双髋关节疼痛，活动受限，外院行髋关节股骨头减压术症状无明显缓解，现来院就诊，遂以"双侧股骨头缺血坏死"收入科室。

典型临床表现：髋关节或膝关节疼痛、关节僵硬或活动受限、跛行是常见的三大症状。查体可见髋关节局部深压痛，内收肌止点压痛，部分患者轴叩痛可呈阳性。初期由于髋关节疼痛 Thomas 征、"4"字试验阳性，晚期由于股骨头塌陷、髋关节脱位 Allis 征及单腿独立试验可呈阳性。其他体征还有髋关节外展、外旋受限或内旋活动受限，患肢缩短，肌肉萎缩，乃至有半脱位体征。伴有髋关节脱位者还可有尼拉通（Nelaton）线上移，布莱恩特（Bryant）三角底边小于 5cm，申顿（Shenton）线不持续等。

【影像学检查】

术前影像学检查如图 4-48 所示。

【诊断与治疗】

诊断：双侧股骨头无菌性坏死。

治疗：左侧全髋关节置换术。

术中所见术后影像学检查如图 4-49 所示。

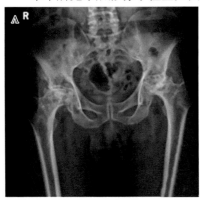
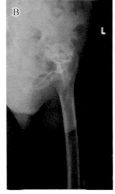
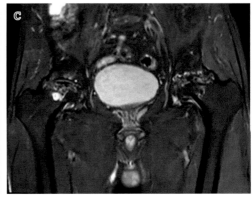

图 4-48　病例 23 术前影像学检查

A. 术前骨盆平片示双侧股骨头塌陷变形、关节间隙明显狭窄、软骨下骨硬化；B. 术前平片右髋关节股骨头塌陷变形、关节间隙明显狭窄、软骨下骨硬化；C. 双侧股骨头塌陷变形、关节间隙明显狭窄、软骨下骨囊肿

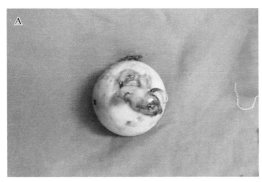
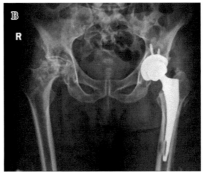
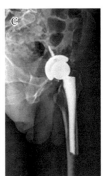

图 4-49　病例 23 术中所见及术后影像学检查

A. 股骨头软骨剥脱、变形塌陷；B、C. 左侧全髋关节置换后 X 线示髋臼及头柄假体位置角度良好

【病例分析要点】

要点 1　股骨头缺血性坏死（avascular necrosis of femoral head，ANFH）是指由于不同病因破坏了股骨头血液供应，导致股骨头发生部分或完全性缺血，骨结构成分包括骨细胞、骨髓造血细胞及脂肪细胞坏死的病理过程，是临床常见疾病。

要点 2　常见的类型有：激素性股骨头坏死、酒精性股骨头坏死、外伤性股骨头坏死。其中创伤所引起的股骨头坏死约占坏死总量的 40%，是最为常见的病因。经股骨颈骨折、髋关节外伤性脱位、股骨头骨折均可以引起股骨头坏死。非创伤性股骨头坏死患者中，30% ～ 40% 患者存在大量饮酒史。目前普遍认为酒精可以导致体内脂代谢异常，通过影响骨髓间充质干细胞分化能力造成股骨头缺血坏死。激素是股骨头坏死的危险因素之一，但多大剂量构成坏死的威胁尚存争议。

要点 3　X 线是检查股骨头缺血坏死的首选手段，典型表现是股骨头内密度改变、骨小梁排列紊乱或稀疏，进而关节软骨下骨质中出现 1 ～ 2cm 宽的弧形透明带，周围硬化，即新月征。MRI 骨扫描对于早期诊断股骨头缺血坏死有很大价值，特别是在 X 线检查未见明显异常，而临床又高度怀疑股骨头缺血坏死者作用更大。

要点 4　目前国际上对股骨头坏死的治疗主要包括两大类：保髋和换髋治疗。其中保髋治疗又分为非手术及手术治疗，非手术治疗最关键的治疗措施为限制负重，通过卧床休息或扶双拐来缓解髋关节的压力，使股骨头坏死区域的骨组织得以修复，主要针对早期股骨头缺血坏死患者。

其他的非手术治疗方法还包括针灸、针刀、中药方剂，物理治疗包括体外震波、高频磁场、高压氧、磁疗等，对缓解股骨头坏死引起的疼痛和促进组织修复均有一定的疗效。

要点 5 保髋手术治疗方法较多，各种术式都希望实现以下四点要求：①去除死骨和纤维肉芽组织。②提高股骨头内局部血液循环。③提供足够的支撑结构，防止股骨头塌陷或撑起已略塌陷的软骨下骨。④促进新生骨形成，并与周围骨组织融为一体。主要有骨髓芯减压术、介入治疗术、骨髓间充质干细胞（bone marrow stem cell，BMSC）等，但众多保髋术式中仍无一种能够同时实现以上要求。

要点 6 换髋手术是当股骨头坏死发展至后期，股骨头明显出现塌陷、变扁、关节间隙消失时，股骨头组织修复已不可逆，行人工髋关节置换来改善患者髋关节。人工关节置换手术对股骨头坏死晚期患者是唯一有效的治疗选择。

病例 24 全膝置换术

【病史采集】

患者刘某，男性，74 岁。

主诉：右膝疼痛伴活动受限 5 年，加重 3 年。

现病史：患者于 5 年前无明显诱因出现右膝关节疼痛，活动受限，无发热，无恶心，无呕吐，行保守治疗未见好转，来院门诊就诊，考虑右膝骨关节炎，遂以"右膝骨关节炎"收入科室。既往史：2018 年在医院行腰椎手术，2019 年在行左膝关节单髁置换。

典型临床表现：发病缓慢，部位局限，患者主要感觉关节酸痛、胀痛，尤以长距离行走或剧烈运动后疼痛加重，休息即可缓解。晨僵时间不超过半小时，受累关节以疼痛和压痛为主，偶尔伴发关节周围组织肿胀，或一过性滑膜炎。查体可见髌骨及关节周围有压痛。有时可触及关节摩擦感，严重者可发生关节畸形。急性发作时，可有膝关节肿胀，股四头肌痉挛。血清类风湿因子阴性，血沉不增快和 C 反应蛋白不升高。

【影像学检查】

术前影像学检查如图 4-50 所示。

【诊断与治疗】

诊断：右膝骨性关节炎，左膝内侧单髁置换术后。

治疗：右侧全膝关节置换术。

术中可见及术后影像学检查如图 4-51 所示。

【病例分析要点】

要点 1 膝关节骨关节炎（KOA）又被称为膝关节退行性关节炎，是一种由于关节软骨退行性变，引起关节软骨完整性破坏及关节边缘软骨下骨病变，继而导致关节症状和体征的一组慢性退行性关节疾病。该病病因尚不明确，其发生与年龄、肥胖、炎症、创伤及遗传因素等有关，病理特点为关节软骨变性破坏、软骨下骨硬化或囊性变、关节边缘骨质增生、滑膜病变、关节囊挛缩、韧带松弛或挛缩、肌肉萎缩无力等。在老年群体中具有较高的发病率，主要特征包括膝关节骨质增生、软骨变性和受损等，以关节局部疼痛、关节活动功能障碍、关节畸形或肿胀等为主要临床症状。

要点 2 OA 分为原发性和继发性，原发性 OA 多发生于中老年人群，无明确的全身或局部诱因，与遗传和体质因素有一定的关系，继发性 OA 可发生于青壮年，继发于创伤、炎症、关节不稳定、积累性劳损或先天性疾病等。OA 可导致关节疼痛、畸形与活动功能障碍，进而增加心血管事件的发生率及全因死亡率。尤其是症状性膝关节 OA，研究认为可导致全因死亡率增加近 1 倍。

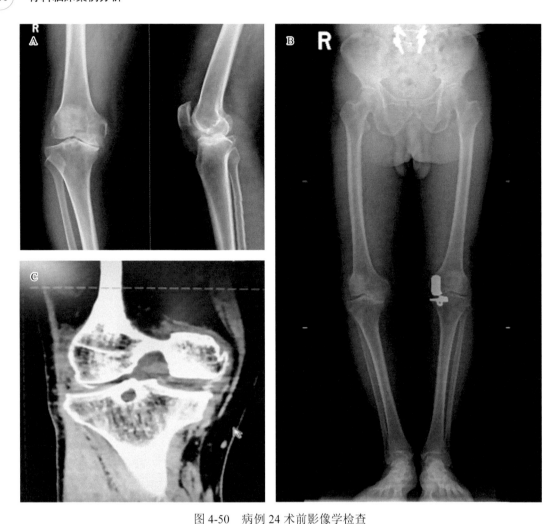

图 4-50　病例 24 术前影像学检查

A. 术前右膝关节正侧位片；B. 术前下肢负重位全长片右膝内翻畸形、左膝内侧单髁置换术后表现；C. 术前 CT 可见软骨下骨硬化、软骨下囊肿关节间隙狭窄

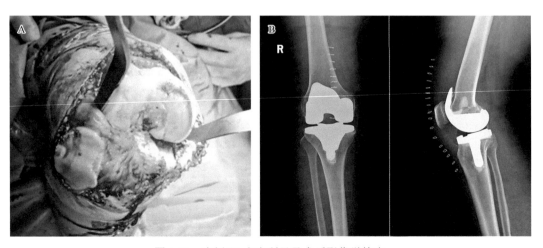

图 4-51　病例 24 术中所见及术后影像学检查

A. 右膝关节软骨剥脱、软骨下骨外露、骨赘形成；B. 右全膝关节置换后假体位置形态良好

导致 OA 发病的相关因素较多，女性激素水平、肥胖和关节损伤与膝关节 OA 发病有关。

要点 3　OA 的治疗目的是缓解疼痛，延缓疾病进展，矫正畸形，改善或恢复关节功能，提高患者生活质量。OA 的总体治疗原则是依据患者年龄、性别、体重、自身危险因素、病变部位及程度等选择阶梯化及个体化治疗。阶梯化治疗主要包括基础治疗（健康教育、运动治疗、物理治疗、行动辅助等）、药物治疗（非甾体抗炎药物、镇痛药物、关节腔注射药物、抗焦虑药物及中成药等）和手术治疗（关节软骨修复术、关节镜下清理术、截骨术、关节融合术和人工关节置换术等）。

要点 4　人工关节置换是终末期 OA 成熟且有效的治疗方法，应用日益广泛。膝关节置换术有以下几种：①全膝关节置换术，适用于严重的膝关节多间室 OA，尤其伴有各种畸形时其远期疗效确切。②单髁置换术，适用于力线改变 5°～10°、韧带完整、屈曲挛缩不超过 15° 的膝关节单间室 OA 患者。③髌股关节置换术，主要适用于单纯髌股关节 OA 患者。临床上应根据患者病情特点选择合适的手术方式以达到满意的效果。

要点 5　全膝关节置换术的适应证包括：①膝关节面有破坏的明确 X 线影像或 CT 影像改变；②关节功能明显受限，影响生活；③有中度到重度持续性疼痛，长期保守治疗得不到有效改善；④患者有迫切的需要及有长期康复的心理准备。

要点 6　全膝关节置换术的并发症有术后疼痛、膝关节僵硬、活动受限、假体松动、深静脉血栓、组织感染、假体周边骨折等。但全膝关节置换术目前仍是保守治疗膝关节病无效的主要治疗方式，随着技术的不断进步和人们要求的不断提高，如何提高假体的使用年限、降低手术并发症及恢复正常膝关节功能已成为以后研究的重点课题。

病例 25　内侧半月板急性撕裂

【病史采集】

患者周某，男性，40 岁。

主诉：左膝关节疼痛不适 1 月余。

现病史：患者于 1 个月前因外伤致左膝关节疼痛不适，行保守治疗未见明显缓解，为求进一步治疗，遂来就诊。

典型临床表现：MRI 示左膝内侧半月板损伤。左膝关节轻度肿胀，浮髌试验（+），屈曲活动稍受限，麦氏（McMurray）试验（+），内侧关节线压痛。

【影像学检查】

术前影像学检查如图 4-52、图 4-53 所示。

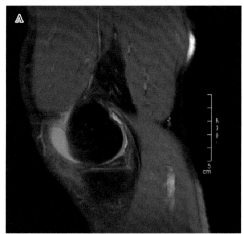
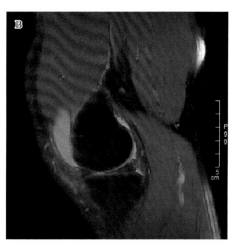

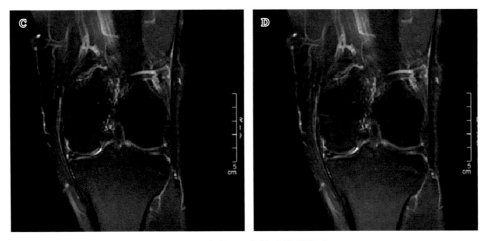

图 4-52 病例 25 术前影像学检查

A、B. 术前 MRI 矢状位示左膝内侧半月板后角水平裂；C、D. 术前 MRI 冠状位示左膝内侧半月板体部及后角水平裂

术中所见及术后影像学检查如图 4-53 所示。

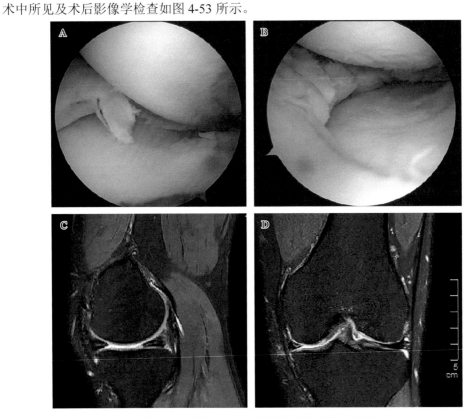

图 4-53 病例 25 术中所见及术后影像学检查

A. 术中镜下示左膝内侧半月板水平裂及瓣状裂；B. 术中镜下示左膝内侧半月板成形缝合，保留完整半月板环形结构；

C、D. 术后 5 个月 MRI 矢状位、冠状位示左膝内侧半月板体部及后角高信号影较术前较低，但仍有线性高信号影

【诊断与治疗】

诊断：左膝内侧半月板桶柄样撕裂伴水平裂。

手术名称：左膝关节镜检，左膝内侧半月板成形缝合术。

病例 26 内侧半月板退变性损伤

【病史采集】

患者赵某，女性，49 岁。

主诉：左膝关节疼痛不适 3 月余。

现病史：患者于 3 个月前无明显诱因左膝关节疼痛不适，行保守治疗未见明显缓解，今为求进一步治疗，遂来本院。

典型临床表现：MRI 示左膝内侧半月板损伤。左膝关节无明显肿胀，浮髌试验（-），屈曲活动稍受限，麦氏（McMurray）试验（+），内侧关节线压痛。

【影像学检查】

术前影像学检查及术中所见如图 4-54 所示。

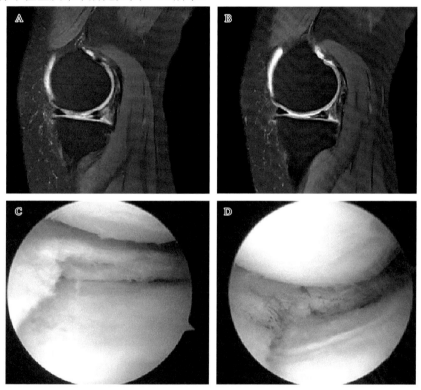

图 4-54　病例 26 术前影像学检查及术中所见

A、B. 术前 MRI 矢状位示左膝内侧半月板后角水平裂；C、D. 术中关节镜示左膝内侧半月板水平裂，左膝内侧半月板成形缝合

【诊断与治疗】

诊断：左膝内侧半月板退变性损伤。

手术名称：左膝关节镜检，左膝内侧半月板成形缝合术。

【病例分析要点】

要点 1　半月板是膝关节中的纤维软骨结构，在负荷传递、减震和动态稳定等方面有着重要作用，使股骨髁与胫骨平台之间的不匹配更加吻合。

要点 2　根据损伤机制不同分为急性创伤性半月板撕裂和退变性半月板损伤。创伤性半月板撕裂是与较重的膝关节损伤和伴有突然发作的膝关节疼痛有关。垂直撕裂是最主要的撕裂类型，如纵向撕裂（桶柄撕裂）和放射状撕裂，皮瓣撕裂和后外侧根部撕裂也包括在内。

退变性半月板损伤是一种进展缓慢的病变，通常以中老年人的半月板水平裂为主。这种半月板损伤在普通人群中很常见，通常是膝关节 MRI 的偶然发现，通常是半月板内的线性 MRI 信号，通常在至少两个层面上与半月板下表面相通。其发病机制尚不完全清楚，通常没有明确的急性损伤病史。最常见的部位是内侧半月板的后角。

要点 3　根据血管血供可分为红—红区、红—白区和白—白区。此外，将半月板的宽度划分为 0～3 区是更客观和可测量的方法。

要点 4　详细了解病史和全面临床体格检查对半月板损伤的诊断有重要意义。创伤性半月板撕裂几乎所有病患都有膝关节扭伤或碰撞史，伴有膝关节肿胀、疼痛和功能障碍。疼痛是常见的表现，通常局限于半月板损伤侧，有的患者自觉关节内有响声和撕裂感，膝关节不能完全伸直。肿胀见于绝大多数患者，损伤初期肿胀严重，随时间的推移，肿胀逐渐消退。患者在走平路或下楼梯时，膝关节屈曲位负荷增加时，半月板后角易被夹住，常出现弹拨发作。绞锁现象见于部分患者，因半月板部分撕裂所致，常常是撕裂的桶柄部分夹在股骨髁前面，膝关节突然不能伸直，但常可屈曲，自行或他人协助将患肢在膝旋转摇摆后，突然弹响或弹跳，然后恢复，即解锁。

要点 5　常见的体格检查

（1）被动过伸和过屈痛，做过伸试验时，检查者一只手托足跟，另一只手置胫骨上端前方向后压。做过屈试验时检查者一只手持踝部，用力后推，使足跟尽量靠近臀部。此试验还可将足控制在外或内旋位检查，如出现疼痛，提示可能分别为半月板前角或后角损伤。

（2）麦氏（McMurray）试验：又称旋转挤压试验，是检查半月板有无损伤最常用的方法，一般认为如检查过程中将膝关节充分屈曲，外展外旋小腿或内收内旋小腿，出现疼痛、弹动感或"咔嗒"声，分别提示外侧和内侧半月板有损伤的可能，若发生在膝近全屈位为后角损伤，发生在接近伸直位为前角损伤。McMurray 试验阳性，弹响位于间隙是半月板撕裂的辅助证据，但该试验阴性也不能排除半月板撕裂。

（3）研磨试验：患者俯卧屈膝 90°，通过胫骨长轴保持压力下，左右旋转胫骨，如患者有研磨感，有时引起疼痛，表明为半月板损伤。

要点 6　X 线片对半月板损伤诊断价值非常有限。关节造影是一种有创性检查，其阳性率较现在的 MRI 检查低。MRI 对半月板损伤的确诊率可达 90%～95%，特别是急性期。在 MRI 图像上，正常半月板都是低信号的结构，如果半月板内有与关节相通的高信号征象，可能是半月板损伤的表现。膝关节镜成为一种检查及治疗膝关节某些疾病的有效方法，尤其是对半月板损伤有着较高的准确率，可直观了解半月板损伤的类型，同时在关节镜下进行半月板缝合、成形等治疗。

要点 7　治疗原则：对于不稳定性损伤或创伤性半月板撕裂要早期手术，尽量保全半月板环形结构，半月板成形和缝合优于切除。

对于稳定性无明显症状的退变性半月板损伤可行保守治疗。如改变生活方式（避免下蹲、上下楼梯等运动）和加强康复锻炼（可行股四头肌锻炼，有助于患者康复，促进关节积液的吸收），物理治疗，口服非甾体类或氨基葡萄糖药物，关节腔灌注治疗等。

手术治疗：

（1）半月板全切除术：鉴于半月板的功能非常重要，尽量不将半月板完全切除，因其完全切除后的效果往往早期满意，长期可致关节退行性病变，膝关节不稳定及慢性滑膜炎，满意率逐渐下降。仅适用于半月板实质部严重损伤而不能愈合者，其碎裂严重造成膝关节严重的功能紊乱者。

（2）部分半月板切除术：适用于桶柄状破裂、纵行破裂或横行破裂。只建议切除撕裂的白—白区，留下较稳定的周围半月板边缘，尽量保留完整的半月板环结构，对胫股关节起明显的稳定作用。

（3）半月板修复术：半月板修复的标准有：①超过 1cm 的全层纵裂；②撕裂位置在靠近半月

板滑膜缘的 3 ～ 4mm；③撕裂的半月板不稳定；④准备缝合的半月板质地良好；⑤膝关节的稳定性好，或者已经进行了韧带重建手术。修复方法：①开放式；②全内缝合；③自外而内式；④自内而外式。缝合方式有垂直褥式、垂直分层式、水平褥式、结式等。

（4）异体半月板移植：适用于半月板切除后的年轻患者，无明显骨性关节炎发生者。

病例 27　外侧盘状半月板损伤

【病史采集】

患者王某，女性，31 岁。

主诉：右膝部疼痛不适 2 月余。

现病史：患者于 2 个月前不慎遭遇车祸伤，当即感右膝部疼痛不适，未行特殊治疗，未见明显好转。

典型临床表现：MRI 示内侧半月板前后角 1 级表现，外侧半月板 2 ～ 3 级表现。右膝关节轻度肿胀，浮髌试验（–），屈曲活动稍受限，McMurray 试验（+），外侧关节线压痛。

【影像学检查】

术前影像学检查如图 4-55 所示。

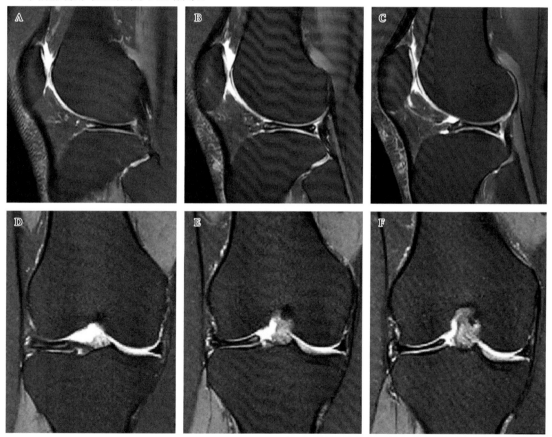

图 4-55　病例 27 术前影像学检查

A ～ C. 术前 MRI 矢状位示外侧盘状半月板损伤（连续三个层面"领结状"）；D ～ F. 术前 MRI 冠状位示外侧盘状半月板损伤（连续三个层面"领结状"）

术中影像学检查如图 4-56 所示。

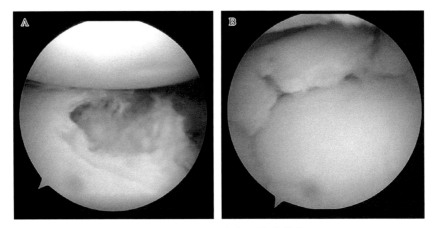

图 4-56　病例 27 术中影像学检查

A. 外侧盘状半月板伴有层状撕裂损伤；B. 外侧盘状半月板层状裂修复成形缝合，保留了完整半月板环状结构

【诊断与治疗】

诊断：右膝外侧盘状半月板损伤伴水平裂。

手术名称：关节镜下右膝外侧盘状半月板水平裂成形缝合修复术。

【病例分析要点】

要点 1　半月板系位于股骨髁和胫骨髁之间的纤维软骨垫，切面为三角形，外侧缘较厚，附着在关节囊的内侧面，亦借冠状韧带疏松附着于胫骨平台的边缘，内缘锐利，游离于关节腔内。内侧半月板的环大而窄，呈"C"形，外侧半月板较内侧半月板环小而略厚，几乎为"O"形。两半月板约遮盖胫骨上端关节面的 2/3，如此减少了股骨和胫骨的直接相撞，防止关节囊和滑膜在屈伸运动时撞击。当膝关节从屈曲到伸直位时，能平滑地传递铰链运动到旋转运动。保持正常膝关节的稳定性。

盘状半月板，也称盘状软骨，由 Young 在 1889 年首次报道。由于解剖变异导致半月板边缘肥厚，体部增宽增大，内部纤维杂乱排列，因其形似圆盘而得名，缺乏特征性的"C"形。由于盘状半月板的超微结构中胶原密度较低和网状结构紊乱的特点。组织学上，盘状半月板呈现黏液性改变，与退行性半月板相似。并且缺乏血供，所以使之较正常半月板更易受到损伤，可发生于双侧膝关节，外侧半月板更高发，如不尽早行手术治疗，损伤的半月板磨损软骨，导致软骨损伤，软骨软化，继而导致膝关节退变。

要点 2　在关节镜下根据外观和稳定性对外侧盘状半月板进行了分类（图 4-57）。Ⅰ型，完全盘状半月板，完全覆盖胫骨平台，机械稳定，后冠状附着点正常。Ⅱ型，胫骨平台不完全覆盖，覆盖不超过 80%，触诊稳定，后冠状附着点正常。Ⅲ型（Wrisberg 变异型），正常或略呈盘状，由

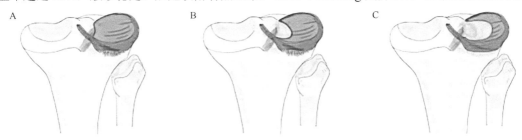

图 4-57　盘状半月板分型

A. Ⅰ型，完全盘状半月板，完全覆盖胫骨平台；B. Ⅱ型，胫骨平台不完全覆盖，不超过 80%；C. Ⅲ型（Wrisberg 变异型），正常或略呈盘状

于缺乏后冠固定而不稳定，仅保留里斯伯格（Wrisberg）韧带。

要点 3　盘状半月板通常是无症状的，除非它们是不稳定的或撕裂的。在儿童中，通常没有既往外伤史，症状的发展是潜伏的。胶原纤维紊乱、黏液变性和血管缺乏使得盘状半月板容易撕裂，即使在没有创伤的情况下也是如此。较大的半月板尺寸将是盘状半月板撕裂的诱因。与正常半月板的创伤性撕裂不同，盘状半月板最常见的撕裂模式是复杂的退行性撕裂和桶柄状撕裂。当存在不稳定时，盘状半月板会出现异常的关节内移位。不稳定的盘状半月板的移位可以朝向髁间窝或朝向外周，在屈曲和伸展时引起疼痛的突出或关节卡压。

要点 4　盘状半月板损伤后可出现膝关节疼痛、绞锁、活动受限等症状，一般结合辅助检查即可诊断。MRI 诊断盘状半月板损伤特异性较高，已作为诊断盘状半月板损伤的“金标准”。因为它可以显示半月板的形状、撕裂、稳定性和伴随的损伤。诊断标准：①半月板中区存在一条从前到后的带，三个连续的序列测量≥5mm 厚；②增大的中区的上下高度在矢状面上形成蝴蝶结形状；③前角和后角的大小差异，通常是对称的；④冠状面显示从前到后的所有断面都有完整的半月板，通常只出现在前后断面；⑤横径增加＞15mm。这些标准可能在不完全盘状半月板中会观察不到，必须结合临床症状和体征加以评估。

要点 5　对于诊断明确且有破损症状的患者尽早行手术治疗。关节镜手术已成为治疗盘状半月板损伤的主要方法，但由于盘状半月板较厚，可视空间较小，操作具有一定难度，易损伤关节软骨。关节镜下手术包括关节镜下半月板全切除术、半月板次全切除术、半月板部分切除成形术、半月板缝合术及半月板移植术。

（1）半月板全切除术是传统的手术方式，主要适用于半月板大范围复杂裂，半月板组织退变严重或 Wrisberg 韧带型损伤，但由于盘状半月板较厚，全切除后内外关节间隙差异较大，易造成继发性膝关节退变、膝关节外侧失稳、膝外翻等远期并发症。

（2）半月板次全切除术即只切除撕裂的中央部位，保留半月板边缘部位，适用于水平裂延伸半月板边缘或后角损伤累及腘肌腱裂孔处，因成形后残留半月板组织过少而容易失去稳定性。

（3）半月板部分切除成形术是近年来广为接受的方法，适用于边缘完整稳定，中央区损伤的患者，通过切除中央损伤的部分，尽可能保留距半月板距离周缘 6～8mm，将保留部分修整为接近正常形态的半月板。

（4）半月板缝合术于近些年兴起，分为开放式、内-外缝合法、外-内缝合法、全内缝合法。一般和半月板成形术联合应用，被认为是治疗盘状半月板损伤最有效的方法，适用于盘状半月板损伤为不稳定型且关节退变不重的患者，年龄越小的患者，疗效越好。一般先切除盘状半月板的中央部位，以扩大术野，保留距半月板周缘 6～8mm，腘肌腱裂孔处保留 2～3mm，在消除不稳定因素的前提下尽量保留半月板组织，并对其成形，使其在外形和厚度上尽量与正常的半月板一致。探查剩余半月板稳定情况，如有不稳定因素存在，根据其位置确定缝合方式，对于前角及体部靠前位置，行由外向内的缝合方法，对于后角及体部靠后的位置，行全内缝合术。

（5）半月板移植术，分为同种异体移植、异种异体移植、自体组织移植。该术式适用于盘状半月板大部分切除或全切术后，禁用于膝关节软骨破坏较重、下肢力线明显异常或膝关节炎症等患者。

半月板作为一种缓冲膝关节震荡，并且协助膝关节屈伸及旋转的重要组成部分，如果缺失将会导致膝关节严重退变，由于其重要的生理作用，所以在盘状半月板损伤的手术中既要做到缓解症状又要尽可能多地保留有功能的半月板，即使不能保留也需行异体移植或者人工组织替代治疗。

病例 28　前交叉韧带断裂、内侧半月板损伤、内侧副韧带损伤

【病史采集】

患者杨某，男性，29 岁。

主诉：右膝疼痛不适伴活动受限一天余。

现病史：患者于 1 天前打篮球时不慎扭伤右膝，当即感疼痛不适伴活动受限。行保守治疗无好转，遂来就诊。

典型临床表现：MRI 示右膝前交叉韧带损伤，右膝内侧副韧带损伤，内、外侧半月板损伤。右膝关节肿胀，浮髌试验（+），侧方应力试验（+），屈曲活动稍受限，McMurray 试验（+），内侧关节线及内侧股骨髁压痛。

【影像学检查】

术前影像学检查如图 4-58 所示。

术中所见及术后影像学检查如图 4-59 所示。

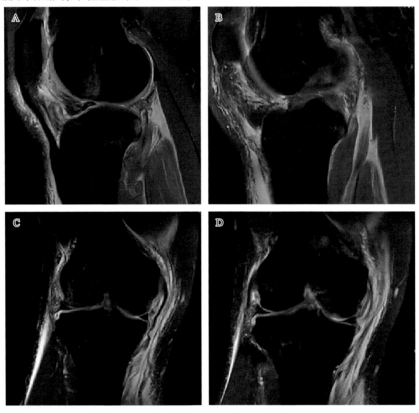

图 4-58　病例 28 术前影像学检查

A、B. 术前 MRI 矢状位示右膝外侧半月板损伤、前交叉韧带断裂；C、D. 术前 MRI 冠状位示右膝内、外侧副韧带损伤，半月板损伤

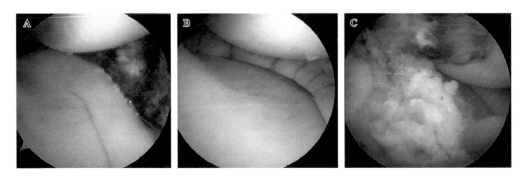

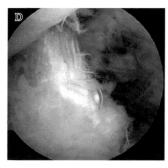
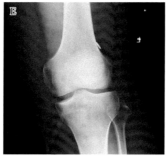
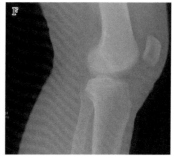

图 4-59　病例 28 术中所见及术后影像学检查

A. 术中镜下示右膝内侧半月板纵裂；B. 右膝内侧半月板桶柄样裂缝合后；C. 右膝前交叉韧带断裂；
D. 右膝前交叉韧带断裂重建术后；E、F. 术后 1 天平片示右膝前交叉韧带重建术治疗后表现

【诊断与治疗】

诊断：右膝前交叉韧带断裂，右膝内侧半月板损伤，右膝内侧副韧带损伤。

手术名称：右膝前交叉韧带重建术，右膝内侧半月板损伤缝合术，右膝内侧副韧带损伤修复术。

【病例分析要点】

1. 前交叉韧带损伤

要点 1　前交叉韧带（anterior cruciate ligament，ACL）起自股骨髁间窝的外侧面，斜向前下方，止于胫骨髁间隆起的前部和内、外侧半月板的前角，平均长度为 35～38mm，宽度为 11mm，截面积大小约为 $30.3mm^2$。从外形上看，ACL 中部狭窄，两端呈扇形展开。其内部的纤维相互交织，并无明显的分束，但临床根据其在胫骨附着点的不同分为前内侧束与后外侧束。其中，ACL 前内侧束主要维持膝关节屈曲位的前向稳定性，限制胫骨的过度前移。ACL 后外侧束则维持屈曲位的旋转稳定性，从而限制膝关节在伸直位发生过伸。

要点 2　损伤的类型及部位：ACL 在体部损伤比在股骨髁部附着点和在胫骨附着点要高，胫骨附着点部损伤有时表现为撕脱性骨折。ACL 损伤的机制分为以下三种：直接接触式、间接接触式和非接触式。其中，直接接触式是指膝盖被人或者物体直接撞击，而当除膝关节以外的任何部位被外界暴力作用时，如大腿被打击，过度的力量可传递至膝关节，从而使 ACL 发生的损伤则属于间接接触。非接触式机制则是由于运动中膝关节外展和外翻时，受到的力发生突然的加速、减速或者方向改变，从而造成 ACL 损伤，这种机制占前述所有机制的 60%～70%。

要点 3　强力外伤时有的患者觉有膝关节内撕裂声，随即膝关节软弱无力，关节疼痛剧烈，迅速肿胀，关节内积血，关节周围有皮下瘀斑者常表示关节囊损伤，关节功能障碍。陈旧性损伤患者可出现股四头肌萎缩，打软腿或错动感，运动能力下降。查体可出现前抽屉试验阳性、Lachman 试验阳性、轴移试验阳性。

要点 4　急性期 MRI 检查确诊率可达 95% 以上，外伤史和明显的膝部体征，结合 X 线、MRI 检查，一般诊断不难。少数患者因急性损伤疼痛，股四头肌保护性痉挛，前抽屉试验阴性，需在麻醉下进一步检查。膝关节镜检查，冲净积血，可见 ACL 断裂端出血或小血块凝集。滑膜下韧带损伤，在关节镜下貌似正常，但其长度及张力异常，可提示本损伤的可能性。

要点 5　当前关于 ACL 损伤的治疗，国内外学者意见比较统一，即通过手术重建以恢复膝关节的前向和外旋稳定性。目前，治疗 ACL 损伤的趋势是尽量恢复其功能性运动解剖学。解剖重建不仅比非解剖重建更能增加膝关节的旋转稳定性，韧带的松弛度更好，而且可降低骨性关节炎的发生比例。重建 ACL 的移植物主要包括自体肌腱、同种异体肌腱和人工韧带。自体肌腱是目前 ACL 重建主要材料，腘绳肌腱目前最常用，由于其是纯软组织，对腱骨愈合有一定影响。

现普遍认为 ACL 分为双束，但对于行单束或者双束 ACL 重建依旧充满争议。双束重建目的

在于重建所有 ACL 结构以增加旋转稳定性，但因为使用经胫骨入路钻孔，股骨隧道的定位困难，不能完全重建 ACL 的解剖形态。虽然双束重建能结构上重建 ACL 的双束，最大限度地接近正常 ACL 的结构，但其却有手术困难、手术时间长、手术失败率高和翻修困难等问题，所以近年来，研究者的目光逐渐再次汇聚到解剖单束重建上来。解剖单束重建的关键步骤在于正确的骨隧道入点定位，尤其是股骨道的定位，定位不佳极易造成重建失败。

2. 内侧副韧带损伤

要点 1 内侧副韧带（medial collateral ligament，MCL）是膝关节的主要稳定结构之一，在临床工作中，膝 MCL 的损伤在膝关节韧带损伤的类型中最常见。MCL 是由内侧副韧带浅层、深层和后内侧关节囊三部分组成。MCL 损伤主要是由于屈曲状态下的膝关节受到直接或间接的暴力时，如果此时患者脚的位置保持固定不动，暴力导致了膝关节严重的外旋、外翻，此时急剧改变方向的应力就可以导致膝关节 MCL 损伤。MCL 损伤可以合并其他组织损伤，如该患者的右膝内侧副韧带损伤伴前交叉韧带损伤及内、外侧半月板损伤。

要点 2 按损伤程度分成三度。Ⅰ度：双侧内侧关节间隙差值＜3mm，浅层 MCL 纤维撕裂；Ⅱ度：双侧内侧关节间隙差值 3～5mm，MCL 部分深层纤维撕裂，关节囊韧带部分破裂，轻度渗出，仍可找到牢靠的止点；Ⅲ度：双侧膝关节内侧间隙差值如果＞5mm，表示 MCL 全部断裂，关节囊韧带也全部撕裂，明显渗出，找不到牢固的止点。

要点 3 临床上诊断除了通过询问小腿外翻受伤史及观察临床表现（膝关节疼痛、局部肿胀、关节不稳定、关节绞锁、功能受限、皮下淤血）外，还可通过 MCL 的解剖功能来诊断损伤情况，如过外翻应力试验时，屈膝 30°，结果阳性为单纯 MCL 损伤，伸直位阳性可诊断为合并前交叉韧带及后内侧角损伤。膝 MCL 完全撕裂可能伴随四联伤（伴随膝关节囊、前交叉韧带和内侧半月板），该病患即为四联伤。

要点 4 Ⅰ度损伤传统方法建议使用石膏或支具外固定。Ⅱ度是否需要手术治疗有不同的建议，但从临床观察来看，保守治疗Ⅱ度损伤，撕裂处有较多瘢痕组织愈合，因此很多Ⅱ度损伤患者拆除石膏后膝关节疼痛及不稳现象仍然存在，可能会在远期导致继发性关节炎，故如果条件允许，临床上Ⅱ度损伤应尽量手术治疗，防止引起继发性关节炎。Ⅲ度损伤一期修复膝 MCL 的成功率很高，故修复膝 MCL 很有必要。该患者在打篮球时不慎扭伤膝关节四联伤，右膝 MCL 的Ⅲ度损伤、内侧半月板桶柄样撕裂、前交叉韧带断裂及膝关节囊撕裂，给予一期内侧 MCL 修复、内侧半月板桶柄样撕裂镜下修复及前交叉韧带单束重建修复。术后给予康复指导训练，恢复良好。

该患者前交叉韧带损伤伴内侧半月板及内侧副韧带损伤。膝关节 MCL 损伤是临床常见的运动损伤类型。由于 MCL 具有非常强的自愈能力，大多数患者通过保守治疗即可达到理想的治疗效果。但对于严重外翻暴力导致的 MCL 断裂，膝关节往往还伴有后内侧复合体结构的损伤，因此膝关节除了外翻不稳定外，还伴有外旋不稳定。严重的外翻暴力还可能同时损伤前交叉韧带，又进一步加剧了膝关节的外旋不稳定。膝外旋不稳常常会使运动者弯道变速控制能力下降从而影响其运动水平。目前临床上对 MCL 合并 ACL 的运动损伤，常通过修复或重建的方式以改善膝外翻不稳定和胫骨前向不稳定。

病例 29　髌骨外侧脱位

【病史采集】

患者柳某，男性，14 岁。

主诉：右膝疼痛肿胀伴活动受限 2 小时余。

现病史：患者于 2 小时前不慎扭伤右膝，当即感疼痛不适伴活动受限，随即来门诊就诊。

典型临床表现：X 线示右髌骨半脱位。右膝关节肿胀，屈曲活动受限，恐惧试验（+），浮髌试验（+）。

【影像学检查】

术前影像学检查如图 4-60 所示。

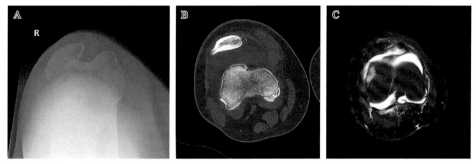

图 4-60 病例 29 术前影像学检查

A. X 线示膝关节屈曲轴位髌骨外脱位；B. CT 示髌骨外侧脱位伴髌骨内侧缘撕脱骨折；C. MRI 示髌骨外脱位并膝关节积液

术中所见如图 4-61 所示。

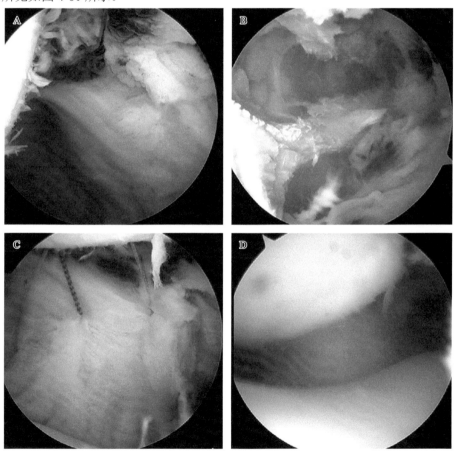

图 4-61 病例 29 术中所见

A. 内侧髌股韧带撕脱骨折；B. 外侧支持带松解；C. 髌骨内侧带线锚钉支持带加强缝合；D. 髌骨轨迹对合良好

【诊断与治疗】

初步诊断：右膝髌骨半脱位，髌骨撕脱骨折。

手术名称：关节镜下髌内侧支持带止点重建并加强修复。

病例 30　髌骨脱位并撕脱骨折

【病史采集】

患者郭某，女性，28 岁。

主诉：右膝疼痛肿胀伴活动受限 18 小时余。

现病史：患者于 18 小时前不慎扭伤右膝，当即感疼痛肿胀不适伴活动受限。给予对症治疗后，疼痛症状稍有缓解。

典型临床表现：X 线示右髌骨半脱位。右膝关节肿胀，屈曲活动受限，恐惧试验（+），浮髌试验（+）。

【影像学检查】

术前影像学检查如图 4-62 所示。

术中所见及术后影像学检查如图 4-63 所示。

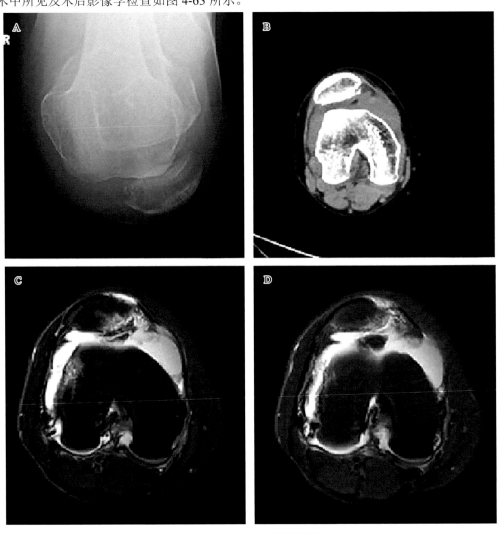

图 4-62　病例 30 术前影像学检查

A. X 线示髌骨外脱位并伴有撕脱骨折块；B. CT 示髌骨外侧脱位伴髌骨内侧缘撕脱骨折；
C、D. MRI 示髌骨外脱位髌股韧带损伤并膝关节积液

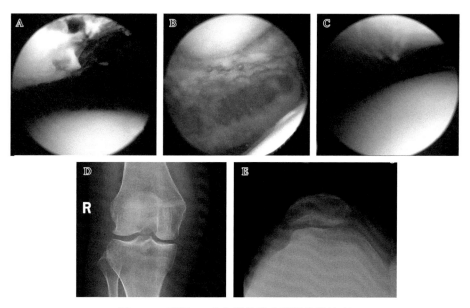

图 4-63　病例 30 术中所见及术后影像学检查

A. 内侧髌股韧带撕脱骨折；B. 外侧支持带松解；C. 髌骨轨迹对合良好；D、E. 术后 1 周 X 线示髌骨轨迹良好

【诊断与治疗】

初步诊断：右膝髌骨半脱位，髌骨撕脱性骨折，右膝游离体。

手术名称：关节镜下右膝内侧髌股韧带重建。

【病例分析要点】

要点 1　复发性髌骨脱位主要表现为髌骨反复性脱位、"打软腿"等，通常是由于一次或多次的创伤性脱位后关节周围支持组织愈合不良引起的，但更常见于合并有一种或多种解剖结构的异常，易于使髌骨发生脱位或半脱位的膝关节。女性多见，多伴有家族史，双侧发病者约占 1/3，单侧脱位者左右发生率相等，好发年龄 15 ～ 17 岁。

髌骨脱位的病因可分为两类，第一类是解剖学因素，包括：①髌骨外侧支持带挛缩；②髌骨内侧支持带松弛；③股骨外髁发育不良；④股骨滑车凹平坦；⑤胫骨外旋；⑥股骨前倾角增大或股骨内旋；⑦膝外翻畸形；⑧高位髌骨等。第二类即非解剖学因素，包括性别（女性发病率更高）和运动等。

要点 2　膝关节内侧软组织结构分为三层：表层为包裹缝匠肌的阔筋膜、中间层为内侧韧带、内层为内侧关节囊，内侧髌股韧带（medial patellofemoral ligament，MPFL）位于中间层。虽然 MPFL 比较细小，仅能够提供大约 208N 的限制力，但其在稳定膝关节内侧结构中起关键作用，可提供大约 50% 的稳定膝关节内侧的力量。

要点 3　患者常常表现为膝关节周围广泛性的钝痛，任何增加髌股关节压力的动作，如上下楼梯和下蹲等都会使疼痛加剧。多有膝关节不稳定的各种表现，如"打软腿"、伸膝无力等，部分患者有膝关节肿胀及髌骨摩擦音。患者有一次或多次髌股向外脱出病史，常可自行手法复位。复发性髌股脱位患者的步态上与普通人存在一定差异，在伸膝的过程中髌股轨迹与正常人亦存在巨大差异。恐惧试验阳性，Q 角增大，正常值男性为 8° ～ 10°，女性为 10° ～ 20°，若大于此范围则有髌骨脱位的倾向。

要点 4　诊断髌骨脱位的影像学方法有 Insall-Salvati 指数、髌骨轴位片及测量胫骨结节股骨滑车沟（TT-TG）距离的数值等。MRI 在诊断髌骨脱位中的诊断价值在不断上升，在观察 MRFL 损伤位置、程度、软骨骨折及是否合并其他结构的损伤具有明显优势。通过这些影像学检查，能够最大程度分析患者所具有的解剖危险因素，从而制订个体化的治疗方案。

要点 5　对于初次髌骨脱位者，脱位后出现后遗症的发生率可达 50%，包括反复疼痛、髌骨关节炎等。由于很高的复发脱位率及脱位后出现的严重并发症，脱位后治疗策略的选择就显得至关重要。在髌骨脱位患者手术探查中发现 MPFL 功能不全者达 50%～96%。因此，对髌骨脱位患者行 MPFL 修补或重建来防止脱位复发，就成了主要的治疗方式之一。

髌骨脱位的治疗包括保守治疗与手术治疗，有部分急性髌骨脱位或半脱位患者，可以通过支具或石膏固定、肌肉锻炼等取得较为满意的效果。但对于复发性髌骨脱位而言，往往合并有解剖结构的异常，保守治疗不能取得满意的临床疗效，需要手术干预。

由于急性髌骨脱位患者 MPFL 高损伤率，现很多术者提倡进行 MPFL 重建以恢复髌骨内侧软组织提供的稳定性。手术治疗髌骨脱位以稳定内侧结构，包括 MPFL 修补或重建，当损伤部位较明确时可进行 MPFL 修补。但选择何种治疗方法，跟术者对髌骨脱位的病因、解剖结构及生物力学的了解程度有关。复发性髌骨脱位的手术目的是最大程度地恢复髌骨的正常轨迹及防治脱位复发。

（1）外侧支持带松解术：从髌骨上极至下极全层切除外侧支持带，并将股四头肌肌腱髌骨外侧支持带松解 20～25mm。但现已较少采用单纯外侧松解术治疗复发性髌骨脱位，单纯外侧支持带松解的疗效逐渐下降。现多采用外侧支持带松解术联合其他术式治疗复发性髌骨脱位。

（2）内侧支持带紧缩术：首先通过关节镜常规入路检查膝关节，以髌骨内侧缘作为外侧边，以内侧支持带的最内侧缘（内收肌结节部位）作为内侧边。在髌骨内侧缘 1cm 的纵行切口，经该切口进行内侧支持带区域浅筋膜下完全分离。将各缝线端经浅筋膜下，自该切口拉出。维持屈膝 30°，用滑动拉结法，将 4 根缝线依次收紧、打结，完成髌骨内侧支持带紧缩。

（3）MPFL 重建术：MPFL 是防止髌骨向外脱出最重要的韧带，大部分的急性创伤性髌骨脱位中存在 MPFL 撕裂。髌骨在膝关节屈曲 30° 时由于缺乏股骨外髁的骨性阻挡，最易脱出。MPFL 重建术可获得较满意的结果。在行韧带选择时，仍要考虑膝关节周围软组织合并的损伤，而不应为了选择哪个部位韧带而忽略了膝关节的稳定性。

为了保证在膝关节屈曲时髌骨良好的运动轨迹，正确的股骨止点则显得格外重要。解剖研究显示，非解剖股骨止点重建会导致膝关节屈曲过程中髌股关节面接触力变大，相应的重建失败率则随之升高。通过影像学方法或触摸解剖学结构可确定重建韧带股骨的止点。

（4）其他：Elmslie-Trillat 术；改良 Fulkerson 胫骨结节内移抬高术；改良 Roux-Goldthwait 手术；股内侧肌止点移位术；髌骨切除股四头肌成形术；股骨滑车成形术；髌股关节置换术。

无论何种术式，在膝关节屈曲至 90° 的过程中都不应发生脱位或半脱位，手术治疗的目的是恢复患者的髌骨稳定性及尽可能恢复膝关节功能。

第五章 儿童骨折

病例 1 肱骨近端骨折

【病史采集】

患者周某，男性，15 岁。因车祸至全身多处疼痛 1 小时入院。经胸外科治疗病情平稳后转骨科治疗肱骨近端骨折。

【影像学检查】

术前、术后影像学检查如图 5-1 ～图 5-4 所示。

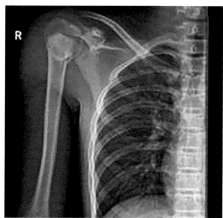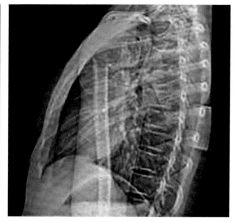

图 5-1　术前 X 线检查

初步诊断：肱骨近端干骺端骨折。

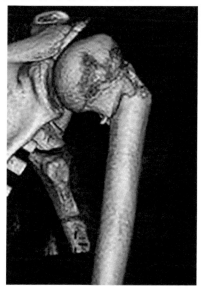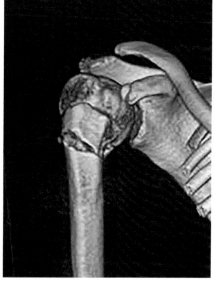

图 5-2　术前 CT 检查

右肱骨近端骨质断裂，断端错位成角，局部嵌插，骨折线锐利，周围软组织肿胀

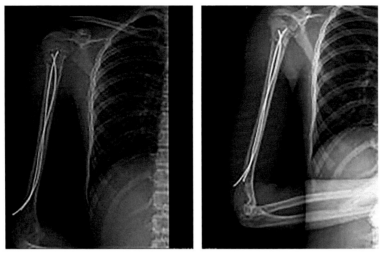

图 5-3　术后复查 X 线

右肱骨近端骨折断端对位对线可，骨折线可见，内固定器可，位置形态可

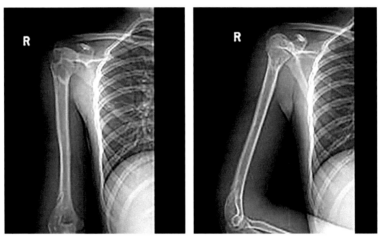

图 5-4　术后 1 年取出内固定器后复查 X 线

右肱骨近端骨折线消失，内固定器未见显示

【病例分析要点】

要点 1　儿童肱骨近端骨折按累及部位可分为骺损伤、干骺端骨折、大小结节骨折。Neer 按骨折移位程度将骨折分为四度。术前 X 线示右肩关节对应关系尚可，右肱骨干后骺端骨质不连续，断端移位成角，周围软组织肿胀。术前 CT 可更清晰地显示右肱骨干骺端骨质断裂，断端错位成角，局部嵌插，骨折线锐利，周围软组织肿胀。

要点 2　肱骨近端骨折具有强大的愈合重塑形能力，大部分儿童肱骨近端骨折充分生长修复后无明显残留功能和外观的缺陷。治疗方法的选择取决于患儿的年龄、骨折移位程度和骨折的稳定性，年龄小的儿童的生长潜力大，再塑形的能力强，对轻度骨折移位不必强求解剖对位，即使存在一些侧方移位，甚至一些成角畸形也能在以后的生长中得以矫正，不会造成严重后果。手术治疗适用于手法复位失败的 Neer Ⅲ、Ⅳ度移位，或复位中术者感觉无骨折端接触而怀疑肱二头肌长头肌肌腱嵌入骨折端，以及合并多发伤的病例。该例患者年龄 15 岁，基本已无塑形能力，且合并多发伤，因而采用闭合复位弹性髓内钉固定。

病例 2 肱骨髁上骨折

【病史采集】

患者王某，女性，7 岁。因左肘部外伤后肿痛活动困难 2 小时入院。现病史：患儿约 2 小时前摔伤后感左肘部疼痛、肿胀，活动困难，无明显手指麻木无力，未曾昏迷呕吐，无胸闷、呼吸困难，未做特殊处理，急来医院检查，X 线片示"左肱骨髁上骨折"，遂以"左肱骨髁上骨折"收入院。

【影像学检查】

术前、术中、术后的影像学检查如图 5-5 ～图 5-7 所示。

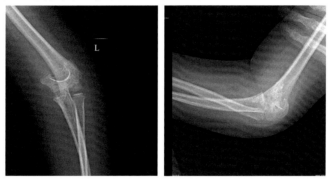

图 5-5 术前 X 线检查

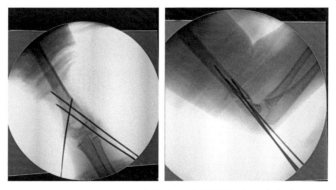

图 5-6 术中透视见 Baumann 角恢复，肱骨前缘线通过肱骨小头中 1/3

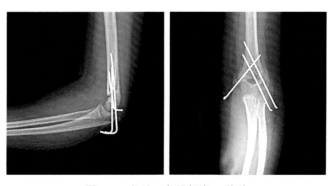

图 5-7 术后 1 个月复查 X 线片

骨痂生长，骨折线较模糊，断端对线可，内固定器可见

初步诊断：伸直尺偏型肱骨髁上骨折（Gartland Ⅲ 型）。

【病例分析要点】

要点 1 肱骨髁上骨折是发生在肱骨干和肱骨髁之间较薄弱部位的骨折，是儿童肘部最常见的损伤，占 50%～60%。发病高峰在 5～8 岁。这种骨折可造成神经、血管的压迫或损伤，晚期可发生肘内翻畸形等并发症。

要点 2 按照骨折远端的移位方向，肱骨髁上骨折可分为两型。

（1）伸直型：此型最多，约占 95%，此型又可细分为尺偏型或桡偏型，以尺偏型多见，Gartland 根据移位的严重程度将其分为 Ⅰ、Ⅱ、Ⅲ 型。Gartland Ⅲ 型骨折移位严重，近端尖锐的骨端可刺断肱肌和肱桡肌，也可压迫、挫伤或裂伤肘部的血管和神经。

（2）屈曲型：此型少见，约占 5%。该型骨折血管、神经损伤的并发症较少。该例患者为常见的伸直尺偏型肱骨髁上骨折（Gartland Ⅲ 型）。

要点 3 临床表现为受伤后立即出现肘部疼痛、肿胀、主活动受限，髁上部位存在环形压痛，骨折段严重移位时肘部可出现畸形。通过外伤史、症状、体征和 X 线表现诊断多无困难，但应与肘关节脱位相鉴别。脱位多发生在 10 岁以上的儿童，伤后肘后三角关系改变。婴幼儿更容易发生肱骨远端全骺分离，在肱骨远端二级骨化中心未出现之前，极容易出现漏诊或误诊。该患者术前 X 线检查示左肱骨髁上骨质断裂，断端错位，远端向后向尺侧移位，诊断为伸直尺偏型肱骨髁上骨折（Gartland Ⅲ 型）。

要点 4 X 线检查一般可明确诊断。无明显移位的肱骨髁上骨折，应注意观察脂肪垫征。正位片上测量 Baumann 角（正常 64°～81°），Baumann 角增大提示发生肘内翻。侧位片上，肱骨前线应通过肱骨小头中 1/3，否则提示对线不佳。无明显移位的肱骨髁上骨折，可以观察到脂肪垫征阳性。

要点 5 对于无移位或轻度移位的 Gartland Ⅰ 型肱骨髁上骨折，可采用保守治疗，石膏固定肘关节于 90° 及前臂旋转中立位。对于明显移位的 Gartland Ⅱ 型和Ⅲ 型肱骨髁上骨折，目前大多采用在 C 臂透视下，闭合复位经皮穿针固定的方法治疗。闭合穿入 2～3 枚克氏针，术后辅以石膏固定，可以使不稳性骨折获得良好的稳定，其已经成为治疗移位的肱骨髁上骨折的首选方法。对于少数断端有软组织嵌入，难以闭合复位的病例，需切开复位。该例患者采用了闭合复位经皮穿针内固定，克氏针应适当分散，避免在骨折线平面交叉。

病例 3 肱骨外髁骨折

【病史采集】

患者何某，男性，10 岁，因右肘部摔伤后肿痛并活动困难 2 小时入院。

现病史：患儿约 2 小时前玩滑板时摔伤，感右肘部疼痛、肿胀，活动困难，无伤口活动性出血，无明显手指麻木无力，未曾昏迷呕吐，无胸闷呼吸困难，未做特殊处理，急来医院检查，拍片示"右肱骨外髁骨折"，遂收入院。伤后精神饮食欠佳，体力下降，体重无明显下降，大便未解，小便无异常。

【影像学检查】

术前、术后影像学检查如图 5-8～图 5-10 所示。

初步诊断：肱骨外髁骨折（Jacob Ⅲ 度）。

【病例分析要点】

要点 1 肱骨外髁骨折是儿童比较多见的骨折，在小儿肘部骨折中，其发生率仅次于肱骨髁上骨折而居第二位。此种骨折属于 Salter-Harris Ⅳ 型骨骺损伤，是累及骨骺的关节内骨折。骨折

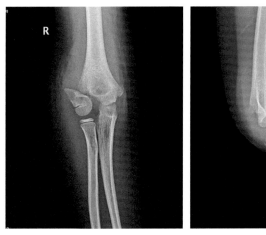
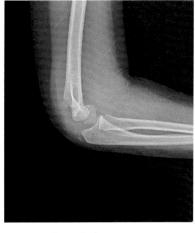

图 5-8 术前右肘关节正侧位 X 线片

肱骨外髁骨质断裂，断端移位翻转，外侧软组织肿胀

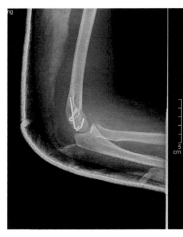
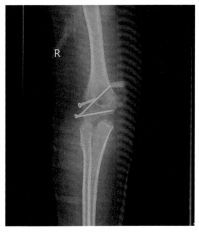

图 5-9 术后复查右肘 X 线片

右肘关节对应关系未见明显异常，肱骨外髁骨折断端对位对线可，内、外固定可见

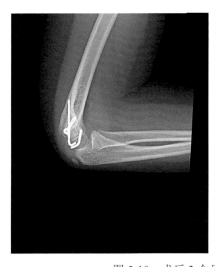
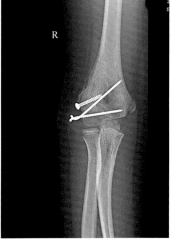

图 5-10 术后 3 个月复查 X 线片

右肘关节对应关系未见明显异常，肱骨外髁骨折断端对位对线可，骨折线模糊，内固定器形态位置如常

线首先从肱骨远端干骺端外侧斜向内下，横穿骺板，在滑车外侧部分进入关节。

要点 2　Jacob 根据骨折块移位的程度分为四度。Ⅰ度：骨折无相对移位或移位小于 2mm 者，关节面完整，骨折稳定；Ⅱ度：骨折移位，骨折线完全贯穿关节面，骨折不稳定；Ⅲ度：严重移位，外髁骨折块向外后上方移位，并旋转，当旋转 90° 时骨折块的关节面朝内，而骨折面朝外，若旋转达 180° 则骨折块关节面与肱骨骨折面相对；Ⅳ度：肱骨外髁骨折伴肘关节脱位。该病例关节面翻转，诊断为 Jacob Ⅲ度。

要点 3　充分认识到肱骨外髁骨折的特殊性，对于指导治疗有重要意义。肱骨外髁骨折是不稳定的，常因伸肌的牵拉而移位，甚至在固定期间也可以发生再移位。由于骨折横穿骺板，多为 Salter-Harris Ⅳ 型骨骺损伤。骨折是关节内骨折，且由于关节液的浸泡，因而骨折愈合慢。因此治疗要求解剖复位和妥善固定，最大程度地恢复肘关节功能。对于骨折无相对移位或移位小于 2mm 者，关节面完整，骨折稳定的肱骨外髁骨折，可采用保守治疗，石膏固定后 3 周内每隔 5～7 天复查 X 线片证实骨折无移位。保守治疗需要消耗较多的精力去反复确认骨折的对位是否维持，而且这种判断具有一定的主观性，治疗结果具有较大的不确定性，因而，对于边缘性病例大多数医生主张积极手术治疗。手术可采用闭合复位经皮克氏针内固定，对于闭合复位困难的病例，也可采用切开复位克氏针内固定，复位时力争解剖复位，保持关节面的平整。肱骨外髁骨折如早期未得到及时有效的治疗，往往会并发骨折不愈合、进行性肘外翻、迟发性尺神经麻痹，是造成肘关节畸形的重要原因。该病例骨折翻转，关节面铰链断裂，因而采用了切开复位内固定术。

病例 4　尺桡骨骨干骨折

【病史采集】

患者林某，女性，8 岁。患者因左前臂摔伤疼痛并活动困难 2 小时入院。

现病史：患儿于 2 小时前玩滑板车时不慎摔伤，左前臂当即肿痛不适，急来医院，急诊行左尺桡骨正侧位 X 线片示：左尺桡骨中段骨折。急诊以"左尺桡骨骨干骨折"将患者收入科室。患者自受伤以来，精神良好，饮食可，大小便未解，体力体重无明显改变。

【影像学检查】

术前、术后影像学检查如图 5-11、图 5-12 所示。

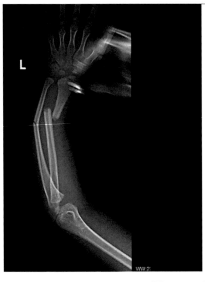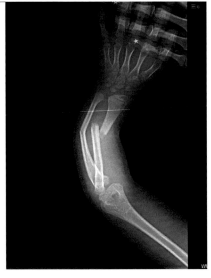

图 5-11　术前 X 线片

左尺桡骨中远段骨质断裂，断端成角，桡骨断端分离、错位

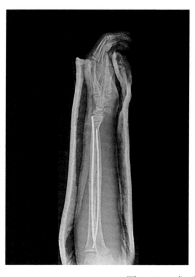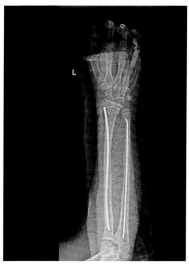

图 5-12 术后复查 X 线片

骨折断端对位对线可，内固定器位置形态可

【病例分析要点】

要点 1 尺桡骨骨干骨折是儿童常见骨折，可发生在任何水平，大约 75% 的尺桡骨骨干骨折发生在远端 1/3。多系间接暴力所致，也可能为开放性骨折。尺桡骨的任何移位将影响骨间膜，造成骨间隙变窄或消失，使前臂旋转功能严重受限或丧失，旋转功能的力量和范围将直接影响手的各种精细动作。因此，治疗中恢复和保持骨间膜的间距是前臂骨折要考虑的重要因素。

要点 2 临床表现为前臂肿胀、疼痛，骨折端有明显压痛、纵向叩击痛，青枝骨折可扪及骨弯，非青枝骨折可扪及异常活动及骨擦感，前臂的旋转功能受限或消失，肘、腕关节有不同程度的活动受限。还应注意有无血管、神经或肌肉的并发伤，尤其是直接暴力所致的损伤，常合并有软组织的严重损伤，可能引起挤压综合征或缺血性肌挛缩等。也有间接暴力所致损伤骨折尖端穿破皮肤，形成开放性骨折。

要点 3 X 线检查不但能明确诊断，也有助于分型、确定治疗方案、随访观察及疗效对比。注意拍摄时应包括尺桡上下关节以防漏诊及鉴别孟氏骨折等损伤。该例术前 X 线示左尺桡骨中远段骨质断裂，断端成角，桡骨断端分离、错位。

要点 4 治疗的目标是完全恢复前臂的旋转并且不留下外观畸形。在儿童患者中延迟愈合和不愈合罕见。闭合复位通常可以获得成功，所以大部分骨折都应先试行闭合复位，用石膏或小夹板固定。对有明显软组织损伤、筋膜室综合征或软组织嵌顿、尺骨或桡骨再骨折等，有进行手术治疗的指征。对闭合复位后难以保持对位的患者，也建议行手术治疗，以恢复正常的对位对线，以避免前臂旋转功能的丢失。弹性髓内针行髓腔内穿针固定是现今主流的固定方式。该例行闭合复位弹性髓内针内固定术，术后复查 X 线示骨折断端对位对线良好。再骨折是较常见的并发症，尽管原骨折部看起来已坚强愈合，大约 5% 的前臂骨折患者发会生再骨折。

病例 5 尺骨上 1/3 骨折合并桡骨头脱位（孟氏骨折）

【病史采集】

患者吴某，男性，4 岁。因右上肢摔伤后疼痛 1 小时入院。

现病史：患儿约 1 小时前摔伤后感右前臂、右肘部疼痛、肿胀，伴活动困难，X 线片示"右桡骨头脱位，右尺骨近端骨折"。

【影像学检查】

复位前后影像学检查如图 5-13、图 5-14 所示。

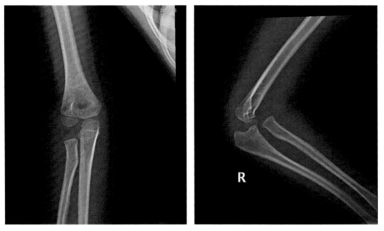

图 5-13　复位前 X 线片

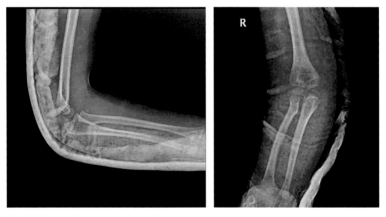

图 5-14　手法复位后复查 X 线片
肱桡对应关系正常

【病例分析要点】

要点 1　孟氏骨折在儿童中较常见。最初的孟氏骨折是指尺骨近侧 1/3 骨折合并桡骨头前脱位的一种联合损伤。随着对该损伤的研究的深入，现已扩展到桡骨头的多方向的脱位并尺骨骨折的复合性损伤。小儿的桡骨头脱位多伴有尺骨骨折或者尺骨的弓状变形。1962 年，Bado 根据尺骨骨折成角方向、桡骨头脱位方向及损伤机制将孟氏骨折分为四型。Ⅰ型：桡骨头的前脱位合并尺骨干的骨折。尺骨干的骨折可以发生在任何平面。大多数儿童骨折是这种类型。Ⅱ型：桡骨头向后脱位并发尺骨干或干骺端向后成角的损伤。这一类型损伤在儿童中不多见。Ⅲ型：桡骨头向外侧或前外侧脱位合并尺骨干骺端的骨折。尺骨通常表现为青枝骨折，这一类型在儿童中较多发。常合并有桡神经损伤。Ⅳ型：指桡骨头向前脱位，合并有尺骨和桡骨在相同水平的骨折，或桡骨骨折水平低于尺骨的骨折。该类型骨折在儿童中发生较少。该患者侧位 X 线示桡骨轴线未通过肱骨小头中心，桡骨头向前脱位，尺骨向前弓形弯曲，弓形弯曲为儿童特有的一种骨折类型，该患者诊断为 Bado Ⅰ型孟氏骨折。

要点 2　临床表现为患肢前臂及肘部疼痛、肿胀，活动受限。沿尺骨触诊可发现骨折端有血肿或压痛点。触诊示肱桡关节空虚，皮下可触及脱位的桡骨头。应特别注意有无桡神经的损伤。

常规 X 线片要求包括肘和腕关节的前臂全长正侧位片。如有尺骨青枝骨折无法确诊时可拍双侧前臂全长侧位片对比。判断桡骨头脱位有一定困难，当怀疑桡骨头有半脱位时，一定要结合临床检查。一旦发现肱桡关节有压痛或松动，则应认为存在肱桡部损伤。避免漏诊及处理失当，发展为陈旧性孟氏骨折。

要点 3　新鲜孟氏骨折在小儿多为环状韧带横行断裂，故儿童孟氏骨折中的大部分可以通过手法闭合复位、石膏或小夹板固定获得满意效果。闭合复位的主要指标是桡骨头复位且稳定，尺骨能达到功能复位且日后尚有生长塑形的可能。新鲜的孟氏骨折复位固定后，固定初期需 X 线定期复查，了解位置变化。闭合复位困难或者失败的病例应及时手术治疗。

病例 6　桡骨远端骨骺分离

【病史采集】

患者李某，男性，7 岁。因左腕摔伤疼痛伴活动困难半小时入院。

现病史：患儿于半小时前玩平衡车时摔伤，左腕部疼痛、肿胀、变形，不能活动。

【影像学检查】

术前、术后影像学检查如图 5-15、图 5-16 所示。

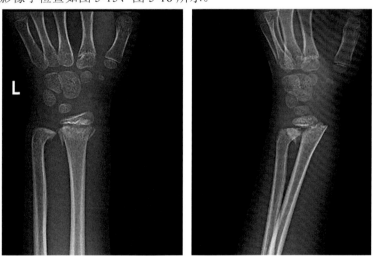

图 5-15　术前 X 线片

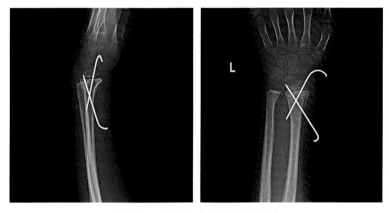

图 5-16　术后 1 个月复查 X 线片

左桡骨远端骨折对位对线可，断端周围骨痂生长，见内固定器影，腕关节对应关系未见明显异常

【病例分析要点】

要点 1　桡骨远端骨骺骨折常合并尺骨骨折，尺骨骨折可表现为尺骨茎突骨折、弓形弯曲、青枝骨折或完全骨折。常见损伤机制为摔倒时，腕部伸直位着地，远端骨块通常向背侧移位。患者常有骨折部位的疼痛，以及手腕关节活动受限。合并血管神经损伤者较少见，但体检时应仔细检查手部的感觉和手部肌肉的功能。大部分骨折表现为 Salter-Harris Ⅱ 型，桡骨远端骨骺连带干骺端 Thurston-Holland 骨折片向背侧移位。该例患者术前影像学可见：左桡骨远端骨骺连带干骺端骨折片向背侧移位，尺骨远端青枝骨折，表现为典型 Salter-Harris Ⅱ 型骨骺损伤。

要点 2　治疗方法包括闭合复位石膏固定、闭合复位克氏针固定和切开复位内固定。石膏固定后应定期复查 X 线，如果 7 ～ 14 天后，骨折出现移位，再次复位可能会加重骺板损伤，可选择维持现有位置，等待自然塑形。少数病例残留畸形需日后截骨矫正。对于移位明显，伴有正中神经损伤，或者软组织肿胀明显石膏不能良好塑形的患者，可采用克氏针内固定。小直径、光滑的克氏针固定一般不会增加骨骺早闭的风险。该例患儿采用闭合复位经皮克氏针内固定，术后随访恢复良好。

病例 7　股骨干骨折

【病史采集】

患者赵某，男性，7 岁。因右大腿摔伤疼痛伴活动受限 1 小时入院。

现病史：患儿于 1 小时前玩滑板车时摔倒，当即感左大腿疼痛，活动困难。

【影像学检查】

术前、术后影像学检查如图 5-17 ～图 5-19 所示。

【病例分析要点】

要点 1　股骨干骨折是儿童常见的骨折，儿童受直接或间接暴力外伤均可导致该部位骨折。小儿股骨干骨折能早期形成丰富的骨痂达到坚固愈合，具有一定的自然矫正畸形的能力，有过度生长的现象。患儿多有明确的外伤史。查体可见骨折局部环形肿胀，压痛，畸形，轴心叩痛，骨干力消失，骨擦感及异常活动。局部功能障碍。X 线检查可明确骨折移位方向及程度。该例患儿术前 X 线示右股骨中段骨质不连续，断端错位，周围软组织肿胀明显。

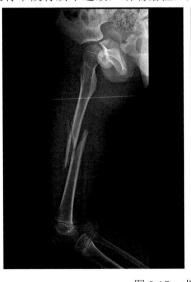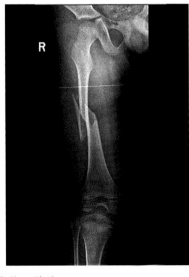

图 5-17　术前 X 线片

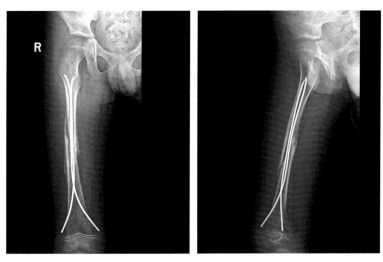

图 5-18 术后 1 个月复查 X 线片

右股骨断端对位对线尚可，骨折线较前模糊，断端周围见骨痂生长，内固定器可见

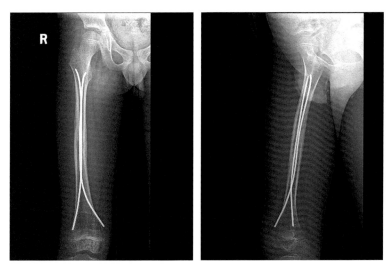

图 5-19 术后 6 个月复查 X 线片

右股骨骨折线消失

要点 2 不同年龄阶段的股骨干治疗方法不尽相同。治疗方法的选择应根据患儿的年龄，皮肤、软组织情况，骨折平面，移位情况，是否存在复合伤来决定。常采用的治疗方法包括 Pavlik 吊带、髋人字石膏、牵引、弹性髓内钉内固定等。弹性髓内钉内固定因其微创、对局部血运破坏较少、明显缩短住院时间等优点，成为 5 ～ 10 岁儿童主流的治疗方式。钢板内固定对局部血运破坏严重以及应力遮挡等因素，发生骨不连及再骨折、感染的机会大大提高，因而不作为儿童股骨干骨折治疗的首选。该例患儿采用闭合复位弹性髓内钉内固定，术后随访恢复良好。

病例 8 胫骨干骨折、胫腓骨骨干骨折

【病史采集】

患者郑某，男性，12 岁。因左小腿外伤后肿痛活动困难 1 小时入院。

现病史：患儿约 1 小时前摔伤致左小腿受伤，顿感疼痛、肿胀、活动困难，不能行走，急诊

拍 X 片示左胫骨中远段及左腓骨远段骨折。

【影像学检查】

术前、术后影像学检查如图 5-20～图 5-22 所示。

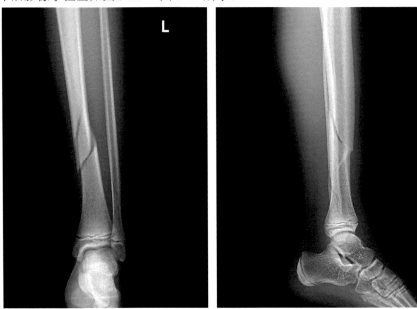

图 5-20　术前 X 线片

左胫骨中远段骨质断裂，见低密度线影，断端移位；腓骨远段骨皮质不连续，断端对位对线可

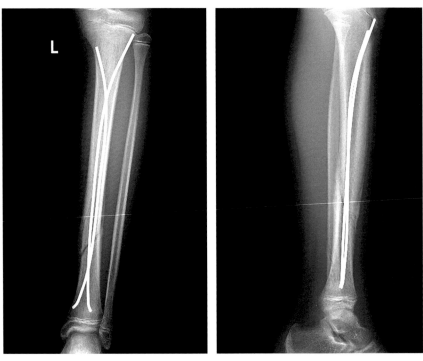

图 5-21　术后 1 个月复查 X 线片

左胫骨中远段、腓骨远段骨折断端对位对线可，骨折线较前稍模糊，其旁可见少许骨痂生长

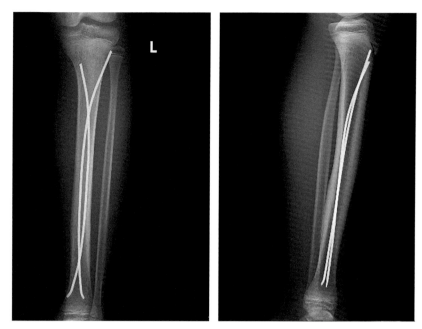

图 5-22　术后 6 个月复查 X 线片

左胫骨中远段、腓骨远段骨折线消失

【病例分析要点】

要点 1　胫腓骨骨干骨折是儿童常见的骨折。70% 的儿童小腿骨折是单发骨折，可以是不全或完全骨折，大多 11 岁以下儿童的胫骨骨折由扭转外力引起，发生于远 1/3 段。尽管完整的腓骨可限制胫骨明显的短缩，在伤后 2 周内，约 60% 的单一胫骨骨折会出现内翻成角。这是因为在腓骨的作用下，小腿屈肌群的收缩力形成了角力矩，单一横行骨折，粉碎性骨折由直接暴力引起。粉碎性骨折就像螺旋、斜行骨折一样会出现内翻对线不良。近 30% 儿童胫骨骨折伴有腓骨骨折。儿童单一腓骨干骨折罕见，多由小腿外侧受直接外力打击而引起。单一腓骨干骨折很少移位，对症治疗很快愈合，但有可能并发筋膜室综合征，必须注意观察。

要点 2　因伤情严重性和产生机制不同而异。疼痛是最常见的，单独腓骨骨折不会很痛，而胫骨骨折相反。儿童胫腓骨应力骨折多在负重情况下出现疼痛，休息时缓解。一旦怀疑存在胫腓骨骨折的可能，就应该摄包含膝踝关节的正侧位片。怀疑有胫骨骨折但在最初的 X 线片上没有明显表现的儿童，需要用辅助的石膏固定以控制症状，受伤至少 3 ～ 7 天后复查 X 线片。

要点 3　儿童胫腓骨骨干骨折可通过手法复位、夹板、牵引或石膏固定等来治疗。随着弹性髓内钉应用的普及，对于大龄不稳定的胫骨骨折，更多的医师倾向于选择手术治疗。该例患儿采用了闭合复位弹性髓内钉术，术后随访恢复良好。

第六章　其　　他

第一节　肿　　瘤

病例 1　骨　肉　瘤

【病史采集】

患者，女性，15 岁，

主诉：颈部疼痛 5 个月余。

现病史：患者于 5 个月前感上颈椎疼痛，现疼痛加剧，在入院确诊为骨组织恶性肿瘤后。接受了 2 个完整周期的新辅助化疗。

【影像学检查】

术前、术中、术后影像学检查如图 6-1 ~ 图 6-5 所示。

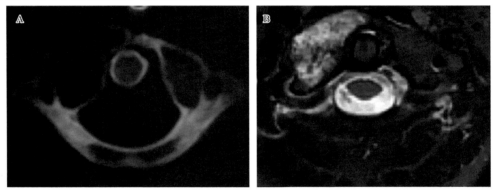

图 6-1　术前影像学检查

A. 骨质破坏明显；B. 合并实质性肿块

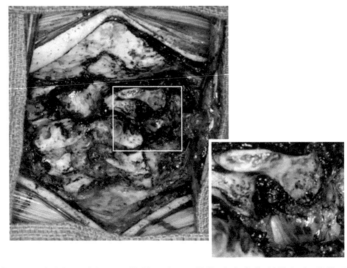

图 6-2　颈后方入路切口见枕骨下方 C_1 椎体肿瘤占位并软组织肿块形成

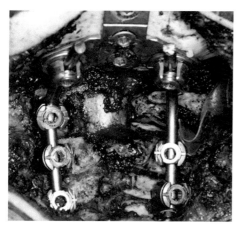

图 6-3 肿瘤切除后用器械行颈枕融合固定

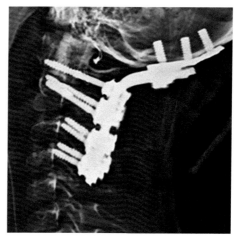

图 6-4 术后侧位 X 线片

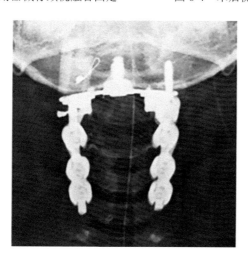

图 6-5 术后正位 X 线片

【病例分析要点】

要点 1 发生在青少年时期典型部位同时又具有骨肉瘤典型表现的病例，诊断不难。并非所有骨肉瘤表现典型，发生在骨干部位时，放射学表现更像尤文肉瘤；淋巴瘤及成骨为主的转移癌其放射学表现也类似于骨肉瘤；单纯表现为溶骨性的骨肉瘤当没有明显的成骨时，则可能被考虑为其他任何溶骨性恶性肿瘤或瘤样病变。另外，通过术前穿刺进行组织学病理学检查，其本身取材标本的局限性往往不能代表肿瘤整体情况。更加上骨肉瘤病理学表现的多形性，误诊病例并不少见。

要点 2 骨肉瘤诊断确立后就要进行新辅助化疗和手术，大剂量的联合化疗有很大的毒性，无论是保肢术或截肢术对患者影响都是巨大的，明确而又及时的诊断很有必要。任何时候骨肿瘤的诊断都要遵循临床、影像和病理三结合原则，全面了解整个病例情况，进行骨科、放射科和病理科三结合讨论，既重视病理检查，又不忽视临床和影像学所见，才能有效减少误诊率。术前的病理活检，常规经套管针穿刺活检，结合临床和影像学检查综合诊断，诊断正确率达到90% ～ 95% 及以上。术前穿刺活检、临床、病理和放射三结合讨论制度应当成为每个病例的常规，这样可以有效地降低误诊率。

要点 3 多药联合化疗对于骨肉瘤的预后至关重要，它直接关系保肢手术的成败和远期生存率。新辅助化疗有以下优点：①全身大剂量化疗可杀灭血液及肺部微转移灶，控制远处转移；

②可以根据获得的组织反应率确定预后；③缩小肿瘤的大小，甚至形成假包膜，使保肢手术更易于实施；④使外科医生有充足的时间设计保肢手术方案。由于这些原因新辅助化疗已经成为多数肿瘤中心的标准化疗方案。尽管如此，新辅助化疗也存在一些潜在的缺点，一部分化疗反应不良的患者可能在此期间出现转移，同时残存耐药肿瘤细胞的增加使复发转移病灶难于控制。

病例 2 软骨肉瘤

【病史采集】

患者，男性，29 岁。

主诉：右肩疼痛 16 个月。

现病史：患者 16 个月前无明显诱因出现右侧肩关节肿痛。查体：右肩有一不可移动的包块，质硬，周边淋巴结肿大不明显。

【影像学检查】

术前影像学检查如图 6-6、图 6-7 所示。

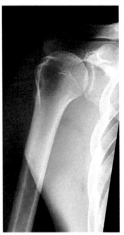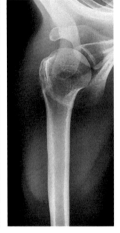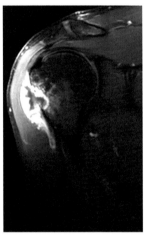

图 6-6 右肩关节正位片及冈上肌出口位片   图 6-7 右肩关节 MRI

术前诊断：肱骨近端恶性肿瘤软骨肉瘤？

术中影像学检查如图 6-8、图 6-9 所示。

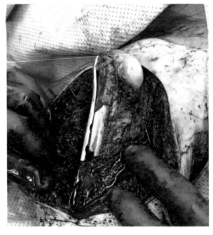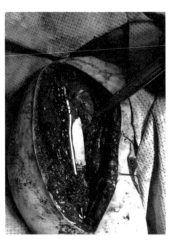

图 6-8 肿瘤切除并固定   图 6-9 肩关节重建后

术后 X 线复查影像学检查如图 6-10、图 6-11 所示。

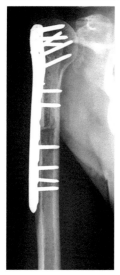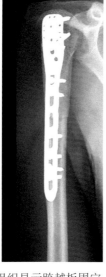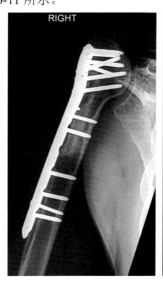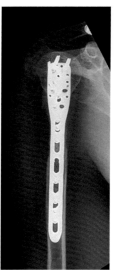

图 6-10 术后松质骨组织显示跨越板固定　图 6-11 随访：同种异体骨周围新骨形成，关节面保存

术后病理诊断：高分化软骨肉瘤。

【病例分析要点】

要点 1　软骨肉瘤需手术治疗。经扩大三角肌入路手术。

要点 2　根据术前影像，在安全区外将肿瘤骨、胸大肌止点、头静脉、肱二头肌肌腱近端长头、肩袖的部分腱性组织和三角肌部分软组织整块切除。

要点 3　近端截骨平面穿过肱骨解剖颈，仅保留关节面，用松质骨片及异体胫骨组织嫁接植骨并使用内固定材料重建骨组织缺损。

要点 4　将肩袖缝合到同种异体胫骨组织和钢板上，然后将周围软组织覆盖钢板和同种异体骨。二头肌长头与二头肌肌腱短头缝合。胸大肌在钢板上覆盖并缝合到三角肌肌腱上。最后对剩余的伤口进行分层缝合。

要点 5　广泛切除很重要，边缘切除也是可以接受的。因为局部复发率常较低且复发后也可再次治疗。如病变较大或侵及周围骨质，则需广泛切除，包括整个骨段，可用人工假体或异体骨重建。

要点 6　放疗和化疗无效，去分化型周围型软骨肉瘤，外科切除必须广泛或根治切除，并行辅助化疗。

要点 7　预后取决于广泛切除的可能性及恶性度的组织分级。Ⅰ级的周围型软骨肉瘤，几乎不转移；Ⅱ级可转移，但很少发生在症状出现后的 5 年内；Ⅲ级有更多的转移倾向，但同样很少有早期的转移。

第二节　截骨矫形

病例　胫骨横向骨搬移治疗糖尿病足

【病史采集】

患者高某，男性，48 岁。

主诉：右足溃疡渗液 6 周，加重肿痛 2 周。

现病史：患者于 6 周前无明显诱因出现右足外侧皮肤破溃疼痛，未予以重视及特殊处理，右足溃疡创面渐加大，并出现红肿疼痛，半右足麻木，夜间痛甚，于当地医院行伤口换药抗感染治疗，创面无好转反而加重，后于他院就诊诊断为右足糖尿病足，行降血糖、创面清创换药手术治疗效果不佳，2 周前创面范围加大，右足肿痛加重遂来就诊。

【影像学检查】

术前、术后所见及影像学检查如图 6-12 ～图 6-17 所示。

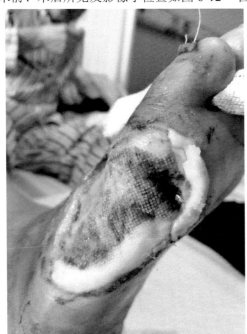
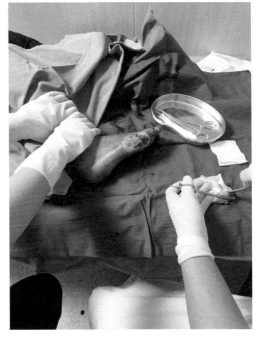

图 6-12　术前创面血供差，深部脓肿形成

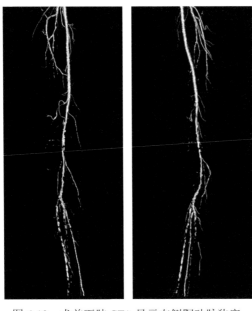

图 6-13　术前下肢 CTA 显示右侧腘动脉狭窄，
胫前和胫后动脉部分闭塞

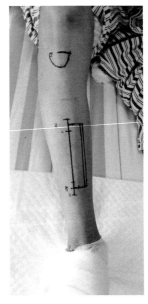

图 6-14　术前切口、截骨计划

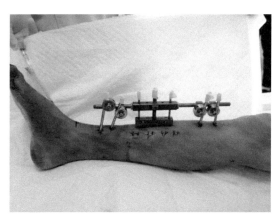

图 6-15 术后外固定骨搬移

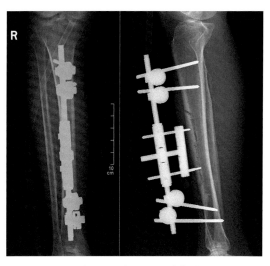

图 6-16 术后 X 线显示胫骨截骨

术前诊断：①糖尿病足溃疡，糖尿病足 Wagner 分级4 级；②右足深部感染；③ 2 型糖尿病；④糖尿病周围神经血管病变。

【病例分析要点】

要点 1 糖尿病足指糖尿病患者由于合并神经病变及各种不同程度末梢血管病变而导致的下肢感染、溃疡形成和（或）深部组织的破坏。5% ～ 10% 的糖尿病患者会出现糖尿病足，而 25% 的糖尿病足患者有并发足部溃疡或坏疽的风险，最终 40% ～ 50% 糖尿病足部溃烂的患者面临截肢或截指的风险。

要点 2 胫骨横向骨搬移技术是基于 Ilizarov 张力-应力法则开发出来的治疗下肢缺血性疾病的技术。通过骨搬移技术，重新建立起侧支微小动脉循环，以改善肢体的血供，从根本上解决了血供不足的问题。

要点 3 手术成功的要素：股动脉、腘动脉通畅是保证手术成功的关键；在手术过程中尽量减少对骨膜及骨髓的破坏也是手术成功的重要因素。

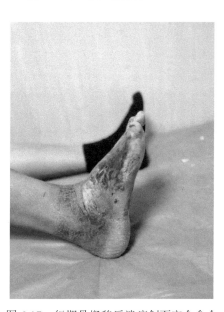

图 6-17 行期骨搬移后溃疡创面完全愈合

参 考 文 献

蔡林方, 辛畅泰. 1990. 十指再植全部成活一例报告. 中华显微外科杂志, 12(4): 234-235.

曹轶伦, 吕振邦, 刘傥, 等. 2019. 钛制弹性髓内钉内固定治疗儿童尺桡骨双骨折. 中国骨与关节损伤杂志, 34(3): 319-320.

陈康, 陆伟, 朱伟民, 等. 2018. 关节镜下治疗肩袖钙化性肌腱炎的临床疗效研究. 中华骨与关节外科杂志, 11(10): 776-779.

陈明, 邓葵, 曾晚辉, 等. 2017. 微创跗骨窦小切口手法复位内固定治疗 Sanders Ⅱ、Ⅲ型跟骨骨折. 中华外科杂志, 55(3): 220-223.

陈明亮, 谷成毅, 徐留海, 等. 2019. 踝关节外侧副韧带损伤诊断治疗研究进展. 中国运动医学杂志, 38(02): 152-158.

陈伟, 李佳, 张英. 2017. AAOS《儿童股骨干骨折治疗指南》解读. 中华外科杂志, 55(1): 44-48.

杜江东. 2018. X 线与螺旋 CT 三维重建技术在踝关节骨折 Lauge-Hansen 分型诊断中的应用价值. 中国 CT 和 MRI 杂志, 16(8): 142-144, 148.

方忠, 徐勇, 高放. 2020. 斜外侧腰椎椎间融合术联合后方经肌间隙入路治疗成人退变性脊柱侧凸. 中华医学杂志, 100(27): 2132-2137.

顾玉东, 王澍寰, 侍德. 2010. 手外科手术学. 2 版. 上海: 复旦大学出版社.

郭保逢, 秦泗河. 2013. 后 Ilizarov 时代的微循环重建术. 中国矫形外科杂志, 21(15): 1546-1550.

郭进学, 徐达传, 钟世镇. 1994. 蹞趾趾腹皮瓣游离移植物复拇指指腹的应用解剖. 中国临床解剖学杂志, 12(2): 105-107.

郭卫, 牛晓辉, 肖建如, 等. 2018. 多发性骨髓瘤骨病外科治疗循证医学指南. 中华骨与关节外科杂志, 11(4): 252-259, 275.

郭卫, 邵增务, 张伟滨, 等. 2018. 软骨肉瘤临床循证诊疗指南. 中华骨与关节外科杂志, 11(4): 302-311.

韩峰, 黎缝峰, 芮永军. 2017. 髌骨骨折治疗进展. 中华骨与关节外科杂志, 10(6): 525-529.

何思羽, 王清, 李广州, 等. 2020. 枢椎环骨折部位及损伤机制的三维 CT 分型研究. 中华骨科杂志, 40(20): 1387-1396.

何伟, 钱宇, 徐国健, 等. 2013. 弹性髓内钉与钢板内固定治疗儿童胫骨干骨折的比较. 中国骨与关节损伤杂志, 28(4): 371-372.

何祥乐, 章国荣, 王小勇. 2017. Lisfranc 损伤诊疗研究进展. 中国骨与关节损伤杂志, 32(6): 668-670.

何旭, 曹学成, 王卫国, 等. 2009. 神经电生理各项指标在肘管综合征诊断中的价值. 中华手外科杂志, 25(6): 325-327.

胡彪, 余铃, 廖全明. 2020. 斜外侧椎间融合术联合小切口 Wiltse 入路椎弓根螺钉固定治疗腰椎滑脱症早期疗效. 中国修复重建外科杂志, 34(3): 294-299.

胡孔和, 吴强, 包拥政, 等. 2012. 血管移植在末节断指再植中的应用. 中华手外科杂志, 28(4): 252.

虎群盛, 姜自伟, 黄枫. 2016. 股骨转子间骨折髓内钉固定相关问题的研究进展. 中华创伤骨科杂志, 18(11): 1004-1008.

花奇凯, 王林, 冼呈, 等. 2015. Ilizarov 胫骨横向骨搬移微循环重建技术治疗下肢慢性缺血性疾病的临床疗效. 中国矫形外科杂志, 23(21): 2007-2011.

黄晓晓, 曾跃林, 朱崇瑜, 等. 2020. 肩锁关节脱位手术治疗的研究进展. 中国骨与关节损伤杂志, 35(9): 1004-1005.

江鱼, 吴家骏, 王益鑫, 等. 1983. 应用动静脉内瘘血液透析 10 年的体会. 中华器官移植杂志, (1): 2-5.

姜保国, 张殿英, 付中国, 等. 2010. 桡骨远端骨折的治疗建议. 中华创伤骨科杂志, (11): 1053-1056.

姜达君, 贾伟涛, 张长青. 2018. 青壮年股骨颈骨折复位技巧和内固定选择. 中华创伤骨科杂志, 20(7): 588-593.

李兵, 俞光荣, 杨云峰, 等. 2020. 距下关节制动联合软组织手术治疗大龄儿童柔性平足症. 中华小儿外科杂志, 41(4): 356-360.

李炳万. 1990. 实用手外科学. 长春: 吉林人民出版社, 466-478.

李博, 孙立, 韩伟, 等. 2017. 外侧延长"L"形切口治疗跟骨骨折常见并发症及相关因素分析. 中国矫形外科杂志, 25(2): 178-180.

李端明, 杨洪, 庞晓东, 等. 2012. 植骨加钉一钩固定治疗青年腰椎峡部裂. 脊柱外科杂志, 10(5): 280-283.

李敏, 孟海亮, 苏菲, 等. 2018. 关节造影辅助治疗儿童骨骺移位≤2mm 肱骨外髁骨折. 中华创伤骨科杂志, 20(9): 803-805.

李秀存, 路来金, 崔建礼, 等. 2015. 掌腱膜挛缩症的临床回顾性研究. 中华手外科杂志, 31(1): 31-33.

梁德, 唐永超, 江晓兵, 等. 2016. 骨质疏松性椎体骨折分期、分型及治疗研究进展. 中国脊柱脊髓杂志, 26(3): 276-278.

刘超, 王建, 张正丰. 2018. 微创经椎间孔腰椎椎间融合治疗腰椎退变性疾病的中远期疗效分析. 中华骨科杂志, 38(20): 1266-1272.

刘朝晖, 马剑雄, 张顺, 等. 2020. 膝骨关节炎的现状及治疗方法的研究进展. 中华骨与关节外科杂志, 13(8): 688-693.

刘靖波, 劳杰, 董震. 2016. 肘管综合征单纯松解术疗效的临床评价. 中华手外科杂志, 32(4): 294-295.

刘永, 袁毅, 姚杰, 等. 2018. 不同 Jacob 分型的儿童陈旧性肱骨外髁骨折术后功能研究. 中华小儿外科杂志, 39(2): 137-140.

刘勇, 连霄飞, 范茂洪, 等. 2007. 掌腱膜挛缩症的手术治疗. 中华手外科杂志, 23: 123.

卢冰, 刘攀, 王跃. 2014. 弹性髓钉在治疗儿童尺桡骨双骨折中的应用. 中华医学杂志, 94(24): 1882-1885.

罗伟, 姜保国. 2009. 肱骨髁间骨折的治疗进展. 中华外科杂志, (12): 903-905.

吕云亮, 杨蕊, 杨超. 2020. 经皮克氏针固定儿童不稳定性肱骨髁上骨折. 中国矫形外科杂志, 28(20): 1845-1848.

马晓生, 姜建元, 吕飞舟, 等. 2015. 无骨折脱位颈脊髓中央损伤综合征的手术疗效及其影响因素. 中国脊柱脊髓杂志, 25(4): 298-303.

马一光, 李立韬, 马远征, 等. 2019. 经肋横突病灶清除固定融合治疗胸椎结核伴后凸畸形. 中国矫形外科杂志, 27(17): 1561-1565.

马远征, 王有朋, 刘强, 等. 2018. 中国老年性骨质疏松诊疗指南 (2018). 中国骨质疏松杂志, 24(12): 1541-1567.

孟亚轲, 王明帅, 郭永飞, 等. 2019. 老年人齿状突骨折的研究进展. 中华外科杂志, 057(003): 231-235.

糜菁熠, 芮永军, 赵刚, 等. 2015. 上臂离断再植回顾性研究. 中国骨与关节杂志, 4(12): 946-949.

牛晓锋, 查国庆, 陈顺华, 等. 2016. 切开复位和克氏针内固定治疗儿童不稳定肱骨外髁骨折. 中国骨与关节损伤杂志, 31(S1): 32-33.

潘达德, 顾玉东, 侍德, 等. 2000. 中华医学会手外科学会上肢部分功能评定试用标准. 中华手外科杂志, 16(3): 130-135.

潘少川. 实用小儿骨科学. 3 版. 北京: 人民卫生出版社.

沈磊, 董启榕. 2019. 内侧髌股韧带重建术治疗复发性髌骨脱位新进展. 中华医学杂志, (9): 713-716.

宋洋, 陈滨. 2020. Ramp 损伤的研究进展. 中华创伤骨科杂志, 22(9): 824-828.

孙铁成, 吕松岑. 2017. 膝内侧副韧带损伤诊断与手术治疗进展. 中国骨与关节杂志, 6(6): 469-475.

孙伟, 马东, 姜加学, 等. 2020. 脊椎结核的 CT、MRI 诊断与鉴别. 分子影像学杂志, 43(3): 481-484.

孙振中, 张全荣, 芮永军. 2001. 小儿踇趾腓侧皮瓣移植修复手指软组织缺损. 中华手外科杂志, 17: 54.

唐贵超, 徐龙, 李懋. 2014. 脊柱椎管及附件痛风结节沉积一例. 中华放射学杂志, 48(6): 513.

唐康来, 周建波, 杨会峰, 等. 2010. 三关节截骨矫形融合治疗 Ⅱ B 和Ⅲ期成年人获得性平足症. 中华医学杂志. (33): 2313-2316.

唐佩福. 2017. 股骨转子间骨折的治疗进展与策略. 中华创伤骨科杂志, 19(2): 93-94.

唐天华, 唐三元, 杨辉. 2014. 髋臼骨折手术入路与并发症关系的研究进展. 中华创伤骨科杂志, 16(2): 169-172.

陶可, 林剑浩, 李虎. 2019. 单髁关节置换术治疗膝骨关节炎的研究进展. 中华骨与关节外科杂志, 12(2): 150-155.

汪秋柯, 张厉, 杨春喜. 2017. 冻结肩的炎症纤维化机制研究进展. 中华关节外科杂志 (电子版), 11(3): 289-292.

汪宇成, 朱宁, 孔劲松, 等. 2019. 肩袖钙化性肌腱炎的治疗研究进展. 中华肩肘外科电子杂志, 7(3): 279-283.

王波, 余楠生. 2019. 膝骨关节炎阶梯治疗专家共识 (2018 年版). 中华关节外科杂志 (电子版), 13(1): 124-130.

王登峰, 王涛, 康汇. 2018. 肩锁关节脱位治疗的研究进展. 中华创伤杂志, 34(12): 1101-1108.

王侃, 杨建平, 张中礼, 等. 2016. 弹性钉加尾帽治疗儿童长度不稳定型股骨干骨折. 中华骨科杂志, 36(24): 1606-1612.

王澍寰. 1991. 手外科学. 北京: 人民卫生出版社, 451-467.

王旭, 耿翔, 张超, 等. 2018. 后 pilon 骨折 Die-punch 骨块的 CT 分型及应用. 中华创伤骨科杂志, 2018, 20(6): 470-475.

王亚俭, 韩树峰. 2017. 肱骨髁间骨折治疗进展. 中华临床医师杂志 (电子版), 11(1): 140-143.

文玉伟, 王强. 2017. 儿童肱骨髁上骨折的诊疗进展. 中华小儿外科杂志, 38(5): 390-394.

吴发财, 杨东辉, 陈琦, 等. 2018. CT 三维重建在股骨转子间骨折分型中的应用. 中国 CT 和 MRI 杂志, 16(11): 140-143.

吴旻昊, 蔡林, 邓洲铭, 等. 2017. 跗骨窦入路治疗跟骨骨折的研究进展. 中华创伤骨科杂志, 19(3): 272-276.

伍兴, 夏敬冬, 李雄涛, 等. 2020. 超声引导闭合复位经皮内固定治疗儿童桡骨远端骨骺骨折. 中华小儿外科杂志, 41(11): 1005-1009.

谢昌平, 赵东升, 张文, 等. 1999. 双手十指完全离断再植成功三例. 中华显微外科杂志, 22(1): 61.

谢东, 王严, 滕海军, 等. 2018. 枢椎乳突的测量及临床应用. 中华创伤骨科杂志, 20(2): 129-135.

谢仲勇, 张兴世, 陈西政, 等. 2014. 双手十指离断再植成功一例及文献分析. 中华显微外科杂志, 37(5): 504-507.

胥少汀, 葛宝丰, 徐印坎. 2012. 实用骨科学, 4 版. 北京: 人民军医出版社.

徐凯航, 纪方. 2020. 青壮年股骨颈骨折的治疗进展. 中华创伤骨科杂志, 22(06): 549-552.

许福生, 张伟, 倪欢, 等 2019. 手指挛缩程度对手术治疗掌腱膜挛缩症疗效的影响. 中华手外科杂志, 35(4): 313-315.

许宏涛, 董江涛, 王娟, 等. 2017. 内侧副韧带合并前交叉韧带损伤的临床治疗策略. 中国矫形外科杂志, 25(2): 132-135.

许一凡, 陈美凯, 陈雪荣, 等. 2019. 股骨颈骨折临床分型研究进展. 中国骨与关节损伤杂志, 34(10): 1009-1012.

杨晨辉, 程富礼. 2018. 儿童股骨干骨折术后再骨折的影响因素分析. 中华创伤骨科杂志, 20(09): 813-817.

叶鹏, 李奉龙, 姜春岩, 等. 2017. 巨大及不可修复肩袖损伤的治疗进展. 中华肩肘外科电子杂志, 5(03): 231-236.

尹龙, 蒋立, 孙祥水, 王邦. 2020. 3 种不同方法治疗大龄儿童不稳定尺桡骨远端骨折的对比研究. 中华实用儿科临床杂志, 35(9): 705-708.

于立民, 梁朝革, 韩伟祚, 等. 2005. 人造血管移植修复四肢动脉损伤. 中国修复重建外科杂志, (2): 79-80.

于铁强, 左玉明, 王月光, 等. 2013. 儿童类孟氏骨折的分型与治疗. 中国修复重建外科杂志, 27(11): 1309-1312.

余彬, 彭银虓, 薛力, 等. 2020. 零切迹椎间融合固定器与传统颈前路钢板 Cage 融合内固定治疗双节段颈椎病的比较. 中国组织工程研究, 24(9): 1342-1347.

袁泉文, 郭志雄, 甄允方, 等. 2018. 儿童尺桡骨再骨折的临床研究. 中华小儿外科杂志, 39(11): 830-834.

连仁浩, 李进, 梅海波, 等. 2016. 儿童移位≤2mm 肱骨外髁骨折手术与保守治疗的多中心回顾性研究. 中华小儿外科杂志, 37(12): 909-912.

张建政, 王浩, 商洪涛, 等. 2017. 后 Pilon 骨折 AGH 分型及对手术的指导意义. 中华骨科杂志, 37(5): 284-290.

张西兵, 曹延林, 舒小秋, 等. 2012. 腰椎峡部裂的诊断和治疗进展. 中国矫形外科杂志, 20(9): 813-815.

张鑫, 罗聪, 李明, 等. 2015. 弹性髓内钉与钢板治疗儿童尺桡骨双骨折的疗效比较. 中华创伤杂志, 31(2): 139-142.

章魁杰. 2018. 手部内生软骨瘤合并病理性骨折的手术方法和临床疗效分析. 中华肿瘤防治杂志, (S1): 150-151.

赵成鹏. 2015. 不同手术方式治疗儿童肱骨近端骨折的临床观察. 中华医学杂志, 95(27): 2205-2207.

赵章伟, 谢秉局, 周德彪, 等. 2015. 后外侧入路固定后踝和外踝治疗三踝骨折. 中国运动医学杂志, 34(7): 638-641.

郑文旭, 成伏波, 李幼琼, 等. 2008. 肘管综合征的应用解剖学研究. 中华手外科杂志, 24(2): 171-173.

周霖, 刘德森, 辜刘伟, 等. 2020. 弹性髓内钉内固定治疗儿童肱骨近端骨折的疗效观察. 中国骨与关节损伤杂志, 35(7): 694-696.

周晓彬, 吕艳伟, 查晔军, 等. 2015. Lisfranc 损伤切开复位内固定与一期部分跗跖关节融合术临床疗效的 Meta 分析. 中国骨与关节损伤杂志, 30(6): 614-617.

朱绍瑜, 陈华, 陈林, 等. 2015. 弹性稳定髓内钉与 Orthofix 外固定支架治疗儿童胫骨干骨折的疗效比较. 中华创伤骨科杂志, 17(03): 274-276.

Adawy A S A, Aziz A H A, Sherief F A E, et al. 2020. Modified Stoppa as an alternative surgical approach for fixation of anterior fracture acetabulum: a randomized control clinical trial. J Orthop Surg Res, 15(1): 154.

Adogwa O, Davison M A, Vuong V D, et al. 2019. Long-term costs of maximum nonoperative treatments in patients with symptomatic lum—bar stenosis or spondylolisthesis that ultimately required surgery: a 5-year cost analysis. Spine (Phila Pa 1976), 44(6): 424-430.

Anderson D B, Luca K D, Jensen R K, et al. 2021. A critical appraisal of clinical practice guidelines for the treatment of lumbar spinal stenosis. Spine J, 21: 455-464.

Anne-Gitas, Miriam M, Stefanie H, et al. 2019. Factors predicting the 1-year outcome of collagenase treatment for Dupuytren's disease. Arch Orthop Trauma Surg, 139(4), 583-588.

Bucholz R W, Heckman J D, Brown C C. 2014. 洛克伍德-格林成人骨折. 裴国献译. 北京: 人民军医出版社.

Byvaltsev Vadim A, Stepanov Ivan A, Kerimbayev Talgat T. 2020. A systematic review and meta-analysis comparing open versus endoscopic in situ decompression for the treatment of cubital tunnel syndrome. Acta Neurol Belg, 120: 1-8.

Chan A K, Sharma V, Robinson L C, et al. 2019. Summary of Guidelines for the Treatment of Lumbar Spondylolisthesis. Neurosurgery Clinics of North America, 30(3): 353-364.

Chan B Y, Markhardt B K, Williams K L, et al. 2019. Os conundrum: identifying symptomatic sesamoids and accessory ossicles of the foot. AJR Am J Roentgenol, 1-10.

Chen L, Xu Z, Peng J, et al. 2015. Effectiveness and safety of arthroscopic versus open Bankart repair for recurrent anterior shoulder dislocation: a meta-analysis of clinical trial data. Arch Orthop Trauma Surg, 135: 529-538.

Chen W, Zheng R, Baade P D, et al. 2016. Cancer statistics in China, 2015. CA Cancer J Clin, 66(2): 115-132.

Chimenti R L, Cychosz C C, Hall M M, et al. 2017. Current concepts review update: insertional achillestendinopathy. Foot Ankle Int, 38(10): 1160-1169.

Corradino B, Di Lorenzo S, Calamia C, et al. 2015. Surgical repair of acute Achilles tendon rupture with an end-toend tendon suture and tendon flap. Injury, 46(8): 1637-1640.

Cutts S, Gangoo S, Modi N, et al. 2020. Tennis elbow: A clinical review article. J Orthop, 17: 203-207.

Dennis R, Maya E. 2005. Rang 小儿骨折. 3 版. 潘少川译. 北京: 人民卫生出版社.

Desmoineaux P, Carlier Y, Mansat P, et al. 2019. Arthroscopic treatment of elbow osteoarthritis. Orthop Traumatol Surg Res, 105(8S): S235-S240.

Dwyer T, Whelan D, Shah P S, et al. 2020. Operative versus Nonoperative Treatment of Femoroacetabular Impingement Syndrome: A Meta-analysis of Short-Term Outcomes. Arthroscopy, 36(1): 263-273.

Egea-Gámez R M, Ponz-Lueza V, Cendrero-Torrado A, et al. 2019. Spinal osteosarcoma in the paediatric age group: case series and literature review. Revista espanola de cirugia ortopedica y traumatologia, 63(2): 122-131.

Erik H, Richard A, Robert A, et al. 2020. Degenerative Meniscus lesions: An Expert Consensus Statement Using the Modified Delphi Technique. Arthroscopy, 36: 501-512.

Eriksson H, Frohm-nilsson M, Jrs J, et al. 2015. Prognostic factors in localized invasive primary cutaneous malignant melanoma: results of a large population-based study. Br J Dermatol, 172. (1): 175-186.

Field C, Ng A. 2009. Resection of middle facet coalition with arthroscopic guidance. J Foot Ankle Surg, 48(2): 273-276.

Galois L. 2018. History of surgical treatments for hallux valgus. Eur J Orthop Surg Traumatol, 28(8): 1633-1639.

Gatz M, Driessen A, Eschweiler J, et al. 2020. Arthroscopic surgery versus physiotherapy for femoroacetabular impingement: a meta-analysis study. Eur J Orthop Surg Traumatol, 30(7): 1151-1162.

Godoy-Santos A L, Bruschini H, Cury J, et al. 2018. Fluoroquinolones and the risk of achilles tendon disorders: update on a neglected complication. Urology, 113: 20-25.

Guignand D, Journeau P, Mainard-Simard L, et al. 2011. Child calcaneonavicular coalitions: MRI diagnostisvalue in a 19-case series. Orthop Traumatol Surg Res, 97(1): 67-72.

Harsman R M. 1992. Hand infections. Oithop. Clin. North America, 23(1): 571.

Heyes G J, Vosoughi A R, Weigelt L, et al. 2020. Pes Planus deformity and Its Association With Hallux Valgus Recurrence Following Scarf Osteotomy. Foot Ankle Int, 41(10): 1212-1218.

Hounshell C R. 2011. Regenerative tissue matrix as an interpositional spacer following excision of a cuboid-navicular tarsal coalition: a case study. J Foot Ankle Surg, 50(2): 241-244.

Izzo V, Meloni M, Fabiano S, et al. 2017. Rearfoot Transcutaneous oximetry is a useful Tool to Highlight Ischemia of the Heel. Cardiovasc Intervent Radiol, 40(1): 120-124.

Knijnenberg L M, Dingemans S A, Terra M P, et al. 2018. Radiographic anatomy of the pediatric Lisfranc joint. J Pediatr Orthop, 38(10): 510-513.

Komatsu F, Takao M, Innami K, et al. 2011. Endoscopic surgery for plantar fasciitis: application of a deep-fascial approach. Arthroscopy, 27(8): 1105-1109.

Kopf S, Beaufils P, Hirschmann M T, et al. 2020. Management of traumatic meniscus tears: the 2019 ESSKA meniscus consensus. Knee Surg Sports Traumatol Arthrosc, 28: 1177-1194.

Krishnakumar R, Renjitkumar J. 2013. Tophaceous gout of the spine masquerading as spondylodiscitis. Indian J Med Res, 137(3): 566-567.

Larson E, Jones L C, Goodman S B, et al. 2018. Early-stage osteonecrosis of the femoral head: where are we and where are we going in year. Int Orthop, 42(7): 1723-1728.

Law G W, Tay K S, Lim J, et al. 2020. Effect of severity of Deformity on Clinical Outcomes of Scarf Osteotomies. Foot Ankle Int, 41(6): 705-713.

Lin K M, Boyle C, Marom N, et al. 2020. Graft Selection in Anterior Cruciate Ligament Reconstruction. Sports Med Arthrosc Rev, 28(2): 41-48.

Magerl F, Aebi M, Gertzbein S D, et al. 1994. A comprehensive classification of thoracic and lumbar injuries. Eur Spine J, 3(4): 184-201.

Mahesha K. 2017. Percutaneous endoscopic lumbar discectomy: Results of first 100 cases. Indian J Orthop, 51(1): 36-42.

Malagelada F, Sahirad C, Dalmau-Pastor M, et al. 2019. Minimally invasive surgery for hallux valgus: a systematic review of current surgical techniques. Int Orthop, 43(3): 625-637.

Markus K. 2017. The use of Osteotomies in the Treatment of Asymmetric Ankle Joint Arthritis. Foot Ankle Int, 38: 220-229.

Miyamoto W, Takao M, Matsushita T. 2012. Reconstruc-tive surgery using autologous bone-patellar tendon graft for insertional achilles tendinopathy. Knee Surg Sports Traumatol Arthrosc, 20(9): 1863-1867.

Moed B R, Israel H A. 2020. Which Anterior Acetabular Fracture Surgical Approach is preferred? A Survey of the Orthopaedic Trauma Association Active Membership. J Orthop Trauma, 34(4): 216-220.

Mora J P, Scuderi G R. 2020. Minimally Invasive Total Knee Arthroplasty: Does Surgical Technique Actually Impact the outcome. Orthop

Clin North Am, 51(3): 303-315.

Nathani A, Smith K, Wang T. 2018. Partial and Full-Thickness RCT: Modern Repair Techniques. Curr Rev Musculoskelet Med, 11(1): 113-121.

NCCN. 2018. NCCN Clinical Practice Guidelines in Oncology (NCCN Guidelines): Melanoma. 3th ed.

Nolte PC, Lacheta L, Dekker TJ, et al. 2020. Optimal management of Acromioclavicular Dislocation: Current Perspectives. Orthopedic Research and Reviews, 12: 27-44.

Nordin JS, Olsson O, Lunsjö K. 2020. Acromioclavicular joint dislocations: incidence, injury profile, and patient characteristics from a prospective case series. JSES Int, 4(2): 246-250.

Oertel J M, Burkhardt B W. 2017. Endoscopic Intralaminar approach for the Treatment of Lumbar Disc Herniation. World Neurosurg, 103: 410-418.

Ozer H, Selek HY, Harput G, et al. 2016. Achilles Tendon Open Repair augmented with Distal Turndown Tendon Flap and Posterior Crural Fasciotomy. J Foot Ankle Surg, 55(1): 39-44.

Parreira Patrícia C S, Maher Chris G I, et al. 2017. An overview of clinical guidelines for the management of vertebral compression fracture: a systematic review. Spine J, 17: 1932-1938.

Porter D A, Barnes A F, Rund A, et al. 2018. Injury pattern in ligamentous Lisfranc injuries in competitive athletes. Foot Ankle Int, 40(2): 185-194.

Reinhold M, Audigé L, Schnake K J, et al. 2013. AO spine injury classification system: a revision proposal for the thoracic and lumbar spine. European Spine Journal, 22(10): 2184-2201.

Rhee S J, Kim H J, Lee C R, et al. 2019. A comparison of Long-Term Outcomes of Computer-Navigated and Conventional Total Knee Arthroplasty: A Meta-Analysis of Randomized Controlled Trials. J Bone Joint Surg Am, 101(20): 1875-1885.

Richmond J C. 2018. Anterior Cruciate Ligament Reconstruction. Sports Med Arthrosc Rev, 26(4): 165-167.

Rosenthal B D, Nair R, Hsu W K, et al. 2016. Dysphagia and dysphonia assessment tools after anterior cervical spine surgery. Clin spine surg, 29(9): 363-367.

Sam W. Wiesel. 2013. Wiesel 骨科手术学 (四卷). 张长青译. 上海: 上海科学技术出版社.

Satoshi N, Tateru S, Ryoma A. 2020. Comparison between muscle-preserving selective laminectomy and laminoplasty for multilevel cervical spondylotic myelopathy. Ann Transl Med, 8(160): 1-6.

Siegel B D. 1988. Infections of the hand. Orthop. Clin. North America, 9(4): 779.

Stepić Nenad, Končar Jovana, Rajović Milica, 2017. The influence of Dupuytren's disease fingers contracture degree on surgical treatment outcome. Vojnosanit Pregl, 74: 19-23.

Tejero S, Carranza-Pérez-Tinao A, Zambrano-Jiménez M D, et al. 2020. Minimally invasive technique for stage III adult-acquired flatfoot deformity: a mid- to long-term retrospective study. Int Orthop, 45: 217-223.

Terry S. 2018. 坎贝尔骨科手术学. 13 版. 唐佩福, 王岩, 卢世璧译. 北京: 北京大学医学出版社.

Timothy L, Lana N, Hansen Mitchell A, et al. 2021. Identifying factors influencing mortality in patients aged over 65 following an acute type II odontoid process fracture. A retrospective cohort study. Eur Spine J, 30(6): 1551-1555.

Vaccaro A R, Oner C, Kepler C K, et al. 2013. AOSpine thoracolumbar spine injury classification system: fracture description, neurological status, and key modifiers. Spine, 38(23): 2028-2037.

Wezenbeek E, Willems T, Mahieu N, et al. 2018. The role of the vascular and structural response to activity in the development of achilles tendinopathy: a prospective study. Am J Sports Med, 46(4): 947-954.

Yeni Y N, Baumer T, Oravec D, et al. 2018. Dynamic foraminal dimensions during neck extension and rotation in fusion and artificial disc replacement: an observational study. Spine J, 18(4): 575-583.

Yokosuka J, Oshima Y, Kaneko T. 2016. Advantages and disadvantages of posterolateral approach for percutaneous endoscopic lumbar discectomy. J Spine Surg, 2(3): 158-166.

Yoon J W, Park K B, Park H, et al. 2013. Tophaceous gout of the spine causing neural compression. Korean J Spine, 10(3): 185-188.